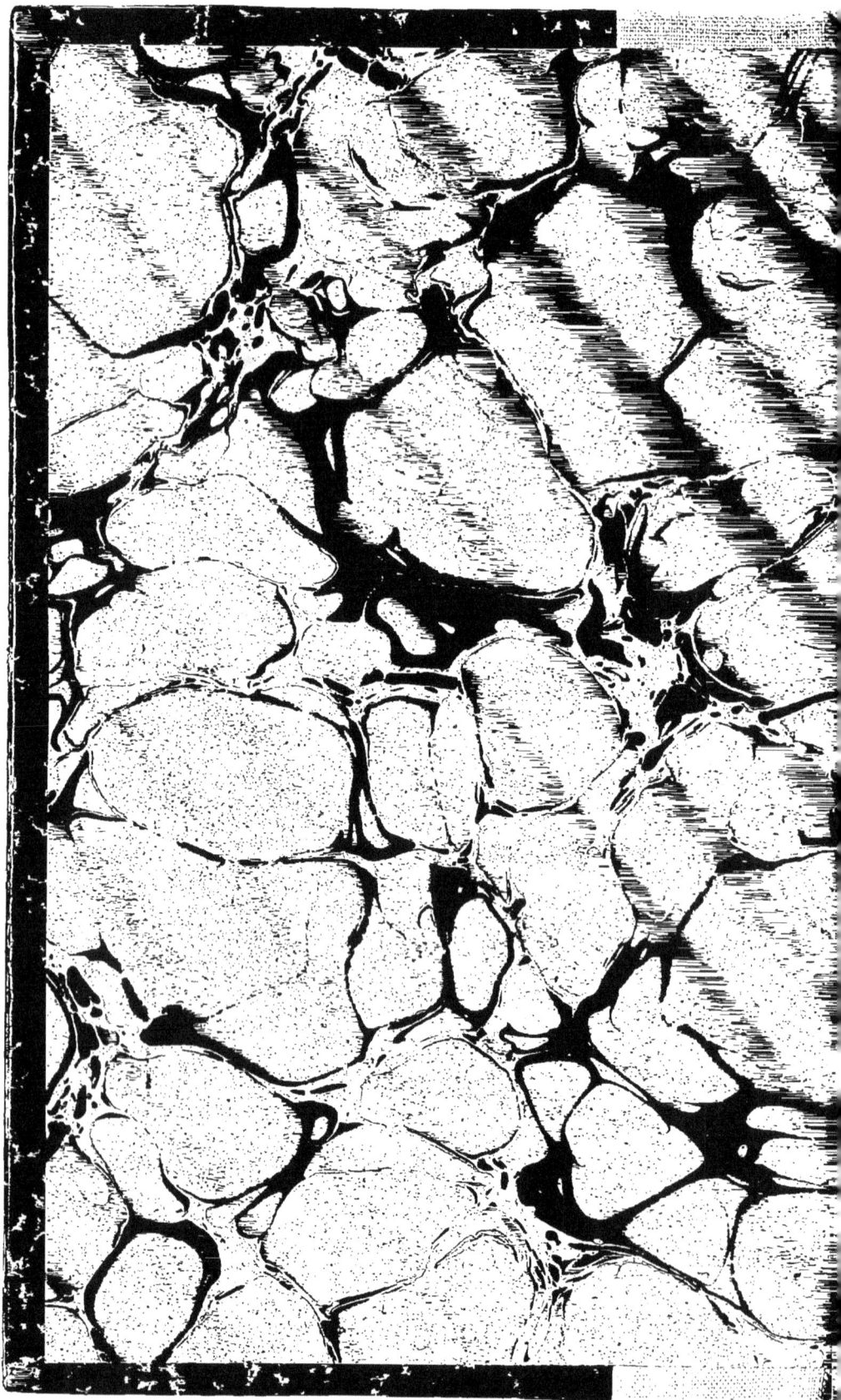

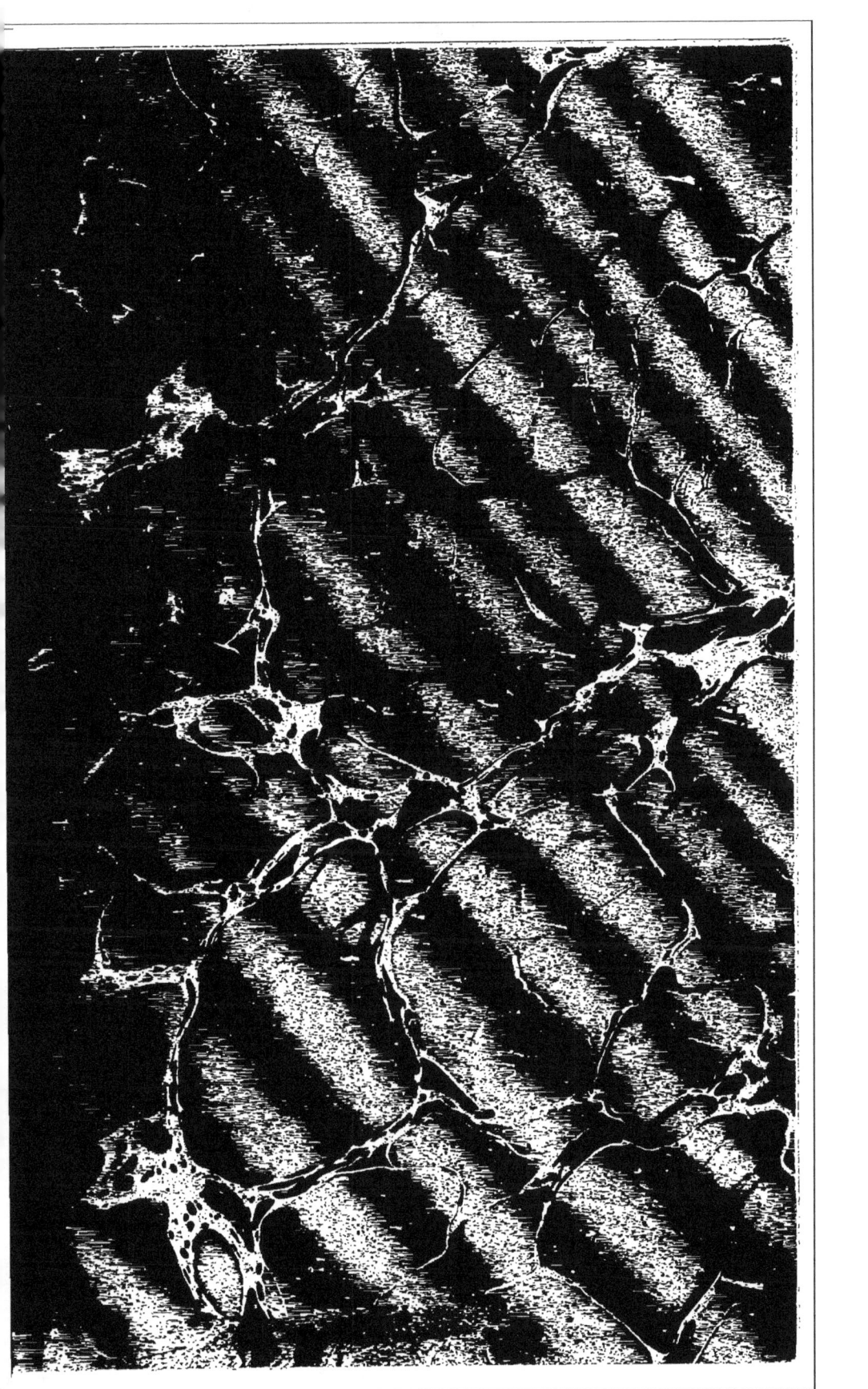

RANDEYNES & FILS

BIBLIOTHÈQUE COLONIALE

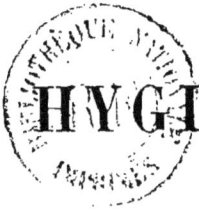

HYGIÈNE DES COLONS

BIBLIOTHÈQUE COLONIALE

HYGIÈNE COLONIALE, par Gustave Reynaud, médecin en chef des colonies en retraite, professeur d'hygiène à l'Institut colonial de Marseille. Préface de A. Kermorgant, inspecteur général du service de santé des colonies, membre de l'Académie de médecine. 1903, 2 vol. in-18 jésus, avec pl. hors texte et figures intercalées dans le texte, cartonné. 10 fr.

Chaque volume se vend separément :

I. — Hygiène des établissements coloniaux, 1 volume, avec 10 photogravures hors texte et 44 figures intercalées dans le texte, cartonné.................................... 5 fr.

II. — Hygiène des colons, 1 vol. avec 7 photogravures, et 52 figures intercalées dans le texte, cartonné........... 5 fr.

LES CULTURES COLONIALES, par H. Jumelle, professeur à la Faculté des sciences de Marseille, chargé d'un cours de produits coloniaux végétaux à la Chambre de commerce. 1901, 2 vol. in-18 de 400 pages, avec 205 fig., cart. 10 fr.

Chaque volume se vend séparément :

I. — La culture des plantes alimentaires des colonies, 1 vol. in-18 de 430 pages, avec 104 figures, cartonné..... 5 fr.

Les plantes à tige ou racine alimentaire. — Les céréales. — Les légumes et les plantes potagères. — Les fruits. — Les plantes à sucre. — Les plantes à épices et à aromates. — Le café, le cacao, le thé.

II. — La culture des plantes industrielles et médicinales des colonies, 1 vol. in-18 de 357 pages, avec 101 figures, cartonné.................................... 5 fr.

Les plantes textiles. — Les plantes oléagineuses. — Les plantes à caoutchouc et à gutta. — Les plantes à parfums et à vernis. — Les plantes tinctoriales et tanantes. — Les plantes médicinales. — Le tabac, les plantes à narcotique et à masticatoires. — Les plantes fourragères.

LES PRODUITS COLONIAUX D'ORIGINE ANIMALE, par H. Jacob de Cordemoy, professeur à l'Ecole de médecine, chargé d'un cours de produits coloniaux de la Chambre de commerce de Marseille, 1903, 1 vol. in-18 jésus, avec 92 figures intercalées dans le texte, cart..... 5 fr.

I. — Les produits alimentaires.

II. — Les produits industriels.

a) Les matières utilisées par l'industrie du vêtement, de la parure, de l'ornement ;

b) Les matières grasses, les cires, les gélatines, les parfums ; les matières résineuses et les matières tinctoriales.

LES PRODUITS COLONIAUX D'ORIGINE MINÉRALE. Géologie et minéralogie des colonies par Louis Laurent, docteur ès-sciences, professeur aux cours coloniaux de la chambre de commerce de Marseille 1903, 1 vol. in-18, jésus avec 12 photogravures hors texte et 56 figures intercalées dans le texte, cart.................................... 5 fr.

POITIERS. — IMPRIMERIE BLAIS ET ROY.

GUSTAVE REYNAUD

MÉDECIN EN CHEF DU CORPS DE SANTÉ DES COLONIES, EN RETRAITE
CHARGÉ DE COURS A L'ÉCOLE DE MÉDECINE DE MARSEILLE
PROFESSEUR D'HYGIÈNE A L'INSTITUT COLONIAL DE MARSEILLE
LAURÉAT DE L'ACADÉMIE DE MÉDECINE

HYGIÈNE COLONIALE

★ ★

HYGIÈNE DES COLONS

Préface de M. A. KERMORGANT,
Inspecteur général du service de santé des Colonies,
Membre de l'Académie de médecine.

Avec 7 photogravures

ET 52 FIGURES INTERCALÉES DANS LE TEXTE

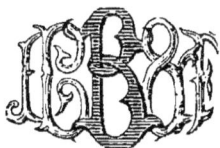

PARIS

LIBRAIRIE J.-B. BAILLIÈRE et FILS
19, rue Hautefeuille, près du boulevard Saint-Germain.

1903

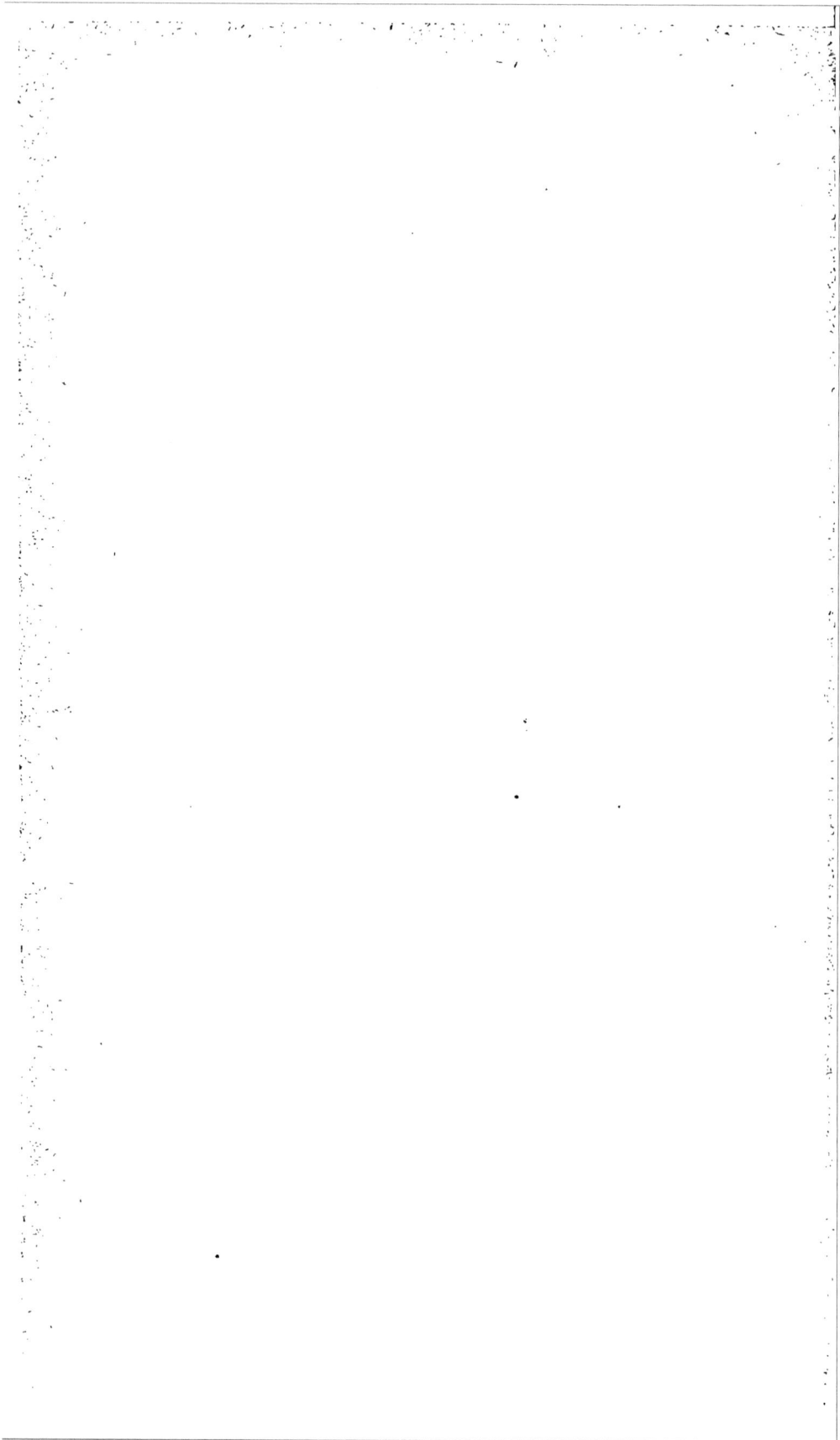

PRÉFACE

—

Dans un premier volume, M. le docteur Reynaud a fait un exposé des connaissances générales et des principes sur lesquels repose L'HYGIÈNE DES COLONS.

La climatologie des pays chauds, les tranformations qu'elle opère dans l'organisme des Européens, les modes de développement et de propagation des maladies endémiques, les règles qui doivent présider au choix et à la préparation du sol sur lequel seront édifiées les habitations et les villes, l'organisation de la défense des collectivités contre les maladies transmissibles ont été traités avec tous les développements suffisants pour lui permettre d'aborder, sans préambule, dans ce deuxième volume, l'étude des règles sanitaires préservatrices concernant les individus.

M. Reynaud expose tout d'abord les *aptitudes physiques* que doivent présenter les sujets destinés à coloniser, et pour lesquelles il met à profit les enseignements fournis par les entreprises coloniales de la fin du xixe siècle; il indique ensuite les époques de départ les plus favorables.

Le chapitre consacré à l'*habitation privée* contient une étude des différents types d'habitations complétée par de nombreuses figures ou planches intercalées dans le texte ou hors texte; les modes de *construction*, les *matériaux* en usage, l'*éclairage*, la *ventilation*, l'*assainissement* y sont également passés en revue.

Une très large place a été réservée dans ce volume à l'*alimentation* des colons européens. Après avoir exposé succinctement les principes généraux d'après lesquels la ration alimentaire peut être composée, l'auteur examine les qualités propres à chacun des aliments solides, puis il énumère les altérations dont ils sont susceptibles et les modes de conservation les plus usités.

Le rôle important que joue l'eau dans la propagation des maladies endémo-épidémiques les plus graves, n'a pas échappé à M. Reynaud, aussi donne-t-il dans le chapitre IV un grand développement aux procédés de *collectionnement* et d'*épuration* des *eaux potables* dans les villes et au cours des expéditions.

Désirant appeler l'attention des colons sur les ravages causés par l'alcoolisme aux pays chauds, il fait un résumé des lésions engendrées par l'abus des boissons alcooliques.

Après avoir énuméré les propriétés que doivent remplir les tissus destinés à la confection des vêtements coloniaux et indiqué les soins à prendre pour permettre le bon fonctionnement de la peau, notre collègue consacre la dernière partie de son second volume à l'exposé succinct des règles à adopter pour le travail et les exercices divers dans les différentes zones chaudes. Il s'attache plus particulièrement à traiter l'hygiène des professions qui exigent le travail de la terre et dont la prophylaxie se confond avec celle du paludisme. Entre temps, il fait une part à l'hygiène des ouvriers qui manipulent la laque et la vanille.

Le septième et dernier chapitre est un résumé des premiers soins à donner en attendant l'arrivée d'un médecin.

Dans ce deuxième volume comme dans le premier, M. le docteur Reynaud n'a eu qu'un but, qu'il a grandement atteint, éclairer tout d'abord ceux qui s'expatrient sur les dangers qui les guettent aux pays chauds et leur fournir ensuite les moyens de s'y soustraire, en condensant dans deux petits livres les notions les plus indispensables à connaître pour sauvegarder leur santé.

A. KERMORGANT

Inspecteur général du service de santé des Colonies,
Membre de l'Académie de médecine.

Paris, le 30 mai 1903.

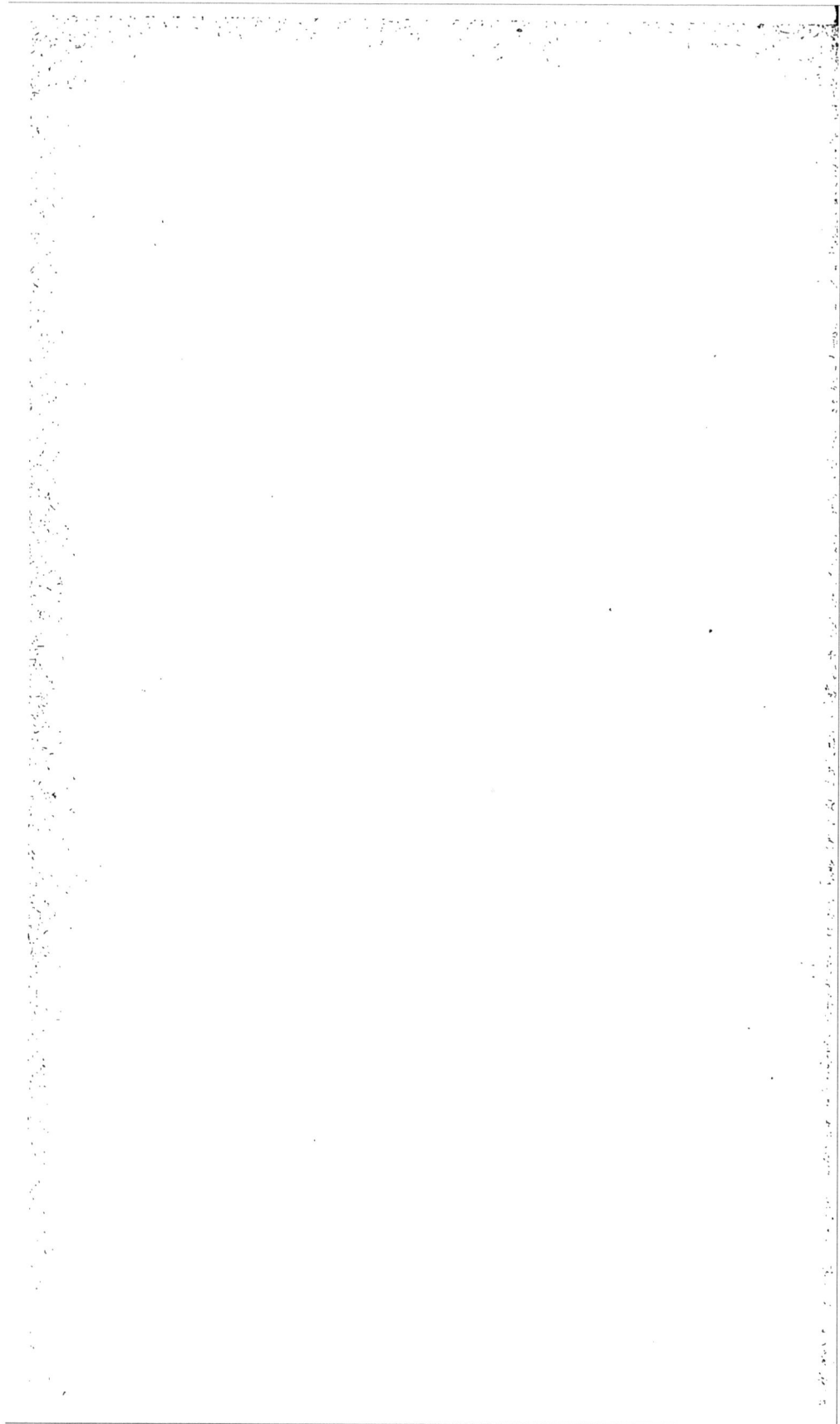

HYGIÈNE DES COLONS

CHAPITRE PREMIER

APTITUDES PHYSIQUES NÉCESSAIRES. — ÉPOQUES DE DÉPART

I

APTITUDES PHYSIQUES NÉCESSAIRES POUR LA COLONISATION DES PAYS·CHAUDS

La colonisation est moins coûteuse lorsqu'elle est individuelle et faite par des sujets sélectionnés suivant leurs conditions particulières de résistance au climat et aux maladies endémiques. Cette sélection doit être faite avant le départ par les soins de médecins compétents, afin d'éviter les sacrifices excessifs de la sélection naturelle. Les experts auront à rechercher les privilèges de race, les aptitudes individuelles, les avantages de l'âge, du sexe, du tempérament, de l'hérédité, en un mot toutes les qualités physiques et morales les plus propres à résister aux attaques du milieu nouveau, aux défaillances que causent les difficultés inusitées, le souci des entreprises, l'éloignement de la famille et du pays, le changement de toutes choses.

I. — Races.

1º INDIVIDUS DE RACES BLANCHES. — Les individus de races méridionales, Espagnols, Portugais, Italiens, qui paraissent avoir plus d'aptitude à coloniser les pays chauds, doivent cette supériorité d'abord à leur sobriété ordinaire et, secondairement, à une assuétude native à la chaleur. Mais cette supériorité, limitée à l'adaptation climatérique, disparaît devant les maladies. Elle s'efface en grande partie si les individus des autres races possèdent une égale sobriété.

Dans le haut Sénégal (Dr Plouzané) et au Congo belge (Dr Poskin), aucune différence n'a été constatée entre les français du Midi ou les Italiens d'une part, les Belges et les Scandinaves d'autre part. Les observations du docteur Gros, faites, à Loango (1), sur une population européenne de toutes les races et l'expérience faite au Congo Belge sont particulièrement instructives et capables d'affaiblir l'opinion ancienne qui confère un privilège aux races du Midi. « De nombreux ouvriers italiens ont été engagés pour travailler aux chemins de fer du Congo ; ils n'ont pas mieux résisté au climat que les Belges, mais plutôt moins, beaucoup d'entre eux s'astreignant à un régime alimentaire trop débilitant. D'autre part, beaucoup de Scandinaves (Danois, Suédois, Norwégiens) ont été engagés par l'État, spécialement pour le service de la marine, tant dans l'estuaire du Congo que sur le haut Fleuve ; ils ont, en général, très bien résisté, sauf quelques sujets d'un lymphatisme exagérée (2). »

2° INDIVIDUS DE RACE COLORÉE. — L'Européen a besoin de la main-d'œuvre indigène pour toutes ses entreprises dans les pays chauds insalubres ; il ne peut que diriger et surveiller les travailleurs de races colorées.

L'adaptation native des indigènes à la chaleur et l'immunité relative dont ils jouissent à l'égard du paludisme, le prix peu élevé que coûte un travailleur ou un soldat indi-

---

(1) *Archives de médecine navale*, 1889, page 461.
(2) Dr Bourguignon, Dryepondt, Firket, *Climat du Congo*. Hayez, imprimeur. Bruxelles.

gène, imposent l'obligation de recourir à cet élément pour la colonisation européenne (1).

Il résulte des statistiques militaires que les indigènes ont une morbidité et une mortalité généralement 3 ou 4 fois plus faibles que celle des Européens placés dans les mêmes conditions. Cependant, cette différence s'atténue considérablement à mesure qu'on s'éloigne de la période d'occupation et des travaux d'installation pour entrer dans la période d'exploitation régulière permettant des conditions matérielles améliorées. Les statistiques ci-après en font foi (voir le Tableau, page 4).

Pour les expéditions militaires importantes la proportion de blancs et d'hommes de couleur sera de 1 quart de *soldats* blancs pour 3 quarts de *soldats* indigènes ; pour une petite expédition, une exploration ou pour les travaux industriels et agricoles, il ne faut que le nombre de blancs suffisant pour former un cadre, un état-major, des contremaîtres, des chefs d'équipes.

Les conditions physiques à exiger des indigènes seront énoncées plus loin en même temps que celles que doivent remplir les Européens. Il est des aptitudes provenant de la race, de la similitude de climat et de milieu, de la proximité du pays d'origine, dont il faut tenir le plus grand compte quand on procède au choix de ces auxiliaires indispensables.

Parmi les races de couleur, les Sénégalais, les Cafres,

(1) Un soldat européen   coûte 2.127 à 2.540 francs par an.
 — tirailleur soudanais   —   1.189   —   —
 —   —   sénégalais   —·   980   —   —
 —   —   tonkinois   —   550   —   —
Un noir Crooman ou Mina (en Afrique) 20 fr. par mois et la nourriture
— ouvrier Tonkinois   6 à 8 piastres (à 3 fr.) par mois.
—   —   européen (au Tonkin) 100 à 120 piastres.   —
—   —   cafre (à la *Réunion*)   1 fr. 50 par jour.
—   —   européen   — 8 à 10 fr.   —

	EUROPÉENS	INDIGÈNES
Expédition du Dahomey 1890.	123 décès pour mille	43 décès pour mille
Expédition de Madagascar 1895-96. { 13 soldats tués par le feu. / 4.485 soldats morts de maladie.	334 id.	154 id.
Madagascar corps d'occupations 1897.	112 id.	46 id.
Java troupes hollandaises. { 1819-1820 / 1879-1888 } améliorations hygiéniques. / 1892.	170 id. / 31 id. / 16 id.	125 id. / 41 id. / 24 id.
Armée anglaise des Indes. 1881-1890.	14 id.	17 id.
Tonkin corps d'occupation. Moyenne de morbidité. { 1894. / 1897.	99 malades pour cent hommes d'effectif / 92 malades pour cent hommes d'effectif	30 malades pour cent hommes d'effectif / 23 malades pour cent hommes d'effectif
Moyenne de mortalité. { 1884-1888 / 1894 / 1897 / 1898	68 décès pour mille / 27 id. / 30 id. / 16 id.	12 décès pour mille / 12 id.

Cafres, les Dahoméens, les Haoussas possèdent une incontestable supériorité. — Les Chinois, les Annamites, les Hindous doivent figurer parmi les moins résistants.

Les expériences tentées au cours de ces dernières années sont fort instructives à ce sujet. Les Annamites déportés à l'île de la Réunion ont disparu. Il en a été de même des Chinois employés aux travaux du Haut-Sénégal. A Panama, les Célestes ont eu 5o p. 100 de mortalité. Sur 5oo coolies engagés à Hong-Kong et à Macao en novembre 1892, pour les travaux du Congo, il en restait 157 en avril 1894. Cette infériorité de résistance des Chinois employés à de grands travaux est en opposition avec le succès de l'immigration chinoise dans d'autres régions du monde fort insalubres. L'éloignement du milieu habituel, la misère et les fatigues le recrutement dans la partie misérable de la population sont des causes déjà suffisantes de cette infériorité de résistance et peuvent s'appliquer à tous les ouvriers de couleur.

Les travaux du chemin de fer du Congo ont exigé jusqu'en 1896 l'emploi d'ouvriers de différentes races de couleur qui, travaillant côte à côte sur les chantiers, dans des conditions de milieu et hygiéniques sensiblement comparables, ont donné matière à d'intéressantes observations faites par MM. Bourguignon, Dryeprondt et Firket (1).

D'une manière générale, ce sont, comme pour les Européens du reste, les races à tempérament énergique, d'un caractère indépendant, d'un physique sec, nerveux, qui ont montré le plus de résistance. Tels sont les Sénégalais, les Zanzibarites et aussi les Cafres. Les Dahoméens, les Sierra-Leonais, les Croomen (ou Croobys), les Accras, les Elminas, les Haoussas, indigènes de la côte occidentale d'Afrique, ont montré, à des degrés peu différents, une résistance se rapprochant de celle des Sénégalais. Ceux-ci

(1) *Climat du Congo*, loc. cit.

sont puissamment aidés dans leurs moyens de résistance par les prescriptions du Mahométisme, sobriété, propreté, et du côté moral par le fatalisme.

Les Abyssins et surtout les noirs venus des Barbades ont été bien moins résistants (5o p. 100 de décès pour les Barbades).

Les Chinois ont eu aussi une mortalité très élevée (5o p. 100 de décès).

Au Congo comme à Panama, les Chinois mal nourris ont souffert de fièvres, de diarrhée, de dysenterie, de cachexie palustre et de béribéri hydropique. Contrairement à la légende qui veut que les Chinois ne se nourrissent que de riz et d'eau, comme les Italiens de macaroni, ces ouvriers ont besoin d'un bon régime pour travailler. — A côté de quelques privilèges de race, l'*alimentation*, l'*habitation*, les *soins matériels et moraux* ont une influence énorme.

Tandis que les Chinois recrutés à la hâte dans le rebut des populations des grandes villes d'Extrême-Orient et transportés comme du bétail de vil prix, loin de leur pays d'origine, dans les lieux les plus insalubres pour y être soumis aux travaux de la terre si dangereux, meurent en grand nombre, ceux qui s'expatrient librement, pour aller dans des régions, également insalubres, comme Java, Manille, Singapore, Saïgon, réussissent à former dans ces pays des colonies prospères bien qu'ils y exercent les professions les plus diverses et les plus pénibles, telles que chargeurs de charbon, traîneurs de pousse-pousse, colporteurs, bateliers, mineurs. Mais ils ont retrouvé dans ces villes leur milieu habituel, leurs congrégations, leur bien-être, leurs aliments usuels, leur opium. Les forces morales sont intactes.

Les *Hindous*, engagés comme travailleurs aux Antilles ou à la Réunion, prospèrent sur une habitation où ils sont bien traités et meurent en grand nombre dans une habitation voisine où les engagistes méconnaissent leurs devoirs.

Les *Arabes*, employés comme convoyeurs pendant l'expédition de Madagascar, soumis à toutes les privations et à des fatigues excessives, sinon à de mauvais traitements, ont présenté une effroyable mortalité qui ne prouve pas que leur race soit impropre à coloniser Madagascar où des individus d'origine arabe forment des colonies importantes dans les villes du littoral.

MILIEU. — Il est deux ordres de considération importants qu'il ne faut pas perdre de vue quand il s'agit de recruter des auxiliaires indigènes. En premier lieu il faut ne pas porter atteinte à leur moral; en second lieu il ne faut pas les transporter trop loin de leur pays d'origine. La 1re condition est pour une très grande part la conséquence de la deuxième. Ainsi il est mauvais d'envoyer des Chinois au Congo, des Annamites au Soudan, des Sénégalais en Indo-Chine; parfois même un déplacement à courte distance suffit pour diminuer la résistance des hommes de couleur. Les Marocains et les noirs des Antilles, employés aux travaux du Haut-Sénégal sont morts en très grand nombre. Les Hovas, originaires des hauts plateaux de Madagascar, sont décimés par les maladies endémiques quand ils descendent sur le littoral. Les Tonkinois du delta sont très éprouvés dans les régions malariennes de nos montagnes.

Laissant de côté les cas où peuvent intervenir les conditions d'inaccoutumance ou de non-immunité à l'égard de la fièvre paludéenne ou de la fièvre jaune, il est certain que le transport dans un milieu très dissemblable comme température, humidité, régime des vents et des pluies, aspects des lieux, influera sur l'organisme des individus de couleur. Un sénégalais, venant d'une région chaude mais très sèche, souffrira s'il est transporté dans le climat chaud mais très humide de l'Indo-Chine. Le changement complet du milieu extérieur, le milieu humain nouveau, l'abandon nécessaire de toutes les habitudes de vie, l'isolement de l'émigré, les croyances religieuses qui l'attachent au sol de ses ancêtres et l'obligent à s'y ensevelir vont créer en lui cet état d'âme et de corps bien connu, si redouté autrefois des marins, la nostalgie.

Groupés avec des individus de même race, soumis à une alimentation analogue à celle qu'il leur est familière, tout en étant substantielle et proportionnée aux travaux à exécuter, ils retrouveront au contraire toute leur force morale, qui sera un puissant élément de résistance.

Mais des influences, plus saisissables et plus actives encore que la nostalgie, sont l'alimentation insuffisante, l'habitation malsaine, le défaut de propreté, la privation de vêtements, les refroidissements, les travaux excessifs, enfin,il faut aussi le dire, les rigueurs et les brutalités que les soins opportuns ne viennent jamais tempérer.

Le personnel indigène a besoin de sollicitude. La bonté n'exclut pas la sévérité et l'autorité. Les noirs, comme les blancs,s'attachent à ceux qui leur prodiguent soins et bonté. L'intérêt autant que l'humanité le commandent. Le succès des entreprises coloniales dépend, en effet,des soins accordés à ces auxiliaires indispensables dont le recrutement est difficile et qu'on ne peut remplacer indéfiniment.

II. — Age.

Il est reconnu par tous les hygiénistes que l'homme trop jeune offre moins de résistance que les autres dans les entreprises coloniales. L'âge le plus favorable est compris entre 25 et 35 ans. Le développement physique a atteint alors son plus haut point de perfectionnement. La soudure des os est complètement terminée. La force manuelle, la force rénale, la capacité respiratoire, bien que s'accroissant encore jusqu'à 30 ans, ont déjà atteint, à 25 ans, un tel développement que l'Européen offrira le maximum de résistance. Au contraire le jeune homme, qui subit pendant son développement les perturbations fonctionnelles occasionnées par le climat avec des tissus en évolution formative,ne peut réagir convenablement.

Si les troupes coloniales françaises ont présenté, jusqu'à ces dernières années, une mortalité qui a pu s'élever jusqu'à 40 et 50 p. 100, elles le devaient à la trop grande jeunesse de leurs effectifs à peu près exclusivement composés d'hommes de 18 à 25 ans. A partir de l'époque où les vieux soldats ont figuré en plus grand nombre dans leurs rangs, les régiments coloniaux ont vu décroître le chiffre de leur mortalité (1).

Depuis longtemps les Anglais n'admettent dans leurs régiments de l'Inde que des hommes âgés de plus de 21 ans. Lord Wolseley demandait que les soldats anglais ne fussent pas envoyés dans les colonies avant 22 ans. Il serait encore plus sage de reculer cette limite jusqu'à 25 ans (2). Le recrutement d'hommes de cet âge est possible pour les entreprises qui n'ont besoin que d'un faible effectif.

Après 40 ans les engagements ne peuvent être acceptés que de la part d'individus appelés à des postes sédentaires, n'exécutant pas des travaux de force. A partir de cet âge les tares organiques se multiplient et leur évolution est accélérée par les pays chauds. L'homme arrivé à la cinquantaine et encore en bonne santé vit bien dans les pays chauds salubres s'il est soumis à une hygiène sévère et à une médiocre activité. Il peut encore diriger une entreprise commerciale ou industrielle, mais après 60 ans le fait devient exceptionnel.

Les *enfants au-dessous de 5 ans* ont une mortalité très élevée dans les pays insalubres : elle a été évaluée à 148 p. 1000 au Bengale. A partir de cet âge, elle diminue beaucoup, mais est encore de 17,73 à 11,50 p. 1000 au Bengale, moyenne supérieure à celle des pays tempérés. Si, dans

(1) Expédition du Dahomey :
    Infanterie de marine (jeunes soldats) = 95 p. 100 de déchet.
    Légion étrangère (vieux soldats) = 50 p. 100   —
        La proportion à *Madagascar* est égale lorsque l'infanterie de marine est composée de vieux soldats.
(2) Dr G. Reynaud, *l'Armée coloniale*, 1892.

les Indes Néerlandaises, la mortalité infantile est très faible (Stokvis) cela s'explique parce qu'on ne trouve pas dans la population européenne ces enfants pauvres des grandes villes qui contribuent tant à rehausser le chiffre de la mortalité ; partout où l'on a affaire à une population pauvre la mortalité infantile s'élève, sûr indice de conditions hygiéniques mauvaises.

Dans les colonies salubres comme la Réunion (1) *autrefois* et la Calédonie, dans les colonies assainies comme l'Algérie, la mortalité infantile européenne devient très faible, car les enfants ont un bien-être supérieur à celui de la classe correspondante d'Europe et sont moins exposés aux contagions.

En résumé, il est possible d'emmener les enfants déjà sevrés dans les pays chauds salubres, s'ils doivent y trouver un bien être matériel suffisant et si les parents ne doivent pas être soumis à des travaux peu rémunérés et à la misère. Dans les pays chauds insalubres, les enfants appartenant aux classes aisées pourront seuls être emportés et il sera prudent de ne leur faire subir cette transplantation qu'après l'âge de cinq ans. Si les parents doivent se livrer à une exploitation agricole nécessitant les défrichements, où tout sera à créer, ou bien si leur profession exige des déplacements fréquents ils seront plus sages en laissant leurs enfants en Europe jusqu'à ce que les conditions d'existence soient changées.

III. — Sexe.

Les femmes peuvent aller dans les colonies salubres où elles trouveront des conditions de bien-être supérieures à

(1) L'excédent des naissances sur les décès dans la population blanche du village de Cilaos (hauteur de l'île de la Réunion), qui compte environ 2.500 habitants, est de 440 en 8 ans, soit plus de 50 par an, ou 25 p. 1000. La moyenne de la vie y est de 24, au lieu de 21,7 en France. La mortalité est devenue excessive sur le littoral, les enfants de 2 ans fournissent 24,3 p. 100 des décès en 1899.

celles qu'elles ont, en moyenne, en Europe. Leur fécondité
y est généralement supérieure à celle des pays tempérés.Les
familles de 8 et 10 enfants ne sont pas rares à la Réunion.
Dans les colonies insalubres, les femmes seront dans des
conditions d'infériorité marquées en raison de leurs fonctions sexuelles les exposant aux hémorragies, à l'anémie.
C'est dire que les femmes des travailleurs, dépourvues de
confortable, ne pourront pas sans danger coloniser les régions insalubres.

Si les statistiques des Cies d'assurances sur la vie sont très
favorables aux chances vitales des femmes européennes de
30 à 50 ans dans les Indes Orientales Néerlandaises, il faut
remarquer que ces résultats s'appliquent à des femmes
d'une condition sociale assez élevée. Par contre la mortalité
des jeunes Européennes attachées à l'armée anglaise des
Indes est à peu près égale et même supérieure à celle des
soldats Européens, les femmes se rapprochent davantage
de la condition des femmes de colons ouvriers. Leur mortalité varie de 14 à 19 p. 1000 (de 1880 à 1892).

Il est désirable cependant que le colon européen ait sa
famille dans la colonie où il s'établit. C'est pour lui une condition de succès, car il aura alors un foyer qui l'attachera à
sa nouvelle patrie, et échappera aux funestes écarts du régime. Son existence plus régulière et plus stable le rendra
plus persévérant dans ses entreprises, sera un nouveau stimulant pour son activité et l'empêchera de céder à cet irré-
sistible besoin de revenir le plus promptement possible dans
la mère patrie qu'éprouve l'Européen, particulièrement le
Français expatrié.

IV. — Tempérament.

Les gens obèses, trop sanguins ou à constitution lymphatique à peau blanche avec des transpirations abondantes, les
névrosés et les efféminés sont moins que d'autres propres à
la colonisation. Ils sont prédisposés, les uns aux coups de

chaleur, aux accès pernicieux, les autres à l'anémie, à la nostalgie. Il faut préférer les hommes de constitution sèche à forte ossature, à large poitrine, bruns ou blonds, sanguins et nerveux, mais sans nervosisme, musculeux sans embonpoint. Ce type se retrouve en grand nombre dans le sud et le sud-est de la France.

V. — Taille et périmètre thoracique.

La force de résistance ne dépend point d'une taille plus ou moins élevée, mais de l'harmonie des proportions entre les différentes parties du corps. Pour un colon, il ne saurait être question de limite de taille; mais la quantité d'air introduite dans les poumons à chaque inspiration dépendant du développement de la poitrine, il y a intérêt à exiger un périmètre thoracique suffisant, dépassant la demi-taille, avec un minimum de o m. 78.

D'une manière générale, le développement du thorax n'est pas aussi rapide chez les hommes des contrées tropicales que chez ceux des contrées froides (o m. 81 chez les Cochinchinois, o m. 86 chez les Sénégalais et les Congolais).

Les noirs africains ont des tailles et une capacité respiratoire supérieures à tous les autres. Leurs forces rénales et manuelles sont également supérieures.

VI. — Maladies.

L'intégrité parfaite de tous les organes est une condition nécessaire de succès.

Il est des maladies qui doivent tout spécialement attirer l'attention de l'émigrant et du médecin-expert.

En première ligne, tout Européen, ayant été atteint en France ou dans un précédent séjour colonial de fièvre paludéenne et offrant encore des récidives et des lésions organiques de cette affection, doit être éliminé. Une première atteinte de paludisme est une menace pour l'avenir et prépare des invalidations répétées. Aussi ne saurait-on apporter trop de soins à la recherche de l'anémie, des altérations du foie, de la rate, à l'*examen microscopique* du sang.

Il en est de même des maladies chroniques de l'estomac et de l'intestin : dyspepsies rebelles, gastrites, diarrhées, dysenteries chroniques, congestions du foie, lésions consécutives aux hépatites qui sont des contre-indications formelles au départ. Le ralentissement subi par les fonctions digestives, la perturbation des fonctions du foie, des sécrétions de l'estomac et de l'intestin, l'insuffisance du foie qui en résulte font aisément comprendre les graves inconvénients qui résulteraient de la préexistence des maladies de cette nature, prédispositions si puissantes aux infections spécifiques.

Les maladies du cœur, particulièrement les lésions mitrales et les hypertrophies, aggravées par l'augmentation de pression, exposent aux coups de chaleur, aux congestions du foie et du cerveau. Il en est de même des maladies des reins en raison de leur retentissement sur le fonctionnement du cœur, du foie, du poumon, de la peau.

Les arthritiques atteints d'eczéma, de migraines, hémorrhoïdes, douleurs vagues, saignement des muqueuses, les diabétiques sont menacés par la congestion cérébrale, la polycholie, les éruptions cutanées.

Le fonctionnement exagéré de la peau, dans les pays chauds, impose l'élimination de tout sujet atteint des maladies cutanées

Les maladies du système lymphatique, les leucémies, les scrofules, les anémies professionnelles ou secondaires sont autant de causes d'élimination.

La syphilis, datant de moins de 4 ans et traitée ou datant de plus de 4 ans, mais non traitée, est une cause légitime de rejet.

Parmi les maladies des poumons constituant un obstacle

formel au départ, il faut citer l'emphysème et l'asthme, et au premier rang, la *tuberculose*. On a dit souvent et on dit encore que les pays chauds sont des sanatoria pour les phtisiques. C'est une erreur des plus funestes. Tous les médecins qui ont exercé dans ces régions sont unanimes à signaler le danger que présente, pour les phtisiques, le séjour sous les tropiques : on peut même dire qu'il constitue sous ces latitudes un critérium infaillible de la tuberculose pulmonaire latente (1). La phtisie marche dans les pays tempérés, elle galope dans les pays chauds, a dit excellemment Rochard. Cet aphorisme conserve toute sa valeur s'appliquant aux pays chauds humides et malsains et aux formes avancées de la maladie. Mais il est admissible, à défaut d'observations assez multipliées, que la tuberculose dans ses formes peu avancées, puisse être avantageusement modifiée par une température sèche, pure et chaude sans excès, telle que celle qu'on rencontre en mer, dans le Pacifique, et aux Canaries.

Il est une catégorie d'individus, très nombreuse aujourd'hui dans les grandes villes, en quête d'aventures, transfuges de l'atelier et piliers de cabaret, qu'il faut éliminer : ce sont les alcooliques. Les troubles digestifs, les congestions du foie, des reins, des centres nerveux, prémisses d'altérations organiques irréparables, en font des victimes désignées du coup de chaleur, de la dysenterie, de l'hépatite, des accès pernicieux et de l'aliénation mentale, dans ses formes les plus graves. Anciens soldats ou vieux ouvriers, les alcooliques sont des exemples très fâcheux pour les jeunes hommes, « les nouveaux, » qui, par gloriole ou intimidation, veulent montrer qu'ils ne sont pas moins vaillants devant l'absinthe ou le « coup de sec ».

---

(1) 8 décès par tuberculose sur 60 décès en Cochinchine pour l'année 1890 ; — 31 entrées à l'hôpital pour tuberculose sur 4000 d'effectif militaire Européen à Madagascar en 1897.

II

ÉPOQUES DE DÉPART

Il y a dans la *zone équatoriale* quatre saisons : une grande et une petite saison des pluies; une grande et une petite saison sèche. Dans les autres zones, il y a 2 grandes saisons : une sèche et une humide, séparées l'une de l'autre par de courtes périodes intermédiaires, à phénomènes variables, de durée indécise, participant du caractère des 2 saisons voisines.

L'action prépondérante et nocive de la chaleur humide sur l'organisme, autant que sur la pullulation des maladies infectieuses, dicte le choix à faire. Il faut quitter l'Europe de manière à arriver dans la colonie choisie au moment où la saison sèche et fraîche est établie. La saison des pluies est défavorable en raison de la chaleur élevée, des chutes d'eau torrentielles, des inondations qui couvrent le pays. La période de 15 à 30 jours qui la suit immédiatement présente également des conditions dangereuses, car, outre une moyenne de température encore élevée et les pluies tombant par intermittences, c'est le moment où les marais et les fleuves commencent à découvrir leurs bords, où les eaux souterraines ont des oscillations étendues. Le début de la saison des pluies est particulièrement dangereux en raison des intermittences des premières pluies qui font que le sol est alternativement sec et humide; en raison de la lixiviation de la superficie du sol par les eaux de ruissellement qui entraînent toutes les souillures dans leur courant et contaminent les fleuves, les réservoirs, les puits, sources, etc... Autant de causes de pullulation et de propagation des maladies infectieuses.

Ces deux époques, commencement et suite de la saison des pluies, correspondent à la plus grande virulence du paludisme, du choléra, de la fièvre typhoïde. — La petite saison sèche des régions équatoriales, étranglée entre 2 saisons des pluies, est, en général, absorbée par ces deux périodes dont les effets se rejoignent. Sous réserve des variantes qu'apporte le régime spécial des vents et des pluies dans chaque localité considérée isolément, et en se référant au tableau de la succession des saisons dans les régions chaudes des 2 hémisphères, les époques d'arrivée seront :

Dans la zone tropicale nord : vers la fin de novembre (Tonkin).
—   équatoriale nord :   —   décembre (Ashantis-Dahomey).
—   —   —   ou août   —
—   équatoriale sud : commencement juin (Gabon).
—   tropicale sud :   fin mai à juin   (Madagascar).

L'Européen arrivant peu après le début de la saison sèche trouvera une moyenne de température plus faible ; des nuits plus fraîches assureront une détente salutaire à l'organisme et rétabliront l'équilibre thermique menacé. La perturbation physiologique du début est moins violente. Si le séjour doit se prolonger au delà de la durée d'une expédition, l'Européen se préparera par degrés aux épreuves de l'hivernage et aura le temps d'achever son installation matérielle avant l'arrivée des mauvais mois. Pendant la période sèche de novembre à avril dans l'hémisphère nord et de mai à octobre dans l'hémisphère sud, il s'écoule un temps suffisant pour mener à bonne fin une expédition ou une exploration et pour procéder à la mise en train d'une entreprise.

Les petites saisons sèches de août à septembre de la région équatoriale nord, de décembre à fin janvier de la région équatoriale sud, ne durant que 40 à 50 jours environ, sont trop courtes et ne peuvent guère être mises à profit que par des individus isolés obligés de partir par suite de circonstances urgentes.

Des échecs et parfois d'irréparables désastres sont la conséquence immédiate de l'oubli ou de la méconnaissance de ces indications. C'est à des causes de cette nature que sont dus les échecs subis dans les 8 tentatives de colonisation à Madagascar, les pertes considérables subies par les corps expéditionnaires de Tourane (1858), du Mexique (1862), du Tonkin (1884-1885).

Les mêmes errements continuent à avoir cours en France.

La saison chaude du Dahomey dure du 15 mars au 15 juillet, les envois de troupe pour l'expédition de 1891 s'échelonnent du *28 mai* au *23 août*.

La saison d'hivernage de Madagascar s'étend de novembre à avril et mai. C'est en décembre 1894 et janvier 1895, que les premières troupes européennes, du corps expéditionnaire, débarquent à Tamatave et à Majunga; et le 1er mars le gros de l'avant-garde arrive dans cette dernière localité.

En 1897, à Madagascar encore, le Dr Lidin, médecin en chef du service de santé de la colonie, signale, parmi les causes qui augmentent la morbidité du corps d'occupation, l'envoi de relève en pleine saison d'hivernage.

Ainsi se perpétuent les funestes errements.

Nos voisins d'outre-Manche tiennent ordinairement plus grand compte des indications fournies par l'hygiène. Le général Wolseley, chef de la 1re expédition des Ashantis, va sur les lieux préparer le débarquement de ses troupes qu'il retarde jusqu'au mois de décembre. Il les fait réembarquer en février de l'année suivante. Le résultat bien connu fut 48 décès d'Européens sur 2530 h. d'effectif, soit 18,2 décès p. 1000 au lieu de 330 p. 1000 à Madagascar en 1895-1896.

Il est une contre-indication formelle au départ pour une colonie, c'est l'existence d'une épidémie de fièvre jaune, de choléra, de peste, de typhus, dans le pays visé par les expéditions ou les émigrants. Les nouveaux arrivés sont des victimes désignées de la fièvre jaune qui les frappe avec prédilection, ainsi qu'il a été dit précédemment. En 1878, une épidémie de fièvre jaune avait éclaté au Sénégal et fit succomber en grand nombre les Européens de toutes les classes. Tous ceux qui furent envoyés pour combler les vides succombèrent dès leur arrivée : 21 médecins ou pharmaciens de la marine furent ainsi victimes de leur devoir. Il en fut de même à la Guadeloupe, en 1879, où l'arrivée d'un détachement de troupes, envoyé d'Europe pour la relève, et de quelques fonctionnaires fut le signal de l'explosion épidémique de la maladie qui ne se manifestait jusque-là que sous des formes atténuées, ne produisant que des cas isolés.

En 1897, la fièvre jaune, restée endémo-épidémique à la Martinique, présente une recrudescence à l'arrivée d'un contingent européen.

Le choléra éclate au Tonkin à la suite de l'arrivée de renforts considérables en mai et juin. Trop souvent, on a vu, en effet, une maladie épidémique sommeillant se réveiller brusquement à l'arrivée de nouveaux contingents d'émigrants ou de soldats.

Chaque année, au Soudan, de 1881 à 1888 des épidémies de fièvre typho-malarienne ou de fièvre jaune éclatent à l'arrivée des troupes fraîches destinées à la colonne du haut Sénégal. Des circonstances pressantes sont invoquées ordinairement pour justifier les transgressions si fréquentes et si désastreuses de cette loi dont la méconnaissance a coûté la perte totale du corps de 25.000 hommes vétérans des armées d'Egypte et d'Italie que le général Leclerc conduisit à Saint-Domingue, rendue à la France par le traité d'Amiens en 1802.

On invoque le besoin immédiat de renforts. Que deviennent-ils ? Ils vont grossir le nombre des malades et des morts !

Cheminement par étapes. — Pendant quelque temps on a préconisé, pour arriver à un acclimatement, le cheminement par étapes des colonies moins chaudes vers les colonies les plus chaudes. Nous savons ce qu'il faut penser de cette manière de faire qui ne procure aucune protection efficace contre les maladies endémiques. Les Anglais, qui avaient appliqué ce système à l'expédition de leurs troupes destinées aux Indes, y ont complètement renoncé, car il n'avait pour effet que d'amener au point terminus des hommes déjà très débilités.

Derniers préparatifs. — Renseignements. — Lorsque les émigrants possèdent les renseignements indispensables pour effectuer leur voyage dans les meilleures conditions, leur tâche n'est pas encore terminée : il leur faut encore se munir de vivres, d'ustensiles, de vêtements, de mobilier, etc., etc... S'il est des colonies, telles que les Antilles, les Indes, l'Indo-Chine, où l'industrie locale fournit au nouvel arrivé les objets nécessaires à sa première installation, il en est de bien plus nombreuses où il faut tout apporter, même les meubles. Au nombre des objets de première nécessité il en est deux indispensables en tous lieux : un filtre et une moustiquaire. Au départ d'Europe, il est également nécessaire de posséder un bon casque et des vêtements légers pour la traversée qui se fait actuellement dans des conditions de rapidité telles que l'émigrant se trouve transporté dans les régions chaudes dans l'espace de 4 à 5 jours.

Enfin il faut s'entourer de renseignements aussi complets que possible sur la topographie, la salubrité, les productions, l'abondance et la valeur de la main-d'œuvre, le commerce, les statistiques, etc., etc., du pays où l'on veut s'établir.

Les offices coloniaux, les documents des chambres de commerce, les musées coloniaux leur seront d'un grand secours.

Concentration pour le départ. — La concentration des troupes ou groupes de colons se fera dans des localités saines, dans des casernes ou habitations confortables, hors des foyers typhoïdiques et des camps fréquentés qui sont des centres d'infections. Les émigrants ou les soldats recevront

dans ces centres l'instruction générale et les notions hygiéniques indispensables pour mener à bien l'existence nouvelle à laquelle ils sont destinés et aussi pour voyager. Em-
brigadés, répartis suivant leurs fonctions, ils seront astreints et dressés aux soins corporels méthodiques qui feront
partie désormais de leurs habitudes. Ils seront *vaccinés* ou
revaccinés et visités pour que les hommes atteints de tuberculose, alcoolisme, syphilis, etc., qui auraient échappé à un
premier examen, soient éliminés.

Si le recrutement des travailleurs s'est fait dans un pays
à endémie cholérique, pesteuse, etc., le rassemblement préliminaire du départ constituera en même temps un isolement préventif, une sorte de quarantaine qui aura l'avantage de supprimer les chances d'importation de toute maladie transmissible. Cette précaution s'appliquera plus
spécialement au recrutement d'Hindous, de Chinois, d'Annamites, de noirs des Antilles, etc.

CHAPITRE II

L'HABITATION PRIVÉE

L'habitation privée est un abri destiné à protéger un habitant ou un petit nombre d'habitants contre les agents météoriques et contre les agents telluriques.

Dans le livre consacré à l'Hygiène des établissements coloniaux (1), nous avons vu les conditions de voisinage, de topographie, de constitution que doit présenter le sol sur lequel sera édifié l'habitation : sol perméable, déclive, emplacement sur un monticule ventilé, loin des marais, des plaines inondées, des deltas palustres. — Les procédés d'assainissement du sol, assèchement, comblement des marais, défrichement et drainage du sol, culture à mettre en œuvre avant la construction ont été indiqués à la même place. Nous n'y reviendrons pas. — Il faut maintenant choisir les meilleurs types de construction, les matériaux les plus convenables pour la maison coloniale, et enfin étudier les détails et aménagements intérieurs et des annexes de l'habitation.

Nous examinerons successivement l'*habitation permanente* et l'*habitation temporaire*.

La maison coloniale privée permanente est caractérisée par ses petites dimensions, le petit nombre d'étages superposés, son isolement des maisons voisines, sa situation entre cour et jardin, sa construction qui la rend inaccessible au rayonnement solaire et très accessible à l'air extérieur.

(1) T. I, *Hygiène des établissements coloniaux*, chap. VIII : l'habitation collective.

I. — Orientation de l'habitation

Les conditions locales, le voisinage de la mer ou d'un cours d'eau et surtout la direction des brises influeront sur l'orientation à donner à l'habitation.

Le plus ordinairement la maison sera orientée de manière à offrir sa plus large surface aux brises régnantes si elles sont salubres et modérées. — Dans les régions exposées aux vents alizés, soufflant du large parfois avec violence (alizés de S.-E. sur la côte est de Madagascar, de la Réunion ; — alizés de N.-E. sur la côte d'Annam) l'orientation sera telle que la maison présente obliquement ses grandes surfaces à l'action de ces brises.

Sur le littoral ouest de l'Afrique les brises de mer venant du sud ou de l'ouest soufflent parfois avec violence.

Dans les régions continentales africaines où la brise de l'est domine, modifiée dans sa direction par la configuration des vallées, l'obliquité de l'orientation par rapport à la direction des vents régnants sera encore la règle générale de manière à ne pas être incommodé par le vent trop violent où la pluie chassée par le vent.

Dans les localités à brises légères, consistant en brises alternatives de terre et de mer, l'orientation de la maison sera telle que les secondes seules seront reçues. Les premières seront arrêtées par un monticule ou un rideau d'arbres.

En général, l'orientation est et ouest sera donc la meilleure avec une inclinaison plus ou moins prononcée suivant les vents régnants ou les brises locales.

II. — Types d'habitation.

Les habitations permanentes qu'on trouve dans les colonies européennes sont des types les plus variés depuis la case en torchis ou la boîte en tôle ondulée des villes naissantes jusqu'aux maisons en pierres à étages, sans véran-

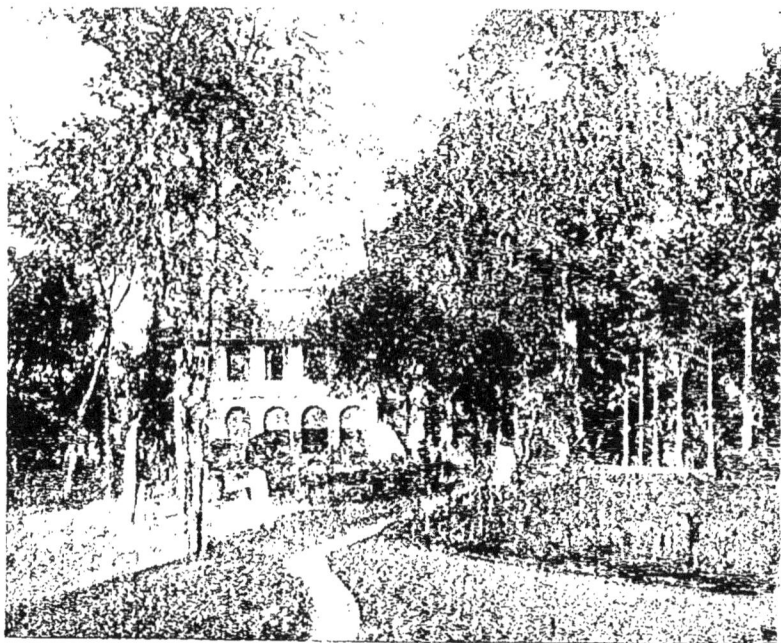

Habitation cochinchinoise.

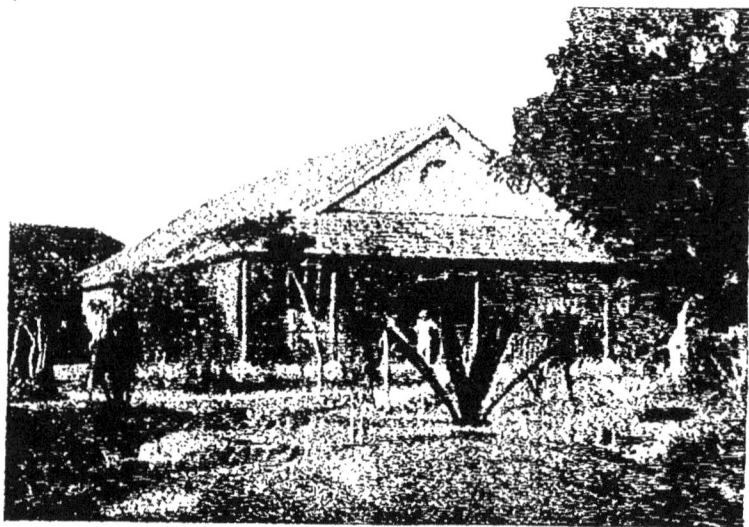

Habitation coloniale (Nouvelle Calédonie).

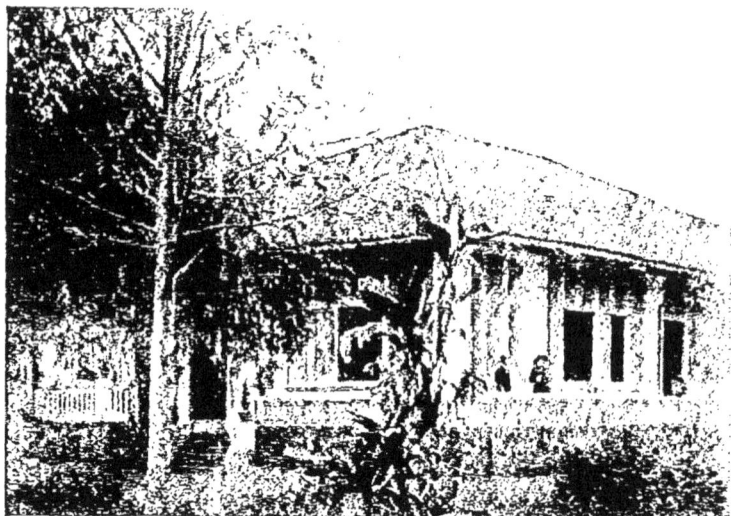

Maison de ville à Saïgon.

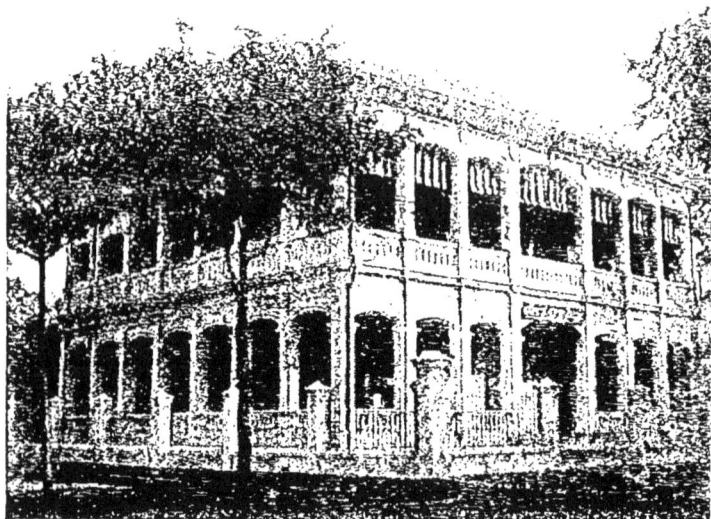

Maison de ville à Saïgon.

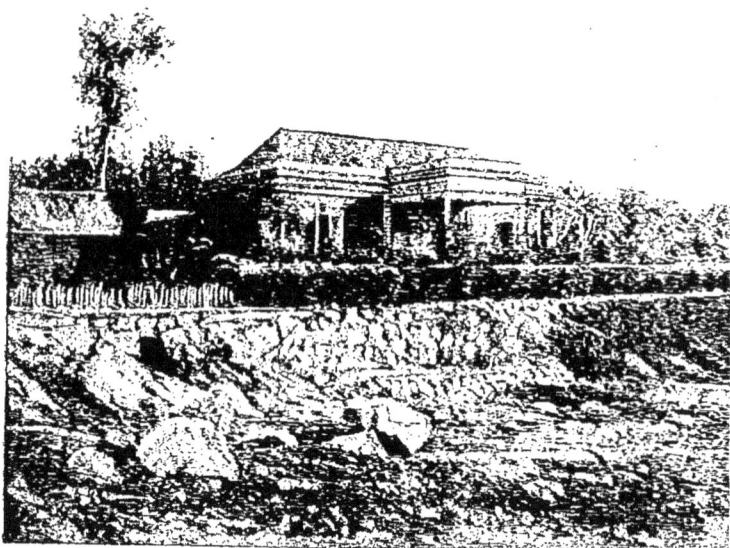

Maison de la Réunion.

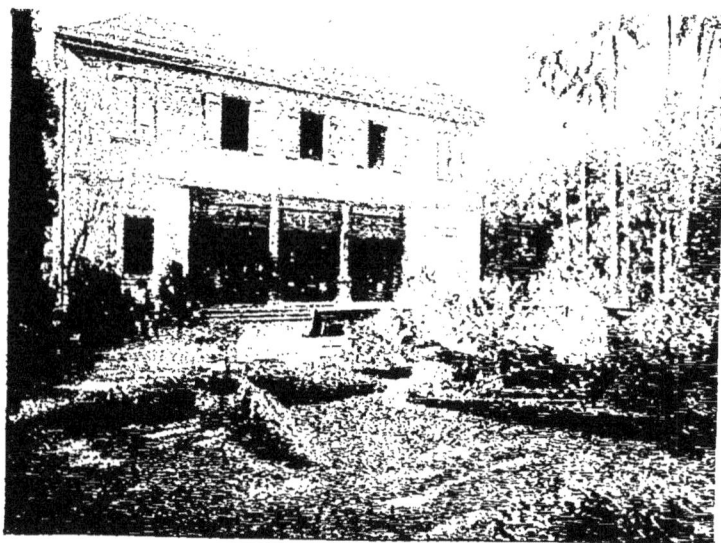

Maison de ville. — La Réunion.

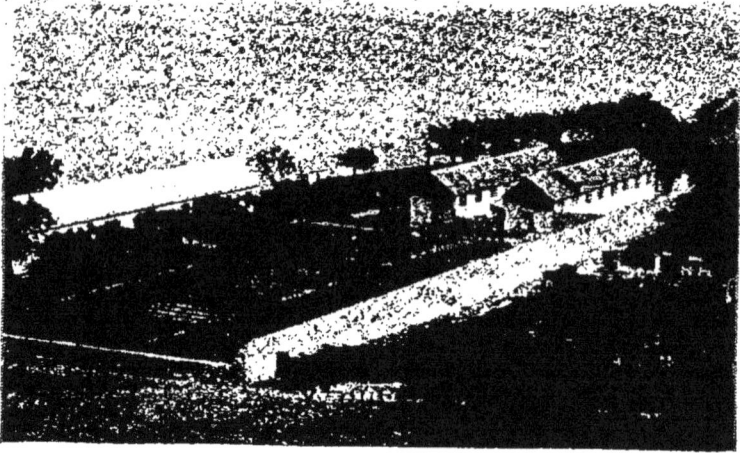

Pénitencier de l'île de Nou (p. 23).

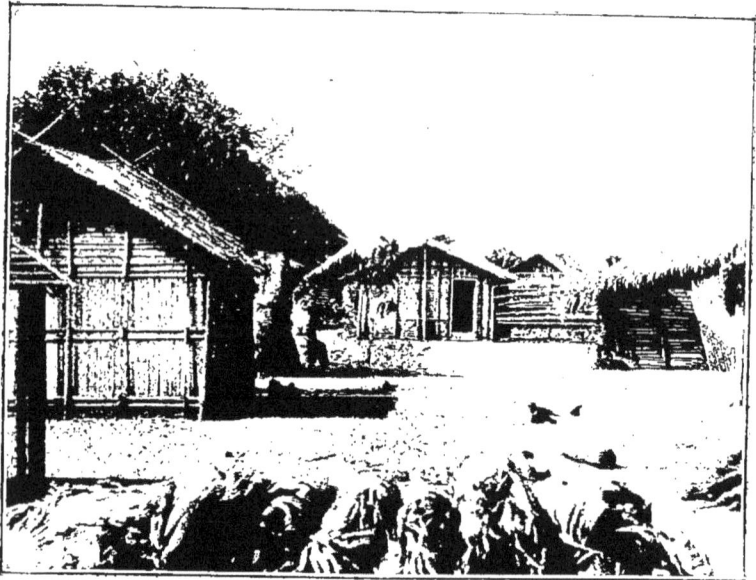

Cases malgaches (p. 98).

dah des Antilles et au cottage élégant ou bungalow de l'Inde et de Java. En général, exception faite des habitations spacieuses entourées de jardins et de cours de l'Indo-Chine, de l'Inde, de la Réunion, on est forcé de reconnaître que les colonies françaises ont le privilège des constructions aussi incommodes que laides.

Les maisons qu'on trouve dans toutes les Antilles, à Saint-Louis du Sénégal et dans les bas-quartiers des villes de la Réunion ne diffèrent en rien de celles qu'on peut trouver dans les villages de Bretagne ou de Normandie. Dans les villes plus récentes de Nouméa (PLANCHE I) et de Diégo-Suarez, le long de ruelles irrégulières, torrentueuses, sont jetées des petites baraques en planches, percées de rares ouvertures, mais couvertes de tôle ondulée, véritables fours, habitations précaires qui semblent plutôt faites pour une foire passagère que pour abriter des humains sous un climat brûlant.

Les villes de la Cochinchine, de la Réunion (PLANCHES II, III et V), du Tonkin, de Pondichéry bénéficiant du voisinage des colonies anglaises et des progrès de l'hygiène moderne, possèdent en grand nombre des habitations qui répondent en partie aux indications des climats chauds. Aussi est-ce là ou dans l'Inde qu'il faut chercher le modèle de l'habitation coloniale : maison avec rez-de-chaussée et l'étage, élevée de 1 m. 50 au-dessus du sol, larges vérandahs faisant le tour des 4 façades; cubages considérables de chaque appartement; hauts plafonds; haute toiture avec lanterneau et sur mansarde; isolement de la maison entre cour et jardins; éloignement des annexes; évacuation régulière des immondices.

Variétés. — Il est évident que ce modèle différera suivant qu'il s'agira d'une habitation privée ou d'une habitation collective, d'une maison de ville ou d'une maison de campagne, d'une construction devant servir seulement de logement ou, en même temps, devant abriter un magasin. Quelques détails de construction les différencient, mais les principes généraux leur sont applicables.

L'habitation qui sert en même temps au commerce, se trouvant dans les quartiers encombrés de la ville, est nécessairement en bordure sur la rue. Le rez-de-chaussée, consacré aux magasins, pourra néanmoins être abrité par une vérandah. L'étage ou les étages seront réservés au logement. — La façade arrière sera tournée vers une grande cour ou mieux sur un jardin. Si les magasins servent en même temps d'entrepôt à des marchandises susceptibles de fermenter et de dégager des odeurs désagréables ou des gaz délétères, il faut alors que les logements en soient séparés et transportés au fond d'un jardin. C'est la meilleure disposition à adopter lorsque le commerçant, condamné à habiter près de ses magasins, ne peut pas avoir son habitation hors des quartiers commerçants ou dans la campagne.

Dans tous les cas, le magasin, comme la maison d'habitation, doit être élevé au-dessus du sol et protégé par un plafond surmonté d'une haute toiture, de manière à éviter les détériorations si rapides des marchandises par l'humidité du sol combinée à l'extrême chaleur.

L'habitation d'exploitation agricole peut occuper une grande surface. De cette facilité il résulte que les maisons n'ont généralement qu'un rez-de-chaussée, ce qui est une faute, la chambre à coucher devant toujours être à l'étage qui est plus salubre.

Le principe de la surélévation au-dessus du sol leur est particulièrement applicable (PLANCHES III et IV).

La maison d'habitation doit être située à distance et au vent des annexes, des écuries, des entrepôts, des usines et, en général, de tous les bâtiments servant à l'exploitation, et aux logements des indigènes. — La *maison chinoise* est composée d'une série de pavillons isolés, groupés autour d'une cour; les locaux annexes sont distincts de la maison (1).

(1) Dr Guichard, *la Maison chinoise* (*Arch. médecine militaire*), novembre 1902.

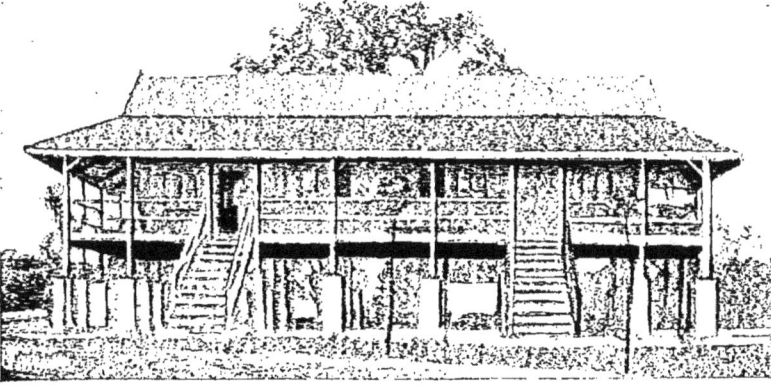

Maison du Congo.

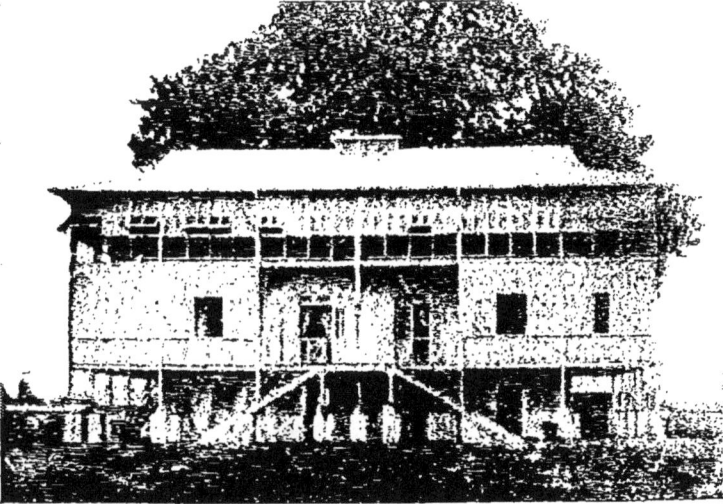

Habitation rurale sur pilotis.

L'habitation collective sera située de préférence hors des

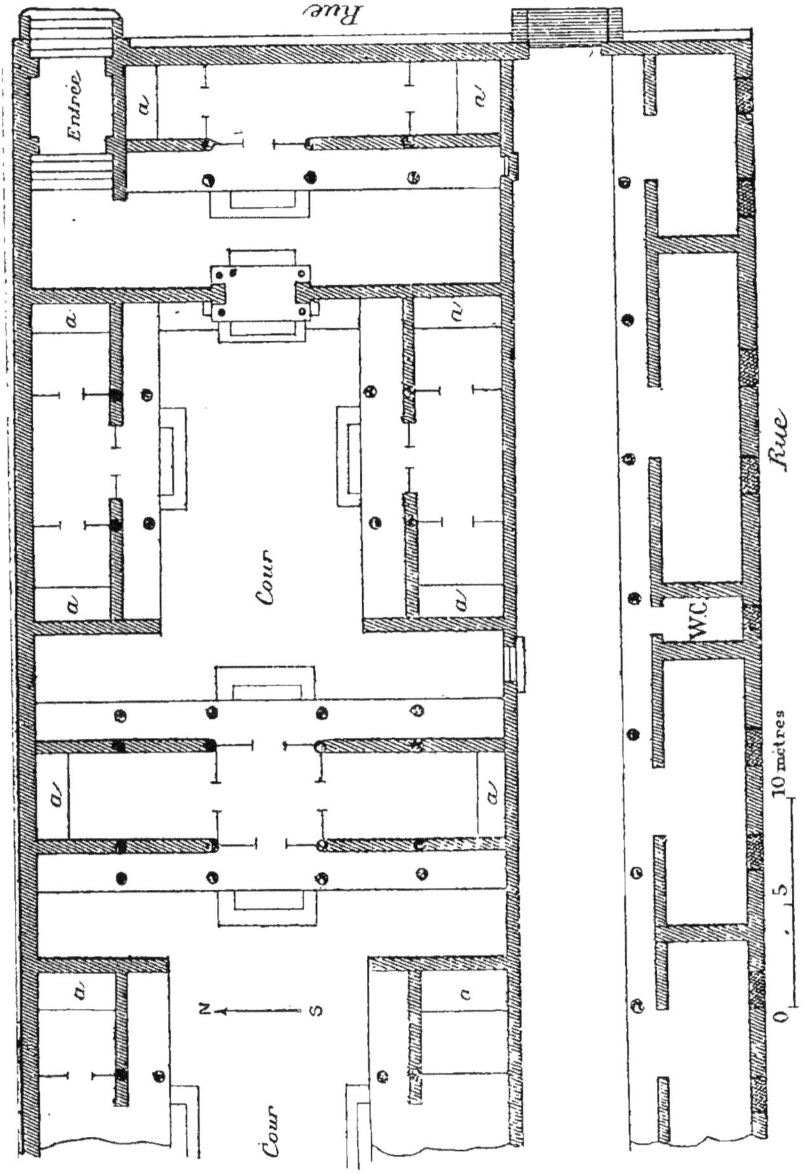

Fig. 1. — Maison chinoise, plan détaillé d'une maison.

villes, ou au moins au centre d'un grand espace libre, loin des quartiers populeux et entourée de jardins. Les bâtiments, du type rectangulaire, sans ailes en retour qui font obstacle à la circulation de la brise, auront toujours un étage au moins sur rez-de-chaussée, celui-ci étant exclusivement réservé aux bureaux, magasins, salles d'études, salles d'armes et ne servant en aucun cas de logement.

III. — Matériaux de construction.

Les conditions primordiales que doivent remplir les matériaux de construction d'une maison coloniale sont :

1° D'être mauvais conducteurs de la chaleur ;

2° D'avoir une faible capacité pour l'humidité ;

3° D'être perméables à l'air.

4° D'être résistants aux altérations par l'eau, par les oxydations, par les insectes.

Conductibilité de la chaleur. — Les murs des habitations absorbent la chaleur, qu'elle vienne de l'intérieur ou de l'extérieur et la rendent ensuite à l'atmosphère ambiante, mais surtout à l'atmosphère intérieure de l'habitation, moins chaude qu'à l'extérieur.

On remédie à cet inconvénient par l'épaisseur des murs et l'emploi de matériaux appropriés.

La quantité de calorique émise par un mur est en raison inverse de son épaisseur (1 calorie 8 pour un mur de briques de 0 mètre 10 d'épaisseur ; 0,5 calorie pour un mur de 1 mètre).

La chaleur se propageant par vibrations, les substances poreuses sont moins bonnes conductrices de la chaleur que les substances compactes. — Parmi les matières mauvaises conductrices de la chaleur, le *bois*, la *terre cuite*, la *pierre à gros grain*, tiennent le premier rang (pouvoir de conduction du sapin = 0,17 ; celui de la terre cuite = 0,65 ; celui du zinc = 28). — L'air interposé (pouvoir de conduction = 0,04), stagnant ou circulant entre 2 parois de mur, accroîtra encore le pouvoir de résistance à la propagation de la chaleur.

Perméabilité à l'air et à l'eau. — La maison respire par ses murs. — Le renouvellement de l'air par les pores même des matériaux formant les murs n'est pas à négliger· La quantité d'air qui peut ainsi pénétrer en 1 heure pour un mur de 0 m. 72 est de 2 m. c. 32 à travers la pierre calcaire ; de 2,83 à travers la brique cuite ; de 5 m. c. 12 à travers la brique crue (Marker).

Mais la perméabilité à l'air entraîne la perméabilité à l'eau qui engendrera l'humidité de la maison avec ses conséquences : détériorations, odeurs désagréables, rhumatismes, diarrhées, cause d'attraction pour les moustiques et de prédilection pour la fièvre jaune.

L'isolement du sol par le mode de construction préservera la maison de l'humidité par ascension de l'eau, tandis que l'isolement de l'atmosphère par les vérandahs préservera ses murs de l'eau de pluie. — L'imperméabilisation des murs par des enduits aurait l'inconvénient de supprimer la perméabilité à l'air.

La quantité d'eau absorbée diffère beaucoup d'une substance à l'autre (de 50 décimètres cubes pour le bois de sapin à 120 ou 335 pour les calcaires) avec de grandes variations pour une même substance suivant sa provenance ou son mode de fabrication.

MATÉRIAUX USUELS. — Les matériaux les plus usuellement employés pour les constructions permanentes sont le bois, le fer, la brique, la pierre, seuls ou combinés. Nous laissons de côté le torchis, le pisé, la paille, bons seulement pour des constructions de courte durée.

Bois. — Le bois, qui se prête aux constructions rapides, entre fréquemment dans la construction des maisons coloniales, soit pour la charpente, soit pour les aménagements intérieurs ou même pour les murs.

Il a l'inconvénient de se désagréger rapidement sous l'influence de l'humidité, de la chaleur et des termites (coupins). Après un temps variable suivant l'essence, la cellulose se putrifie et disparaît. La partie ligneuse seule per-. siste, creusée de cavités, de sillons où s'accumulent les pous-sières, les microorganismes. Parmi les champignons qui désagrègent les maisons en bois, il faut citer le *mérulius lacrymans* et le *polypolus vaporarius* (dont les spores peuvent engendrer une broncho-pneumo-mycose.) — Le bois perd ainsi toute résistance et la maison peut s'effondrer.

Le bois offre cependant un certain nombre d'avantages tels que rapidité de construction et possibilité de fabriquer des baraques démontables et transportables au loin dans des régions sans ressources ou encore inexploitées. En outre ce genre de maisons protège bien contre la chaleur.

D'autre part, on trouve dans bon nombre des pays chauds des bois très durs, à peu près inaltérables, propres à la construction :

L'acajou très commun aux Antilles ;

L'ébénier, le bois de fer, le dinh, le cho, le trac, le gô, le teck, très répandus en Indo-Chine ;

Le niaouli, le kauri, et un grand nombre d'autres essen-ces abondent dans les îles du Pacifique ;

Le moabi (baillonella), l'ocoumé, le cynometra, le coula edulis (kumunu des Loangos), le mangi, le kondjo (ficus), l'oba, le pendji, l'okura, le dina, le bounzi, sont partout au Congo (Dr Poskin).

Le vivoano, le natte, le rangy, le mahorazany, l'am-boramenaleigo, le hazandrano, le voamboano, l'hazo-meno, etc., etc., sont fournis en abondance par Madagas-car (1).

A défaut de bois débités sur place on se sert de madriers et de planches expédiés d'Europe. Le pin et le pitchpin sont préférés. Le sapin est défectueux en raison de son envahis-sement rapide par les champignons. On peut employer aussi des bois quelconques injectés de substances préser-vatrices.

(1) Consulter à ce sujet les travaux de MM. Grandidier et Sully.

La maison en bois sera nécessairement élevée sur des fondations en pierre et les murs seront à double parois.

PIERRE. — Les constructions *en pierre* offrent l'avantage de protéger très bien contre la chaleur. Les pierres de grès, de granit, de tuffeau, de calcaire dur sont particulièrement recommandables. Les pierres trop poreuses s'effritent trop facilement sous l'influence alternante des pluies abondantes et des chaleurs excessives.

Les pierres seront réunies par un mortier à la chaux qui a l'avantage d'accroître la protection contre l'humidité et les variations de température (1).

Les constructions en pierre ont l'inconvénient de sécher lentement.

BRIQUES. — La *terre argileuse pétrie* et séchée au soleil sous formes de *briques crues* ne peut servir que dans les pays où il ne pleut jamais, comme le Sahara. Le jointage et le revêtement à la chaux ou le revêtement avec des briques cuites ou au ciment, ainsi qu'on le fait dans l'Inde et qu'on le faisait à Babylone, permettent d'utiliser ces briques crues pour la construction de murs épais.

L'*argile cuite* au four sous la forme et les dimensions voulues, briques pleines, tubulaires, coudées, etc., pour les murs, tuiles de formes variées plates, en gouttières, etc., etc., pour la couverture de la maison, forme une sorte de pierre peu poreuse, légère en même temps que très résistante. Cette fabrication peut être faite sur place dans la généralité des pays chauds, où les terrains argileux couvrent d'immenses surfaces.

Les briques se prêtent à tous les modes de construction, lorsqu'on les combine avec une charpente en fer qui est légère et de longue durée. C'est d'après ce système qu'ont été construites les plus belles maisons, les casernes et les hôpitaux de Saïgon.

Les murs construits en briques possèdent une perméabi-

(1) Spennrath, *Rev. scientifique*, 29 mai 1897.

2.

lité à l'air qui contribue à leur entretien et leur donne une haute valeur sanitaire par l'oxygénation des germes pathogènes, par l'assèchement qu'elle maintient. D'autre part, faits à double paroi avec circulation d'air, ils peuvent servir à la ventilation de la maison.

Les briques en laitier (scories des usines métallurgiques triturées avec de la chaux) sont très solides, mais moins poreuses et très lourdes.

FER. — Le fer est surtout utilisé pour la charpente des maisons. Il permet de faire, avec la brique ou avec la pierre, des constructions très vastes, solides et gracieuses à la fois. Il a l'avantage d'un montage rapide, de tenir peu de place, et d'être moins sujet aux altérations que les fermentations, les champignons et principalement les termites font subir aux charpentes en bois.

Cependant les piliers de fer seraient rapidement rongés par les oxydations si leurs pieds n'étaient embrassés dans un massif de maçonnerie.

En général, les métaux étant bons conducteurs de la chaleur leur emploi doit être limité à la charpente, et ne peut servir ni pour la toiture, ni pour les murs.

Les toitures en zinc et en tôle ondulée sont de plus en plus en usage dans les constructions coloniales. C'est une pratique détestable. Ces toitures ont le grave inconvénient de donner une température suffocante pendant le jour et d'occasionner un refroidissement excessif pendant la nuit.

Que dire des baraques complètement construites, murs et toitures, avec de la tôle ondulée, ainsi qu'on l'a fait à Tamatave, à Diego-Suarez, à Nouméa. Ce sont des étuves où l'on meurt lentement, épuisé par les chaleurs, quand on ne meurt pas subitement asphyxié.

Chacun des matériaux que nous venons de passer en revue peut entrer pour une part dans l'édification d'une maison complète : le bois dans les aménagements intérieurs, le fer dans les charpentes, le béton dans les fonda-

tions. Tous ont des avantages ou présentent des inconvénients suivant la partie de l'habitation dans laquelle ils
seront employés.

IV. — Isolement du sol. — Blindage. — Fondations.

Le sol des pays chauds, étant le siège de fermentations
actives, est capable de produire une quantité assez considérable de gaz délétères dont Gréhant a montré la nocivité
due plus encore à l'affaiblissement des moyens de défense
de l'organisme qu'à des actions spécifiques. Il importe donc
de ne pas laisser pénétrer les émanations du sol dans l'habitation non plus que son humidité dans les murs. L'isolement par le blindage et la construction répondent à cette
nécessité et complètent la préservation que donne en partie
le drainage préalablement fait.

Caves. — Les assises de la maison ne seront pas enfon-
cées profondément dans le sol et la maison n'aura pas de
caves. Si bien faits que soient le drainage et la canalisation
de surface, il se produit quand même des infiltrations dans
ces régions où la hauteur annuelle de la pluie tombée dépasse fréquemment 2 mètres. Les caves, s'il en existe, sont
alors inondées et deviennent des marais de maison, des
« marais privés » qui font de ces habitations de redoutables foyers malariens (fig. 2 et 3).

Ce système est encore plus condamnable lorsqu'on transforme les caves en fosses fixes (Saint-Denis, Réunion).

Blindage. — D'une manière générale l'habitation doit être
élevée au-dessus du sol et séparée de lui par une épaisse
couche d'air facilement renouvelée.

Si le sol est alluvionnaire ou argileux, il sera creusé sur
une surface plus étendue de quelques mètres que la surface
carrée nécessaire pour l'habitation. On déblayera ainsi de
0 m. 50 à 0 m. 70 en profondeur et on remplacera la terre
enlevée par un béton épais qui, en se consolidant, formera
une « terrasse », une « plaque d'isolation » sur laquelle

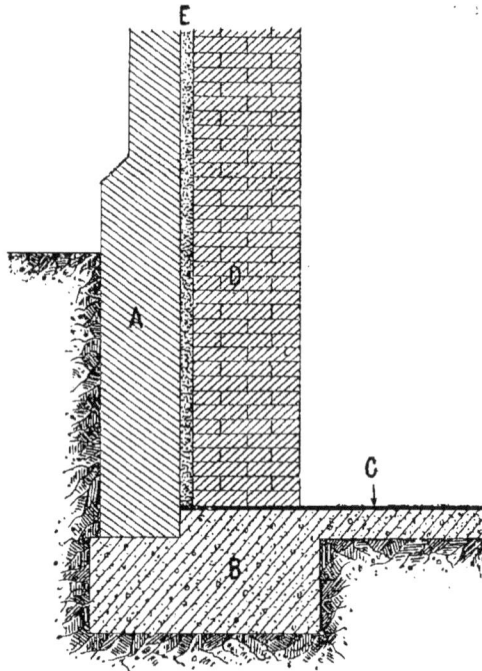

Fig. 2. — Fondation ordinaire (d'après Nussbaum).
A, Gravier hourdi à la chaux hydraulique ; B, béton; C, asphalte
D, briques ; E, couche de laine de scories.

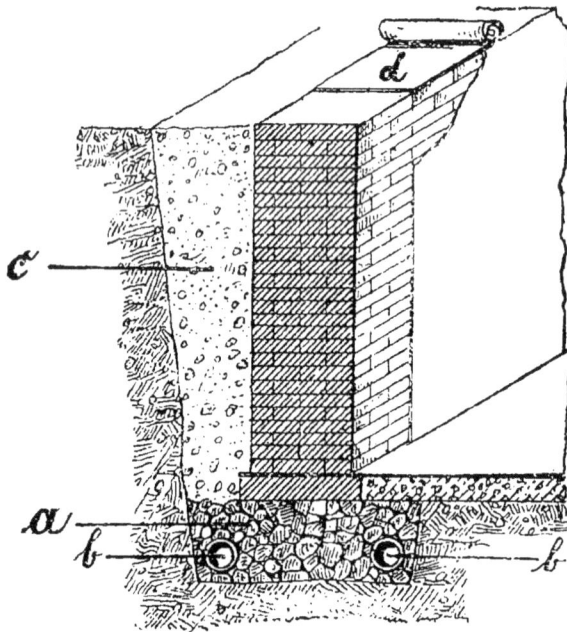

Fig. 3. — Fondation avec drainage spécial (d'après Emmerich).
a pierrailles; b, drains en poterie ; c, gravier.

s'élèvera la maison. Les échanges entre le sol et l'atmosphère de la maison sont ainsi interceptés. Le système est
encore plus parfait si le béton est recouvert d'une couche
de ciment ou de carreaux vernissés.

Il est bon de creuser autour de ces fondations un véritable fossé descendant à 10 ou 15 centimètres plus bas que
la couche inférieure de la plaque d'isolation et collectant
les eaux d'infiltration pour les conduire dans un drain ou
dans un puits perdu. C'est l'*arœa* (fig. 4).

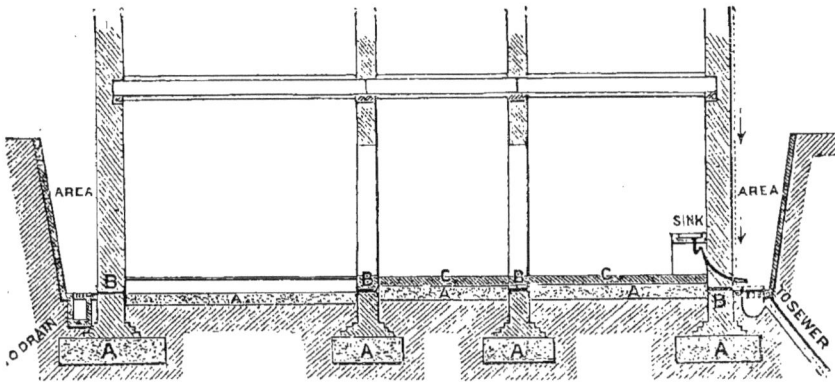

Fig. 4. — Sous-sol amélioré par un arœa.

Les parois de ces fosses seront revêtues d'une couche de
béton cimenté du moins dans le fonds et sur la paroi adossée à la maison.

FONDATIONS. — La maison sera élevée sur des piliers,
voûtes ou murs ajourés, de 1 m. 50 de haut, reposant sur
la « plaque d'isolation ». C'est sur ces bases que repose le
plancher du rez-de-chaussée. De cette manière l'air circule
librement sous la maison : l'asséchement et le nettoyage
sont assurés.

C'est sur ce principe que repose la construction des
pavillons Tollet et Moysant, ou des constructions qui ne
sont que des variétés de ces modèles fort en usage dans les
colonies récentes.

L'espace ainsi ménagé sous la maison ou *sous-sol* ne

doit pas être utilisé comme magasin ni clôture de murs. La circulation de l'air nécessaire sous la maison serait empêchée.

Ces procédés compliqués ne conviennent guère aux modestes *habitations agricoles* ou aux cases des premiers

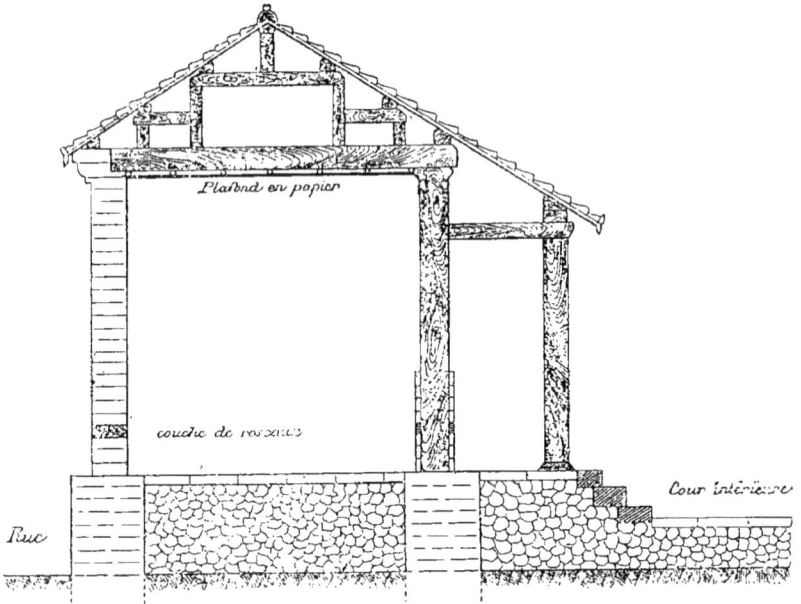

Fig. 5. — Maison chinoise ; coupe transversale d'un pavillon.

jours de l'occupation. On se contentera, en attendant mieux, après avoir disposé, comme « plaque d'isolation », une bonne couche de sable et de gravier, d'élever la cave sur des pilotis hauts de 1 m.50 à 2 m. au-dessus du sol (PLAN-CHES III et IV).

Les maisons, servant à la fois à l'habitation et au commerce, ne peuvent pas être élevées sur des voûtes aussi hautes. L'élévation du rez-de-chaussée ne peut pas dépasser 1 mètre, mais un espace vide est toujours nécessaire entre le sol et la maison.

Les fondations de la *maison chinoise* sont faites d'un lit de béton (terre et chaux en poudre coulés jusqu'à la profondeur de 1 mètre), sur lequel est élevé un bâtiment en maçonnerie de 1 m. de hauteur dont l'intérieur est comblé de débris de briques. Ce bâti supporte la maison en briques et bois (voir fig. 5) (1).

Quel que soit le mode adopté, l'ascension par capillarité de l'eau du sol sera prévenue par l'interposition dans l'épaisseur des murs de base ou des piliers, à une faible hauteur, de plaques d'une substance imperméable, plomb, ardoise, ciment, carreaux émaillés, d'une couche de roseaux (voir la maison chinoise, figure 5). Les briques tubulaires sont excellentes pour le même objet. Les maçonneries des fondations seront revêtues d'un enduit imperméable.

Les murs de fondation pourront être revêtus sur leur face externe d'un mur léger de revêtement, appliqué sur le mur de base de manière à laisser un espace vide entre les 2 couches. C'est un soufflage. Cette méthode est particulièrement indispensable lorsque la maison repose ou à peu près sur le sol.

V. — Murs.

Il n'est question ici que des murs extérieurs et des murs de refend.

La maison coloniale, étant ordinairement de petite dimension, n'a pas besoin de murs d'une grande épaisseur. Cependant l'épaisseur des murs ne sera pas réduite à l'excès, car les murs épais sont aussi bons protecteurs contre la chaleur que contre le froid.

Ils seront plus aptes à la protection contre la chaleur et seront moins hygroscopiques si, au lieu d'être massifs, ils sont formés de 2 parois solidaires, mais séparées par une couche d'air d'une épaisseur déterminée. Le bois et la brique se prêtent plus particulièrement à l'édification de ces doubles parois. Ainsi un matelas d'air se trouve compris

(1) Figure empruntée aux *Archives de médecine militaire*, 1903.

dans l'épaisseur du mur. Il pourra être renouvelé par des
ouvertures ménagées de loin en loin dans le mur (1). Mise
en communication avec l'air des mansardes, cette couche
d'air pourra subir un mouvement ascensionnel et être ainsi
renouvelée en même temps qu'elle sert à la ventilation intérieure.

Les 2 placages formant le mur creux peuvent être réduits
à une très faible épaisseur, 10 centim. par exemple. La solidité est suffisante grâce à des briques unissantes de Jen-
nings, à des armatures en fer ou à des poutres.

Les parois en bois seront faites à l'extérieur en planches
épaisses de bois dur. Les parois en briques seront faites à
l'extérieur en briques pleines et à l'intérieur en briques
creuses.

VI. — Planchers (ou parquets); plafonds.

a) *Planchers*. — Les planchers doivent être à la fois
lisses, imperméables, et offrir une résistance suffisante. Ils
doivent être lisses pour permettre un nettoyage parfait,
imperméables pour ne pas être pénétrés d'humidité et de
poussières véhicules de microorganismes.

Ils peuvent être en bois, en ciment, en grès cérame, en
carreaux ou tomettes imperméables. Les parquets en bois,
d'une construction commode, sont la proie des termites,
exigent un entretien coûteux, ont des joints imparfaits qui
sont des réceptacles de poussières et de germes.

Ces parquets sont cependant les plus répandus. Ils devront être faits en planches de bois dur (teck, kauri, etc.) à
joints bouvetés, clouées sur des poutrelles posées sur un lit
de briques creuses ou encore appliquées et enclavées dans
une couche hydrofuge de bitume (fig. 6) coulée sur un
carrelage en ciment ou en terre cuite (parquet Cassard et

(1) Ces ouvertures seront munies de grillages serrés pour empêcher
l'envahissement de l'espace intermédiaire par les rats, scorpions, etc.

Damman). Ce dernier procédé, encore inusité dans les pays chauds, présenterait quelques inconvénients en raison des hautes températures capables d'altérer le bitume. Il a l'avantage de supprimer « l'entrevous ».

Pour prévenir la putréfaction des parquets de bois, on a préconisé l'application de vernis, de cire, d'encaustique,

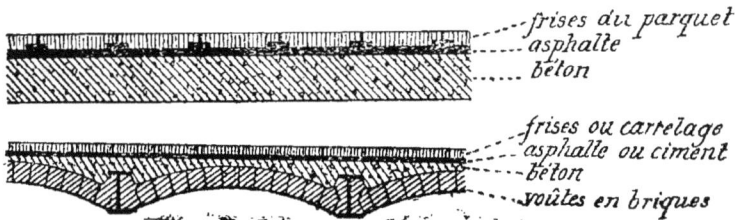

Fig. 6. — Parquet sur asphalte.

ou, dans les appartements autres que ceux d'apparat, de coaltar associé à froid avec l'huile lourde de houille (1 d'huile pour 3 de coaltar). L'huile de ricin, si commune sous les tropiques, ou l'huile de lin bouillante appliquées en 2 ou 3 couches donnent d'assez bons résultats. Vallin et Bard ont montré par leurs travaux que la paraffine dissoute dans la benzine de pétrole ou même pure et bouillante (Claudot et Follenfant) donne de la solidité au plancher, en fait un bloc hermétique, pouvant être poli.

L'asepsie et l'imperméabilisation *relatives* peuvent être obtenues par ces soins minutieux. Mais il n'y faut pas compter absolument dans les colonies où, sous l'effet de la chaleur et des insectes, les bois pourrissent, les planches se disjoignent et les détritus riches en microorganismes s'accumulent dans l'espace compris entre le parquet et le plafond de l'étage inférieur, c'est-à-dire dans l'entrevous. Le microbe de la pneumonie (Emmerich), celui de l'œdème malin (Utpadel), celui de la fièvre typhoïde (Chour) ont été décelés dans les poussières d'entrevous.

On a trouvé jusqu'à *14 millions de germes* divers par gramme de poussière d'entrevous dans une caserne.

Dans le but de diminuer les inconvénients de ces amas de détritus et aussi pour atténuer la trop grande sonorité des parquets en bois, on remplit le vide avec des copeaux de menuisier trempés dans un lait de chaux épais et additionné de 1 kilogr. de chlorure de zinc par hectolitre de lait de chaux. On a proposé aussi un mélange de tourbe moulue (4 à 6 volumes) et de chaux éteinte, mélange léger, imperméable, incombustible, mais d'une application trop compliquée. La « laine de scories » ou mousse de laitier, obtenue en projetant un violent courant d'air dans les scories en fusion, est plus recommandable. Elle forme, sous une couche de 4 à 5 centim., une bonne protection contre la chaleur, en raison de sa faible conductibilité.

Les parquets en bois démontables, permettant le nettoyage et la désinfection de l'entrevous par intervalles, constituent une très heureuse innovation. Les parquets Guérin (de Paris) sont de ce dernier système (1). Ils permettent la construction rapide de maisons démontables.

Mieux vaut supprimer l'entrevous comme dans les parquets Cassard ou dans les parquets faits de carrelages divers reposant sur un béton ou sur des voûtes.

Le dallage ou carrelage a, dans les pays chauds, l'avantage d'être plus froid que le plancher de bois, il est de plus imperméable et permet un nettoyage parfait avec le linge ou la sciure humides. Le parquet du rez-de-chaussée reposera sur des voûtes soutenues par des poutrelles de fer. Les vides seront remplis de béton ordinaire ou mieux d'un pisé de mâchefer et de chaux hydraulique formant un béton rigide et hydrofuge. Les mêmes principes sont applicables aux étages où, cependant, les planchers seront de moindre épaisseur.

PLAFONDS. — En raison des fâcheux errements trop souvent suivis, il n'est pas superflu d'insister sur la nécessité

(1) Voy. Arnould, *Nouv. éléments d'hygiène.* 1902

de se préserver par un plafonnage contre le rayonnement de la toiture, et aux étages inférieurs, contre les poussières que les planchers laissent échapper.

La hauteur des plafonds sera de 4 mètres environ, ils seront faits de plâtre, lisses, bien unis, sans moulures et couverts d'un enduit lavable.

Les plafonds en bois, avec ou même sans poutres saillantes, sont mauvais parce qu'ils offrent des recoins et des disjoints et que leur imperméabilisation est difficile. Elle devra cependant être recherchée par l'application de peintures à l'huile.

Cloisons. — Elles seront en bois ou en briques suivant la nature des matériaux choisis pour la construction de la maison. Elles seront complètes, c'est-à-dire montant jusqu'au plafond, ou incomplètes, c'est-à-dire s'arrêtant à 1 m. ou 1 m. 50 du plafond et complétées par des grillages ou des claires-voies. Elles seront peintes et imperméabilisées.

VII. — Revêtements des parois de la maison. — Enduits.

Les enduits appliqués sur les parois de la maison protègent les murs contre les agents météoriques en même temps qu'ils empêchent la pénétration dans leur intérieur des microorganismes et qu'ils facilitent le nettoyage de leur surface.

D'après les recherches d'Esmarch (de Berlin) une pièce de 3 m. de hauteur sur 5 m. peut compter plus de 1 million de microorganismes sur ses murs. Moisissures et schizomycètes sont en plus ou moins grande proportion suivant la ventilation de l'appartement, le nombre et la qualité des gens qui le fréquentent, le mode de nettoyage, époussetage, balayage, la nature des parois, l'ancienneté du revêtement. Les murs les plus souillés sont ceux des appartements les plus fréquentés.

Les germes se réunissent de préférence dans les encoignures. (On a compté de 650 à 1350 colonies de microorganismes pour 1 centim. carré.)

Les murs ne paraissent pas laisser passer les germes à travers leur épaisseur et exercent à leur égard une action filtrante analogue à celle du sol (Straus et Wurtz, Serafini, Montefusco).

Cependant il est possible que les microbes puissent pénétrer dans une habitation en traversant les murs à la faveur de l'eau qui les imbibe.

On a pu constater l'existence de microorganismes dans les murs anciens : bacille tétanique (Bonome); pneumobacille de Friedländer ; vibrion septique (Utpadel). Ces microorganismes se trouvent surtout dans les murailles d'habitations collectives très fréquentées et malpropres. Mais les bâtisses neuves ne contiennent que très exceptionnellement des microorganismes, le plus souvent des saprophytes, qui ne quittent que très difficilement les murailles où ils sont enfermés. Bien plus, il est des matériaux qui les détruisent. La chaux jouit, à cet égard, de propriétés très remarquables.

Enduits extérieurs. — La face extérieure des murs de l'habitation est ordinairement recouverte d'un crépissage lorsque les murs sont en maçonnerie. Le ciment, l'asphalte, les carreaux vernissés imbriqués protègent mieux les façades exposées à la pluie. Les vernis hydrofuges, la silicatisation, très employés dans les villes d'Europe, ne sont guère applicables aux maisons coloniales parce que la chaleur les ferait craqueler et annihilerait leur qualité d'imperméabilisation.

Il n'en est pas de même des peintures à l'huile faites avec des blancs de zinc, qui offrent le triple avantage sur le blanc de céruse d'être moins chers, de couvrir mieux et de n'être pas toxiques.

Le vulgaire et économique badigeonnage à la chaux offre

l'avantage d'un pouvoir désinfectant supérieur et la facilité d'un renouvellement fréquent.

Enduits intérieurs. — La face intérieure des murs dans les appartements et les cloisons sont revêtues d'étoffes, de papiers, ou de peintures.

Les tentures d'étoffes se répandent avec le luxe exagéré qui envahit les nouvelles villes coloniales. A l'inconvénient d'être des réceptacles de poussières et de microorganismes d'une aseptisation difficile, elles joignent celui d'être imprégnées de couleurs toxiques.

Les tentures de papiers peints sont de conservation difficile en raison de la putréfaction des colles qui servent à les fixer, putréfaction susceptible d'occasionner des accidents gastro-intestinaux graves (Vallin). L'adjonction à la colle d'une petite quantité d'acides borique ou salicylique peut prévenir ces accidents (15 gr. pour 1000). Il y a lieu de mettre en garde contre l'emploi de papiers peints de couleurs contenant des sels de plomb ou d'arsenic. Les papiers à couleurs ternes, à tons fânés, sont moins dangereux que les papiers à couleurs vives.

Mieux vaut encore couvrir les murs intérieurs de peintures à la fresque ou à l'huile, sans oublier toutefois que la térébenthine peut irriter les conjonctives, les voies digestives et respiratoires. Les couleurs choisies, claires de préférence, ne devront pas contenir des composés arsénicaux, plombiques ou méthyliques. — Les Chinois couvrent les boiseries de vernis à la laque de couleur brune.

Dans les habitations collectives les murs seront cimentés jusqu'à 1 m. 20 de hauteur et revêtus d'une couche de vernis sur toute leur surface.

VIII. — Toitures et mansardes.

a)Mansardes. — La toiture est la couverture de la maison et doit présenter à la fois des conditions absolues d'imperméabilité et de non-conductibilité de la chaleur, car elle reçoit verticalement la plus grande somme de chaleur et de pluie.

Il ne doit jamais exister d'appartements placés directement sous la toiture. Un grenier doit séparer la toiture de l'étage supérieur de la maison, formant un matelas d'air mauvais conducteur de la chaleur.

La hauteur du grenier sous le faîtage devra être de 2 m. à 2 m. 5o. — Des ouvertures, percées dans la toiture ou dans les pignons, seront disposées de manière à déterminer un courant d'air qui fera appel d'air dans les murailles creuses dont les orifices viennent déboucher sous les toits dans la mansarde.

Ainsi la maison sera entourée de tous côtés d'un matelas d'air toujours en circulation, apte à prévenir l'humidité et à combattre la chaleur.

b) Toitures. — La toiture peut être en terrasse ou à plusieurs plans inclinés, et construite en zinc, en bardeaux en chaume, en ardoises, en tuiles.

1º *Zinc*. — Le zinc étant bon conducteur de la chaleur, laisse rayonner une température excessive dans les appartements sous-jacents. Des coups de chaleur peuvent en résulter. Le refroidissement est excessif pendant la nuit. En bonne règle, il devrait être éliminé de la construction des maisons coloniales. Mais l'emploi des tôles ondulées permet de recueillir l'eau des toitures et présente des commodités pour la construction de sorte qu'il se généralise de plus en plus dans les nouvelles colonies.

Pour rendre cette toiture aussi peu nuisible que possible, la tôle sera appliquée sur une première toiture en planches séparée du zinc par une espace de 8 à 10 centimètres. De plus la mansarde inhabitée est ici indispensable.

2º *Bardeaux*. — La toiture en bardeaux protège mieux contre la chaleur; mais les planchettes de bois (natte ou autres) pourrissent vite, entretiennent l'humidité et sont des nids à bêtes.

3º *Chaume*. — Les mêmes observations s'appliquent à la toiture en chaume, qui entraîne de grands dangers d'incendie, mais constitue la meilleure protection contre la chaleur. Elle est très économique, d'une application et d'un remplacement faciles. Une toiture en chaume par-dessus une première toiture en zinc ou en tuiles, débordant la première de façon à former vérandah, constitue un système de toiture excellent dans les pays équatoriaux.

4º *Tuiles*. — La toiture en tuiles, cannelées et à emboîtement dites de Monchanin, ou à tuiles courbes (demi-cylindriques) est recommandable à la condition qu'elle soit posée, comme celle en zinc, sur un premier plan de planches bouvetées. — La matière première peut être fournie par toutes les colonies.

La toiture de la *maison chinoise* est faite de tuiles en 2 couches posées sur des poutres légères qui sont fixées sur une charpente ; des nattes en roseaux séparent les tuiles des poutres (voy. fig. 13, p. 60).

Forme de la toiture.— La forme la plus usitée est la toiture à 2 ou 4 pans se rejoignant en un faîtage plus ou moins élevé. Dans les pays à coups de vent rares ou de médiocre violence (Tonkin, Soudan, Cochinchine), il est avantageux de ménager au sommet de la toiture une ouverture destinée à la ventilation. Les plans inclinés qui forment la toiture sont interrompus à quelque distance du faîtage, laissant entre eux une baie qui sera recouverte, à une hauteur variable suivant les besoins, par un toit, situé au-dessus du grand toit et dont les bords dépassent de beaucoup les bords de l'ouverture et le protègent contre la pluie. L'air frais peut ainsi pénétrer par cette ouverture et l'air chaud s'en échapper par le côté opposé déterminant une aspiration d'air dans les étages : c'est le *lanterneau* (surtoît ou *dachreiter* des Allemands).

La terrasse construite sur voûtes en fer et brique, ou béton, n'est utilisable que dans les pays chauds et secs, où la surcharge par la pluie n'est pas à craindre (Algérie, Tunisie, Arabie, Egypte, Soudan) (PLANCHE IV). Elle est inacceptable dans les régions à pluies torrentielles.

IX. — Aménagements intérieurs.

Les règles sont les suivantes :

Donner à chaque habitant le plus grand cube d'air pur possible ;

En assurer le renouvellement ;

La température de l'air intérieur doit être telle qu'elle ne trouble pas la température physiologique des habitants ;

Communiquer de la fraîcheur au milieu intérieur.

a) DONNER A CHAQUE HABITANT LE PLUS GRAND CUBE D'AIR POSSIBLE. — L'atmosphère intérieure des maisons est viciée par :

1o La respiration des occupants ;

2o Leurs sécrétions ou excrétions ;

3o L'éclairage ;

4o Les industries qui s'y exercent ;

5o Les fermentations des matières composant l'habitation.

1o *Viciation par la respiration.* — La respiration est la principale cause de viciation et le CO_2 de l'air expiré (443 litres en 24 heures) en donne la mesure s'il n'en est pas l'agent principal. Dans les 24 heures, si l'air d'une pièce de 45 m. cubes n'était pas renouvelé, il contiendrait de *8 à 10 pour 10.000* de CO_2, au lieu de *4 pour 10.000* dans l'air normal.

Bien que les doses, non pas mortelles, mais seulement compromettantes de CO_2, soient encore supérieures à la proportion *de 10 et même 15 pour 1.000*, il est nécessaire de conserver le plus possible à l'atmosphère intérieure le taux normal de sa teneur en CO_2. L'air des pays chauds, surchargé d'humidité, se présente à la surface pulmonaire

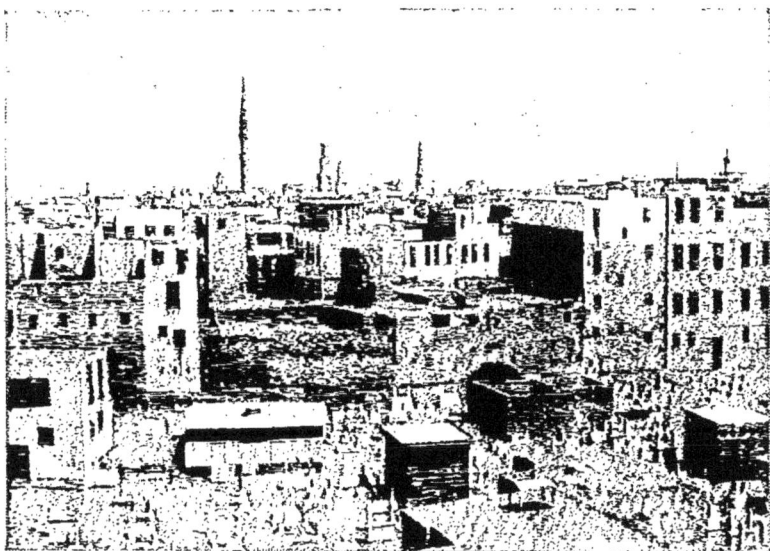

Vue du Caire (p. 44).

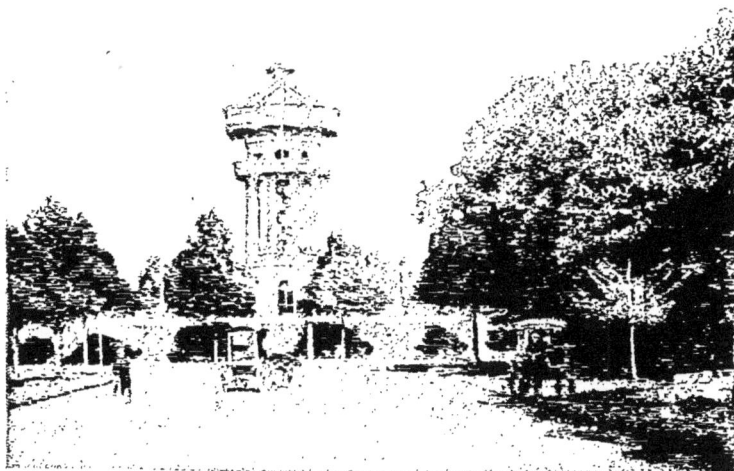

1âteau d'eau pour l'approvisionnement d'eau potable à Saïgon (p. 206).

avec une faible pression de telle sorte qu'une faible viciation par le CO_2 devient plus dangereuse que dans les pays tempérés.

Il y a lieu de tenir compte, en plus du CO_2, d'un poison pulmonaire (anthropotoxine) encore mal déterminé, de gaz ammoniacaux, d'acides butyriques ou autres, parfaitement toxiques dont notre odorat nous révèle la présence.

2° *Sécrétions. Excrétions.* — A la grande quantité d'eau (1.500 à 2.000 gr.) excrétée par la peau, viennent s'ajouter les acides fournis par la sécrétion sébacée (acides formique, butyrique, valérianique, propionique, etc.), de l'ammoniaque, des substances odorantes ; produits de décomposition de la sueur, des particules de la peau, des émanations des voies digestives, buccales ou intestinales.

3° L'éclairage produit de la vapeur d'eau, des carbures d'hydrogène, et surtout une grande quantité d'oxyde de carbone.

4°, 5°, 6°. — Enfin des gaz et des vapeurs délétères peuvent s'échapper des caves, des marais voisins, être fournis par des industries rapprochées de la maison ou situées dans la maison. Les matériaux même entrant dans la construction de la maison peuvent, par les fermentations dont ils sont le siège, fournir des gaz de carbone et des gaz ammoniacaux.

Pour remédier à ces viciations, il est deux ordres de moyens :

1° Donner à chaque habitant un *cube d'air* disponible tel qu'il ne puisse pas être dangereusement souillé pendant le temps qu'il doit y séjourner ; c'est assurer un *grand cube de place;*

2° Renouveler l'air suffisamment;

Ces deux ordres de moyens doivent être employés simultanément.

Il faudrait donner des dimensions colossales à chaque appartement pour maintenir la proportion de CO_2 dans son

3.

atmosphère à un taux seulement voisin du taux normal. Il faut donc suppléer au *cube de place* par le cube d'air de remplacement, dont le mode d'introduction sera déterminé au sujet de la ventilation. Mais, d'autre part, l'insuffisance de place ne peut être compensée au delà d'une certaine mesure sous peine de déterminer des courants d'air dangereux. Le renouvellement total de l'atmosphère intérieure aura lieu au maximum 3 fois par heure, soit un apport d'air de 180 m. cubes par heure et par habitant pour un cubage individuel de 60 m. cubes. Cette ventilation régulière est complétée par les mouvements d'air accidentels, et la respiration insensible qui se fait par les murs.

Le *cube de place individuel* dans une maison coloniale ne doit pas être inférieur à 60 m.c. dans les appartements où il est fait un long séjour. A cet effet le plafond sera élevé de 4 m. 50 à 5 mètres parce que la chaleur est notablement plus élevée (de 4° centigr. pour des hauteurs de 3 m. 50 à 3 m. 95) près du plafond que près du plancher (1), et aussi parce que l'air vicié et chauffé s'accumule vers les parties supérieures des appartements. Lorsque l'air vicié s'est accumulé en quantités assez grandes et que l'équilibre de température s'est établi entre les couches supérieures et inférieures de l'atmosphère intérieure, alors l'air vicié se diffuse et atteint les habitants. Bien plus, le CO^2, obéissant à la loi qui fait disposer les gaz en couches à des hauteurs proportionnelles à leur densité, se trouvera en plus grande quantité au niveau du plancher.

Mais l'aspiration artificielle de l'air vicié par la partie supérieure de l'appartement et l'élévation du plafond retarderont indéfiniment le moment de cette diffusion dangereuse.

Il ne faut pas cependant que le *cube de place individuel* soit acquis par l'*élévation de plafond* aux *dépens de la*

(1) Treille. *loc. cit.*

surface de place; on produirait alors un confinement dangereux et un échauffement rapide de l'air. Ces deux éléments seront combinés dans la proportion de 4 m. 50 à 5 mètres pour la hauteur de plafond et de 12 à 14 mètres de surface de place individuelle.

C'est défalcation faite du cube occupé par le mobilier que chaque habitant doit avoir 60 m. cubes disponibles.

On est loin de ces proportions dans les principales casernes des colonies françaises, ainsi que le montre ce tableau :

Cube de place individuel des casernes des colonies françaises.
Défalcation non faite du cube du matériel.

Casernes de Hanoï (Tonkin)......	20 mètres cubes par habitant.	
id. Cayenne (Guyane)....	32 —	—
id. Nouméa (Nouvelle-Calédonie)...........	18 —	—
id. Saint-Louis (Sénégal), infanterie.........	15 —	—
id. Saint-Louis (Sénégal), artillerie...,.......	15 —	—
id. Diégo-Suarez (Madagascar)............	21 —	—
Baraques du Camp-Balata (Martinique)......................	22 —	—
Baraques de Saint-François (La Réunion).....................	20 —	—

b) DISTRIBUTION DES LOCAUX. — La maison coloniale, déjà caractérisée par son isolement au milieu d'un jardin, ses petites dimensions, ses nombreuses ouvertures, sa construction légère qu'accentuent les arcades et les colonnettes de ses vérandahs, a d'autres caractéristiques qui résultent de la répartition de ses locaux et de leur destination spéciale.

En premier lieu elle ne contient aucune des annexes, cuisine, water-closet, caves, en un mot tous les locaux destinés au service. Ceux-ci sont hors de la maison.

En second lieu, il n'existe aucun appareil de chauffage ; pas de cheminée (1). Ainsi est écarté ce qui peut contribuer

(1) Excepté dans les régions comme le Tonkin.

à élever la température; toutes les sources artificielles de chaleur sont éloignées. D'autre part, la multiplicité de ses portes et fenêtres, fermées seulement par des châssis à persiennes, contribuent à prévenir l'échauffement de l'atmosphère intérieure.

Le principe de la distribution intérieure des locaux est le suivant :

Donner de larges dimensions aux chambres à coucher et leur réserver l'étage supérieur si la maison a un étage sur rez-de-chaussée.

(Les autres pièces ont, d'habitude, des dimensions assez vastes, aux dépens même des chambres à coucher, pour que l'hygiéniste n'ait pas à s'en occuper.)

La chambre à coucher placée dans un étage élevé jouira d'une meilleure ventilation et ses habitants seront plus à l'abri des moustiques et, par suite, du paludisme (fig. 7 et 8).

Les chambres doivent prendre d'un côté jour et air à l'extérieur et s'ouvrir d'un autre côté sur un vestibule commun par une porte faisant vis-à-vis aux fenêtres.

La salle à manger, les salons, bureaux, etc., seront au rez-de-chaussée.

Si la maison n'a qu'un rez-de-chaussée (fig. 9), les chambres seront du côté le plus exposé au soleil, c'est-à-dire du côté qui regarde l'Equateur, parce qu'elles ne sont occupées que pendant la nuit. Les autres appartements, occupés pendant le jour, doivent être soustraits à l'action prolongée du soleil.

Le nombre des pièces est évidemment commandé par la destination de la maison et le nombre de ses habitants. Cependant il faudra ne jamais se départir de ces principes salutaires dans les habitations particulières :

1° Ne pas faire de chambrées communes à plusieurs habitants, car dans les pays chauds surtout l'haleine de l'homme est mortelle à l'homme (Pringle, Treille) ;

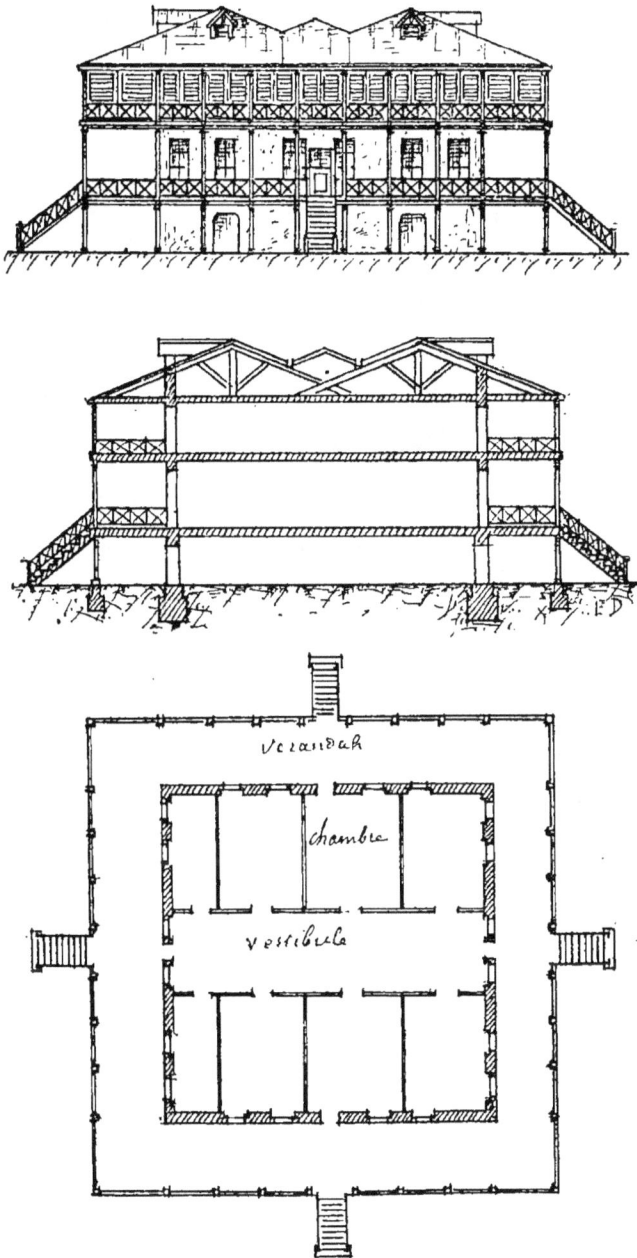

Fig. 7. — Grande maison coloniale à étages; avec lanterneau; escalier
extérieur. Distribution des locaux.

2º Ne jamais faire de chambres dans les combles de la maison.

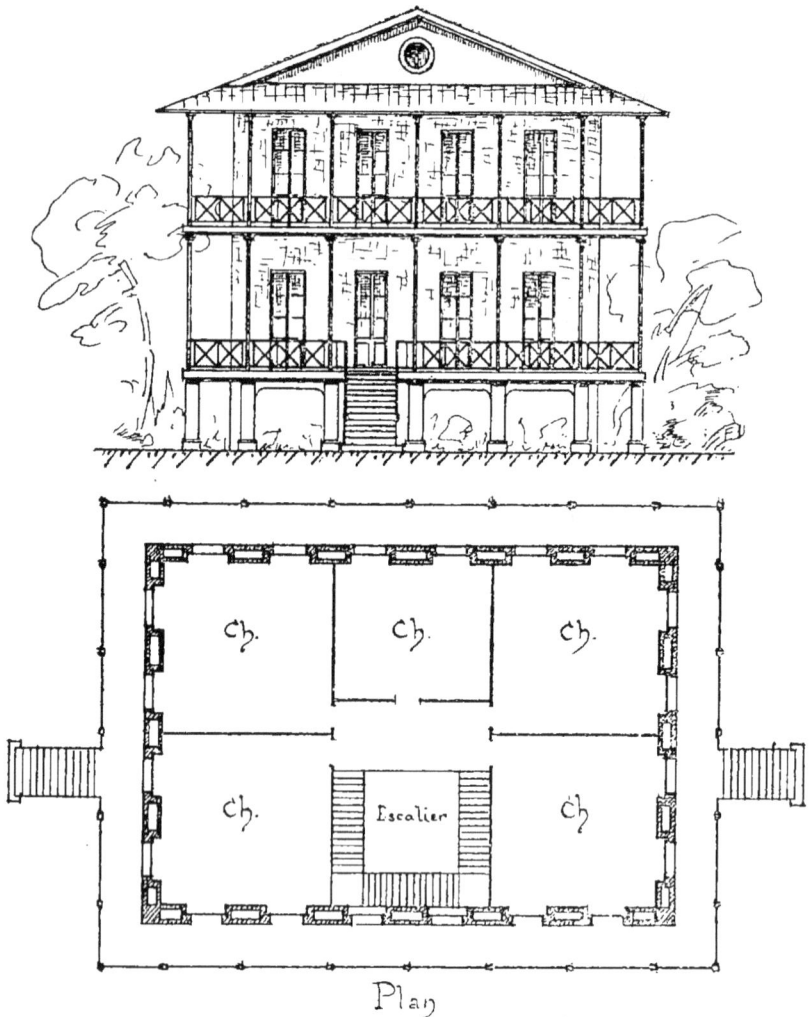

Fig. 8. — Maison coloniale (habitation). Rez-de-chaussée surélevé. 1ᵉʳ étage, escalier extérieur. Distribution des locaux.

Les coups de chaleur, les diarrhées *a frigore*, les bronchites et la fièvre typhoïde menacent les habitants de ces mansardes où les variations de la température sont brusques et extrêmes.

Les différentes pièces d'un même étage doivent être groupées autour d'un vestibule commun, grande antichambre

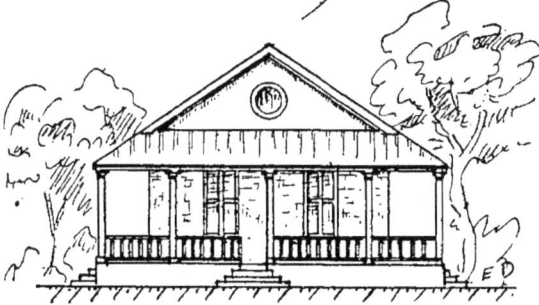

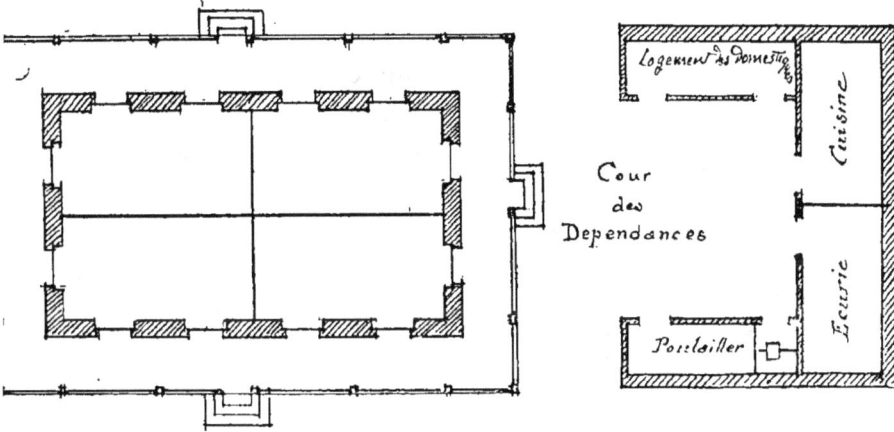

Fig. 9.—Maison coloniale : rez-de-chaussée surélevé.
Distribution des locaux et dépendance.

sur laquelle elles s'ouvrent indépendamment par de hautes portes tandis qu'elles communiquent avec l'extérieur par des fenêtres en façade. Pas de pièces intermédiaires. Chaque pièce a ainsi son autonomie pour l'aération (fig. 7, 8 et 9).

X. — Cloisons, escaliers, vérandahs, mobilier.

Cloisons. — Les cloisons séparant les pièces peuvent être complètes ou incomplètes. Cette dernière disposition, réalisée par des cloisons s'arrêtant à 1 m. 50 environ du plafond et remplacées dans la partie supérieure par une simple claire-voie laissant circuler l'air d'une pièce à l'autre, est usuelle dans les régions très chaudes. Elle a l'inconvénient de supprimer l'indépendance des chambres et de permettre ainsi la viciation de l'atmosphère d'une chambre par une autre voisine occupée, par exemple, par un malade (1). Il est aussi avantageux de laisser complètes les cloisons mitoyennes des chambres, et de ne faire incomplètes que les cloisons les séparant des vestibules. La ventilation se fera aisément de l'extérieur vers le vestibule commun.

Escalier. — Un large escalier (fig. 8), recouvert en briques vernissées, mettra en communication les divers étages de la maison.

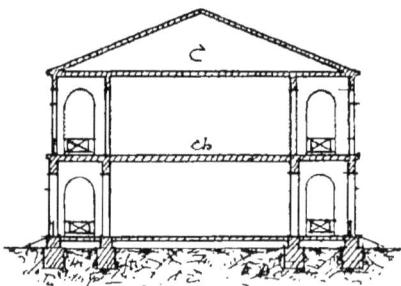

Coupe

Fig. 10. — Coupe d'une grande maison à étages : vérandahs.

L'architecture de la maison doit être telle que la cage d'escalier ait une de ses parois fermée par un des murs de la maison de manière que, par les larges baies qui y seront percées, il reçoive du jour et de l'air. La cage de l'escalier s'élevant jusqu'au faîte de la maison sera la grande voie d'aspiration de l'air des appartements qui s'ouvrent sur les vestibules. Elle communiquera donc en haut avec la mansarde et le lanterneau qui dominent la maison (fig. 11).

Vérandahs. — Les vérandahs sont de véritables balcons couverts d'une toiture, faisant le tour de la maison dont elles protègent la façade contre la pluie et le soleil (fig. 7, 8, 9, 10). Ces balcons, fermés ordinairement par des stores ou des persiennes, constituent ainsi comme une seconde enveloppe à

(1) Cet inconvénient disparaît dans les pièces autres que les chambres à coucher.

l'édifice. Ils permettent l'accès de l'air sans laisser pénétrer les rayons du soleil. C'est l'appendice indispensable de la maison coloniale. Il faut que la vérandah soit sur toutes les façades de manière que la maison baigne ainsi constamment dans une atmosphère d'ombre ou de fraîcheur.

Le parquet de chaque étage se prolongeant hors des murs de la maison forme le parquet de la vérandah. La vérandah aura de 3 m. à 3 m. 5o de large. Des colonnettes en briques, en bois, de préférence en fonte supportent la toiture ou les vérandahs des étages supérieurs faisant toiture. Un balustre de 1 m. de haut ferme le balcon. La fermeture extérieure est complétée suivant les pays par des stores en toile, en nattes, en paille de vétiver, par des persiennes mobiles (Indo-Chine). Ces stores empêchent les rayons du soleil de frapper les murs de la maison. Il sera cependant nécessaire de les relever pendant quelques instants chaque jour, pour que le soleil puisse visiter et assainir les différentes pièces de la maison.

Dans les pays chauds à population arabe (Algérie, Zanzibar), la maison a toutes ses ouvertures tournées vers une cour intérieure que le soleil ne visite jamais et où se trouve ordinairement une pièce d'eau. Cette disposition donne de la fraîcheur, mais favorise l'humidité et la pullulation des moustiques.

Les murs extérieurs qui forment une des parois de la vérandah seront peints de couleur ocre ou gris clair comme les parties extérieures de la maison.

Le mobilier ne comporte pas de meubles richement étoffés; pas de tentures aux portes ou aux fenêtres, pas de tapis. Il se composera : de meubles en bois vernis, sans sculptures, de sièges en bois courbé, foncé, en rotin tressé, d'armoires en bois vernis ; de lits en fer tubulaire démontables, aux sommiers en treillis de fer, élastique ou en rotin, sur lequel sera étendu un matelas de crin ou de varech serré et capitonné. Le matelas dit cambodgien est un excellent modèle. Le matelas et le sommier doivent être assez résistants pour que le corps ne s'enfonce pas et ne détermine pas une dépression qui augmenterait la chaleur. Pendant la saison chaude une natte fine sera interposée entre le matelas et le drap. Les draps seront de coton fin plus hygroscopique que la toile. Le lit sera très large : j'en ai vu de 2 mètres; ce sont les meilleurs, car il y a toujours une place où la fraîcheur relative peut être retrouvée pendant les lourdes nuits d'hivernage.

Une moustiquaire faite de gros tulle, à mailles assez larges, mais suffisamment serrées cependant pour s'opposer au passage des moustiques, est le complément indispensable du lit colonial. Suspendue à 4 supports s'élevant des angles du lit, ou à un cadre accroché au-dessus du lit à une hauteur de 1 m. 80 à 2 mètres environ, elle aura l'envergure du lit et descendra assez bas pour que ses bords puissent être pris sous le matelas. Elle doit être complètement close et chaque soir débarrassée des moustiques qui ont pu s'y faufiler.

Des nattes fines seront étendues sur le sol.

XI. — Ventilation.

La ventilation a pour but de remplacer l'air vicié des appartements par de l'air pur. Mais l'air respiré se dilue dans toute l'atmosphère intérieure : c'est une fraction de cette dilution qui est remplacée par de l'air pur, et celui-ci se dilue à son tour dans la masse totale. Ainsi la viciation persiste toujours à un degré plus ou moins élevé et la ventilation ne fait que la maintenir dans des limites tolérables. Quand la ventilation est continue le degré de viciation, à un moment donné, n'est plus ce qu'il serait dans un espace clos, et, à ventilation égale, il reste le même quel que soit le cubage individuel du local considéré (Vallin).

D'une manière générale, pour un local de 100 m. cubes après une heure d'occupation du local par 1 habitant, il faudra introduire 100 m. cubes d'air frais par heure dans les heures consécutives.

Dans le but d'éviter la formation de courants d'air dangereux ou désagréables et la formation des veines aériennes entre deux ouvertures opposées, il faut observer un 1er principe :

L'air de renouvellement doit pénétrer dans les appartements d'une manière à peu près insensible sans former de courants appréciables.

La vitesse d'introduction ne doit pas dépasser o m. 70 par seconde dans les pays chauds. Les orifices d'entrée et de sortie auront la plus grande section possible et l'évacuation sera égale à l'introduction. Il ne faut pas qu'il y ait des points morts où l'air neuf n'arrive pas.

La disposition relative des orifices d'entrée et de sortie varie suivant qu'on veut avoir un courant d'air ascendant, descendant ou horizontal, en se réglant sur les différences de température.

La *ventilation descendante* a l'inconvénient de ramener vers les habitants l'air vicié des couches supérieures de l'appartement.

La *ventilation horizontale* détermine des courants d'air transversaux soit en haut, soit en bas, sans renouveler l'atmosphère des autres parties de l'appartement.

La *ventilation ascendante* est préférable aux deux autres : l'air pur entrant par des orifices situés au voisinage du parquet monte vers le plafond poussant devant lui l'air vicié qui s'échappe par des orifices situés au haut de l'appartement.

Lorsque la ventilation est faite par des procédés mécaniques, la position relative des orifices d'entrée et de sortie est indifférente.

L'air de renouvellement doit être emprunté à une atmosphère pure, c'est-à-dire que les orifices d'entrée des appareils de ventilation seront ouverts sur un jardin, du côté de la brise régnante si elle est salubre, du côté de la mer par exemple.

Les conduits de ventilation de chaque étage et même de chaque pièce doivent avoir un fonctionnement indépendant et amener directement l'air pur.

Un dispositif, variable suivant le mode de ventilation adopté, permettra de régler le degré d'ouverture des orifices d'entrée et l'écoulement de l'air (grillages, régistres, persiennes à lamelles mobiles) en même temps qu'il s'opposera à l'introduction des rongeurs ou autres animaux dans les conduits de ventilation.

A l'heure où les appartements sont vides il faut pratiquer des chasses d'air en même temps que l'ensoleillement : on éliminera ainsi les poussières et les germes qui voltigent ou sont faiblement adhérents. La chasse d'air et l'ensoleillement sont destructifs des microorganismes (1).

PROCÉDÉS DE VENTILATION. — Il y a 2 modes principaux : 1° la *ventilation naturelle* qui comprend tous les procédés utilisant les forces naturelles ; 2° la *ventilation artificielle* comprenant tous les procédés nécessitant l'emploi d'appareils spéciaux.

1° *Ventilation naturelle*. — Ordinairement appliquée seule aux habitations privées, la ventilation naturelle se fait par les murs, par des ventouses ménagées dans les murs, surtout par les portes et fenêtres.

La maison coloniale n'a pas, à l'intérieur, de foyers de chaleur faisant appel de l'air extérieur ; mais l'échauffement de la toiture et de l'air du grenier qui s'écoule par le

---

(1) Habitation collective.

	CO_2	Bactéries.	Moisissures.
Fenêtres ouvertes..............	3.86	10.897	682
Fenêtres closes................	14. »	67.452	4.675

Pas de ventilation mécanique (Expériences de Tassinari).

lanterneau ou autres ouvertures, peut faire appel d'air dans les appartements inférieurs (figure 11).

La ventilation *par les murs* ne peut entrer en ligne de compte surtout avec des murs à doubles parois où l'échange d'air est intercepté avec l'intérieur.

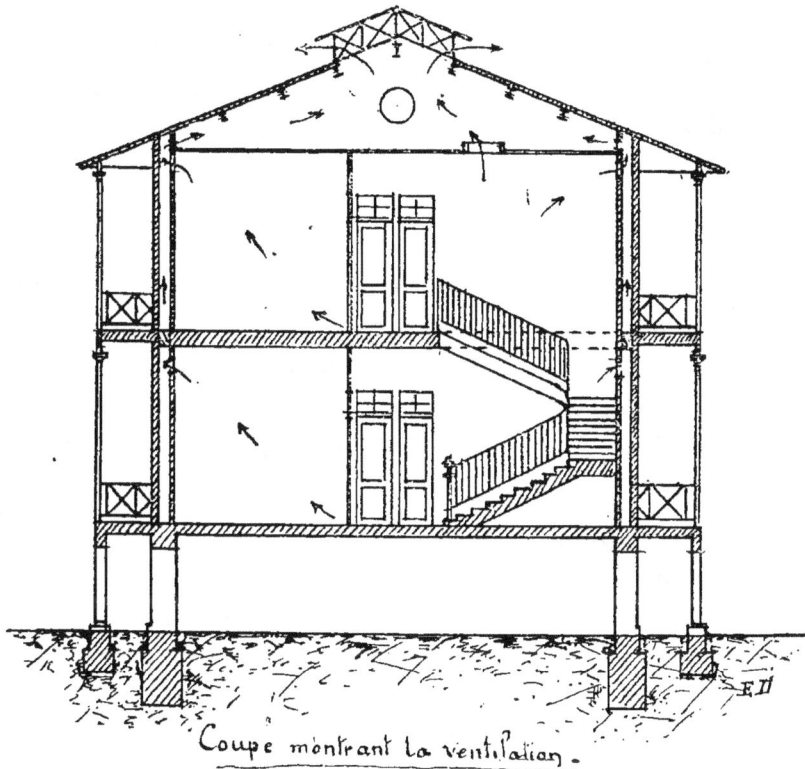

Fig. 11. — Maison d'habitation. — Distribution des locaux. Circulation de l'air par le lanterneau et les murs à double paroi.

La ventilation par les portes et les fenêtres est la plus puissante. La maison coloniale est caractérisée, à cet égard, par une large communication constante entre l'atmosphère extérieure et celle des appartements. Chaque appartement possède, en général, une ou des portes-fenêtres ayant toute la hauteur de l'étage, s'ouvrant sur la vérandah, et faisant vis-à-vis à des portes s'ouvrant sur le vestibule, ayant toute la hauteur de l'étage. La hauteur des portes peut être moindre si les cloisons sont incomplètes.

L'air circulant pourra ainsi balayer les couches d'air supérieures viciées.

La disposition de 2 fenêtres se faisant vis-à-vis assure un renouvellement d'air très actif. Ainsi, une fenêtre de 4 mètres carrés avec un vent de 1 m. par seconde fournira en 1 heure. $1 \text{ m.} \times 4 \text{ m.q.} \times 60 \times 60 = 14.400$ mètres cubes d'air. Une seule fenêtre n'en laisse passer qu'un tiers. La porte ouverte sur la cage d'escalier en communication avec les combles donne une ventilation à peu près aussi active qu'une 2e fenêtre faisant vis-à-vis.

La présence d'une vérandah fermée par des stores ralentit la vitesse du courant de ventilation et la quantité d'air introduit est diminuée proportionnellement. Mais, d'autre part, la dilution préalable de l'air extérieur dans l'air de la vérandah close a pour effet de le refroidir sans le souiller.

Pendant le jour, les fenêtres étant ordinairement ouvertes en grand, l'habitant de la maison coloniale est à peu près dans la situation d'un individu vivant en plein air, à l'ombre. Cette situation dure environ 16 heures sur 24. Pendant les heures de nuit seulement les fenêtres sont ordinairement fermées. Mais leur construction spéciale, comme celle des portes, permet encore l'accès de l'air.

Les portes peuvent être en bois plein si les cloisons sont incomplètes. Si non elles sont à claire-voie, à double lame imbriquée et dans leur panneau le plus élevé est inséré un vasistas à châssis vitré s'ouvrant à partir de 3 mètres au-dessus du sol.

Les fenêtres sont ordinairement faites de châssis de bois à persiennes. Les lamelles des persiennes peuvent être mobiles de manière à graduer et diriger à volonté le courant d'air introduit. Dans quelques régions à grandes brises et à ouragans ou à variations excessives (Tonkin, Sénégal) ou dans les montagnes, les fenêtres ont des volets pleins, et, de plus, ont des châssis vitrés.

Dans ce cas l'habitation, après la fermeture des fenêtres, se trouve dans les conditions d'une maison d'Europe avec l'aggravation d'une température très élevée et de l'absence d'appel d'air par les cheminées. Pour y remédier, le châssis vitré aura une partie supérieure susceptible de s'ouvrir isolément ou munie de « vitres à soufflet (1) », ou encore de vitres perforées de trous coniques (2), à base tournée vers l'intérieur.

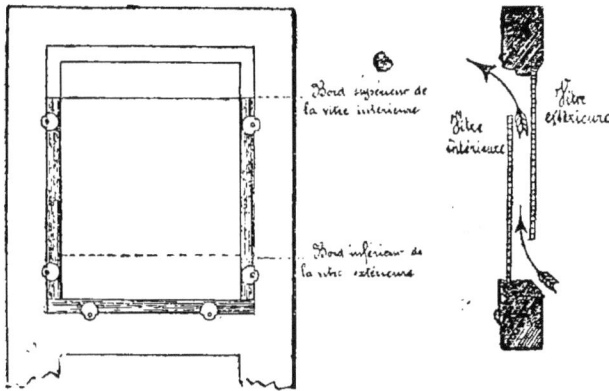

Fig. 12. — Vitres parallèles de Castaing.

Enfin les vitres doubles de Castaing parallèles à une distance de 1 centimètre, incomplètes, enchâssées seulement par 3 bords, à ouvertures contrariées, l'extérieure trop courte de 4 centimètres en bas, l'intérieure trop courte en haut de la même longueur, constituent une bonne disposition. La lame d'air comprise entre les 2 lames de verre circule de bas en haut pour pénétrer dans l'habitation, se

(1) Les vitres de la partie supérieure du châssis s'inclinent vers l'intérieur de la pièce en tournant sur leur bord inférieur ; les bords latéraux sont munis d'ailettes mécaniques qui limitent le mouvement et obstruent l'ouverture sur les parties latérales. L'air est ainsi dirigé vers le plafond.

(2) Ces vitres ont jusqu'à 5.000 trous par mètre carré, représentant une surface de ventilation de 3 décimètres carrés.

débarrassant pendant ce trajet des poussières et des germes. Un dispositif ingénieux permet le nettoyage (fig. 12).

Dans la *maison chinoise* (voy. fig. 13) l'aération se fait par de grandes ouvertures pratiquées sur la façade sur

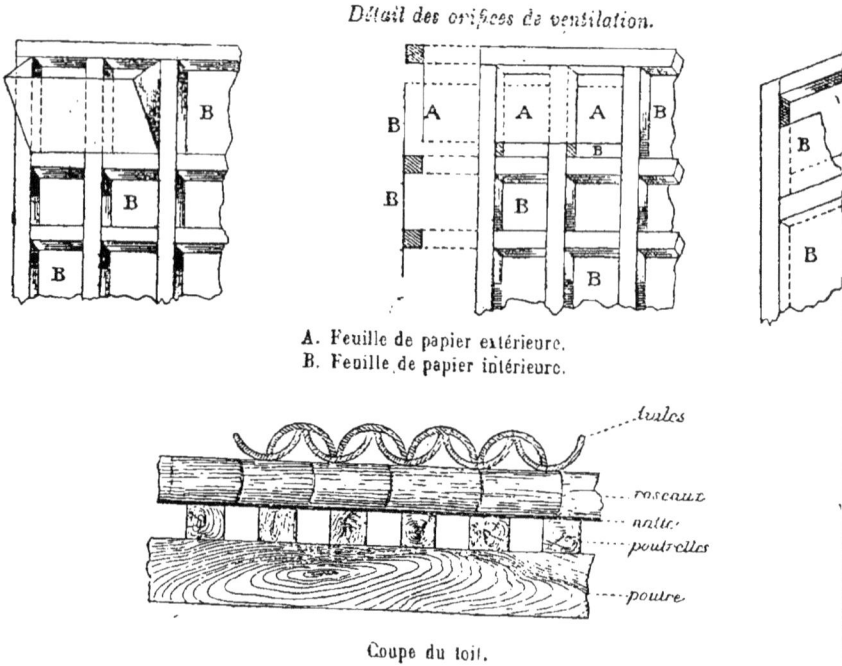

Détail des orifices de ventilation.

A. Feuille de papier extérieure.
B. Feuille de papier intérieure.

tuiles
roseaux
natte
poutrelles
poutre.

Coupe du toit.

Fig. 13. — Maison chinoise. Détail des orifices de ventilation ; coupe du toit (1).

cour. Le mur sur cour ne s'élève qu'à hauteur d'appui, tout l'espace compris entre ce mur et le toit est occupé par des châssis en bois garni de doubles feuilles de papier, dont les vitres doubles de Castaing sont la reproduction. Des ouvertures, munies ou non d'une hotte en carton, sont pratiquées au haut des châssis en papier. Ces châssis eux-mêmes peuvent être mobiles. L'appel d'air est fait par le kang, fourneau allumé sur l'estrade qui sert de lit (Dr Guichard, *loc. cit.*).

(1) Figure empruntée au travail de Guichard, *Archives de médecine militaire.*

Des châssis tendus de mousseline, de gaze à moustiquaire, s'appliquant exactement aux fenêtres seront indispensables dans les pays chauds infestés de moustiques. Il est nécessaire d'en garnir toutes les ouvertures de la maison. Les résultats donnés dans la campagne Romaine pour la protection du paludisme rendent cette disposition très recommandable.

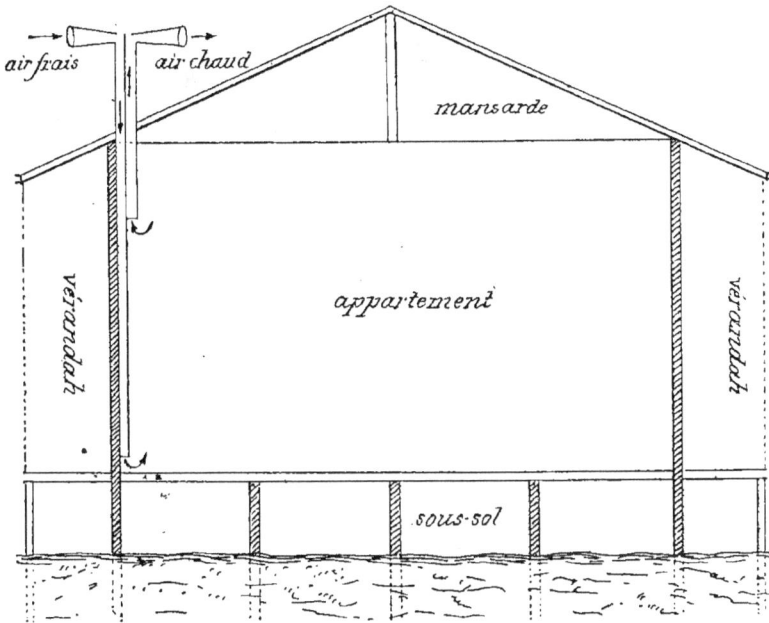

Fig. 14. — Ventilation par double manche à vent.

Ventouses. — La ventilation par les portes et fenêtres sera complétée par des orifices disposés à la partie supérieure et inférieure des murs par où l'air pénètre ou s'écoule. Ces ouvertures seront obturées par des toiles métalliques qui tamisent l'air en même temps qu'elles s'opposent à l'introduction des reptiles, rats, insectes, etc.

Des briques de ventilation, percées de conduits tronconiques, à base tournée vers l'intérieur (ventilateurs Ellisson), remplissent le même office. Leur forme, obligeant l'air à passer d'un canal étroit dans un canal évasé, prévient la formation de courants rapides.

On a imaginé aussi différents dispositifs, conduits coudés, ventilateurs à tiroir, corniche ventilatrice, reposant tous sur ce double principe : diriger l'air frais vers le plafond, en régler l'introduction.

2° *Ventilation artificielle.* — Les mouvements naturels de l'air ne suffisent pas toujours pour opérer des renouvellements de l'atmosphère intérieure stagnante, en raison surtout de l'équilibre de la température extérieure. La ventilation artificielle a pour but de déterminer ces mouvements d'air. Les procédés usuels sont :

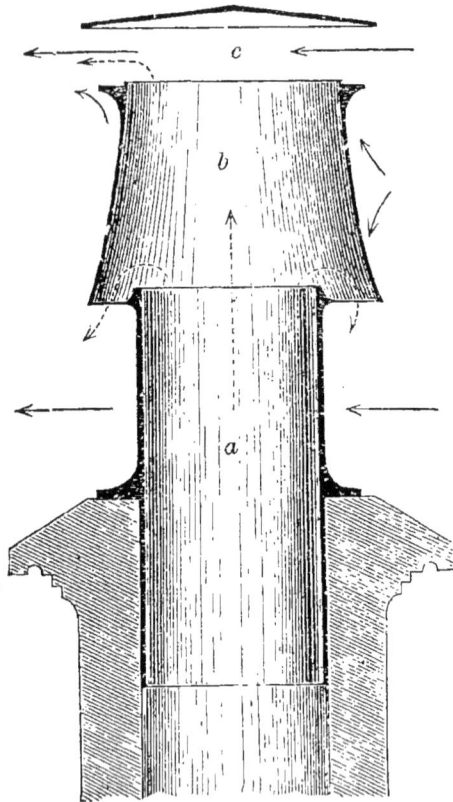

Fig. 15. -- Cape à vent de Wolpert.

1° La ventilation par appel d'air produit par le vent, ou par différence de température ;

2° La ventilation par aspiration mécanique ;

3° La ventilation par propulsion mécanique ;

4° La ventilation par aspiration et propulsion combinées ;

5° La ventilation par courant d'eau.

Les appareils nécessitant l'usage de cheminées, d'appareils de chauffage quelconques (poêles, cheminées ordinaires,

chaudières) dans l'habitation doivent être éliminés parce
qu'il faut avant tout éloigner toute source de chaleur.

1º La *ventilation par appel* produit par le vent repose
sur un principe bien connu, à savoir que, si un courant d'air
vient tangenter une couche d'air ou une colonne d'air
immobile, il détermine à la surface de celle-ci une raréfac-
tion qui l'emporte dans le sens du courant. Les appareils
construits sur ce principe consistent essentiellement en un
tube ou manche à vent (capes à vent) (fig. 15, 16 et 17).
Appareils de Wolpert, de Bannert, de Boswel), qui plonge
en bas dans le local à ventiler et s'ouvre au-dessus du toit
à l'air libre par une double ouverture évasée d'un côté,

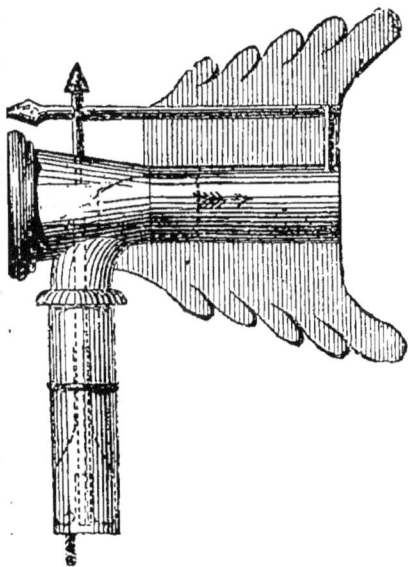

Fig. 16. — Cape à vent
Bannert.

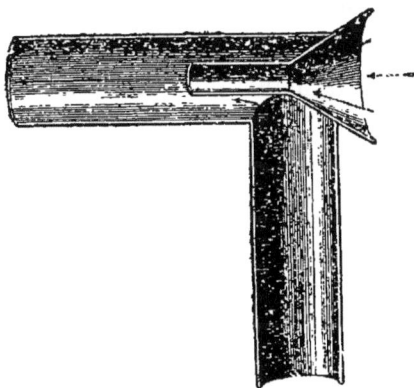

Fig. 17. — Appareil
Boswel.

celui opposé au vent, plus étroite de l'autre. Une girouette
qui la surmonte la tient orientée de cette manière. Le vent
passant au-dessus du tube fait appel d'air de bas en haut.

Le dispositif en usage dans *les baraques américaines*
est non moins simple et aussi applicable aux maisons collectives et particulières. Il consiste en 2 manches à vent

parallèles et juxtaposées, partant l'une du parquet, l'autre du plafond et venant s'ouvrir toutes deux au-dessus du toit en prenant la forme d'une girouette. Celle-ci est disposée de manière à orienter du côté du vent l'ouverture du tuyau venant du plancher. (Voir fig. 14.)

L'appel d'air par courant d'air peut être combiné avec l'appel d'air par différence de température. On y parvient en mettant en communication les appartements avec les combles (greniers ou mansardes) par des conduites parcourant les murs de façade et ayant leur orifice à la partie supérieure de chaque appartement. L'air des combles, échauffé par la toiture, s'écoule par le lanterneau ou les orifices disposés à chaque extrémité et fait appel dans les chambres. C'est le système appliqué aux casernes d'Hanoï. Il est applicable aux habitations privées.

A l'appel d'air produit par la différence de température de l'atmosphère des combles s'ajoute l'appel d'air produit par le courant aérien qui les parcourt d'un bout à l'autre et fait aspiration sur l'orifice des conduites venant des chambres. Pendant la nuit, la toiture étant refroidie, la 1re aspiration disparaît; la seconde aspiration seule persiste.

2°-3° *Ventilation par aspiration mécanique ou propulsion mécanique.* — Nous ne nous arrêterons pas sur ces ventilateurs formés essentiellement d'un axe muni d'ailettes ou de forme hélicoïdale, tels qu'ils fonctionnent dans les galeries de mines et que fait mouvoir une machine à vapeur. Les uns et les autres reposent sur le principe du tarare vulgaire. Suivant leur inclinaison, les ailettes une fois en mouvement projettent l'air derrière elles de la même manière que l'hélice d'un navire repousse l'eau. La ventilation par propulsion fut fort en honneur jusqu'à ces derniers temps et paraît avoir été le premier système de ventilation.

On a imaginé des chambres de compression où l'air vient se condenser avant d'être distribué (Böhm); des appareils accessoires projettent de l'eau sur l'air pour le refroidir ; des appareils de filtration, etc., etc...

4° *Ventilation par propulsion et aspiration combi-*

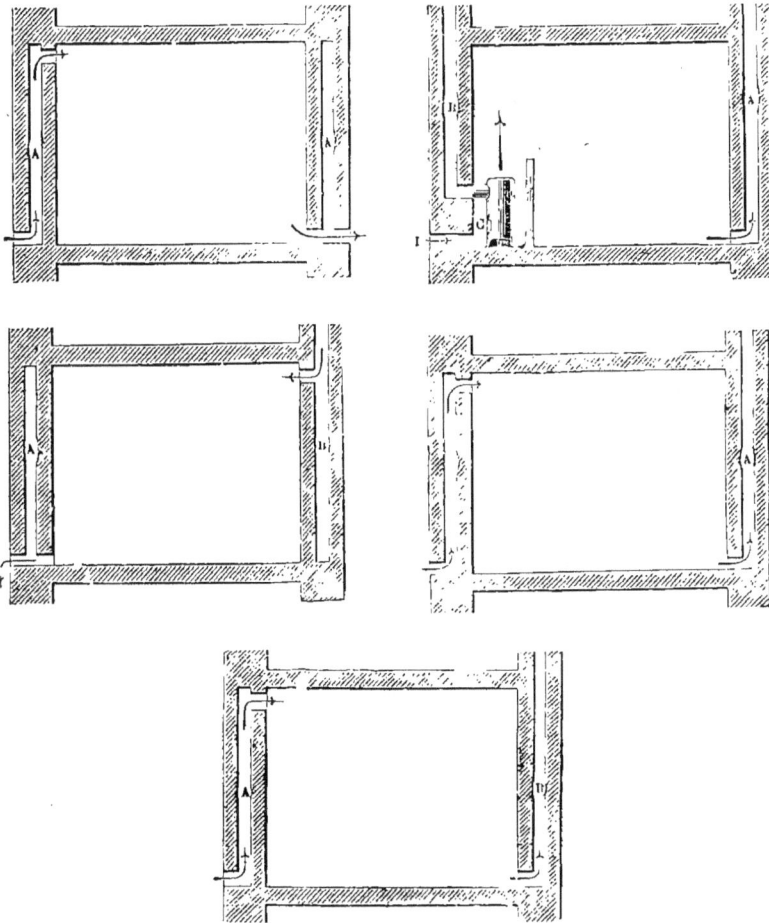

Fig. 18. — Système de Boëhm : A, canaux d'étage ; B, canaux de toiture, C, poêle ; D, prise d'air du poêle, se faisant d'intérieur à l'extérieur.

nées. — Cette combinaison, appliquée sur les navires-hôpitaux (*Tonkin, Shamrock*), est la meilleure pour les habitations collectives ou les ateliers. L'appel d'air peut être fait par l'échauffement de l'air dans les combles (voir *Appareil Boëhm*, fig. 18) ou par les vapeurs chaudes des cuisines,

4.

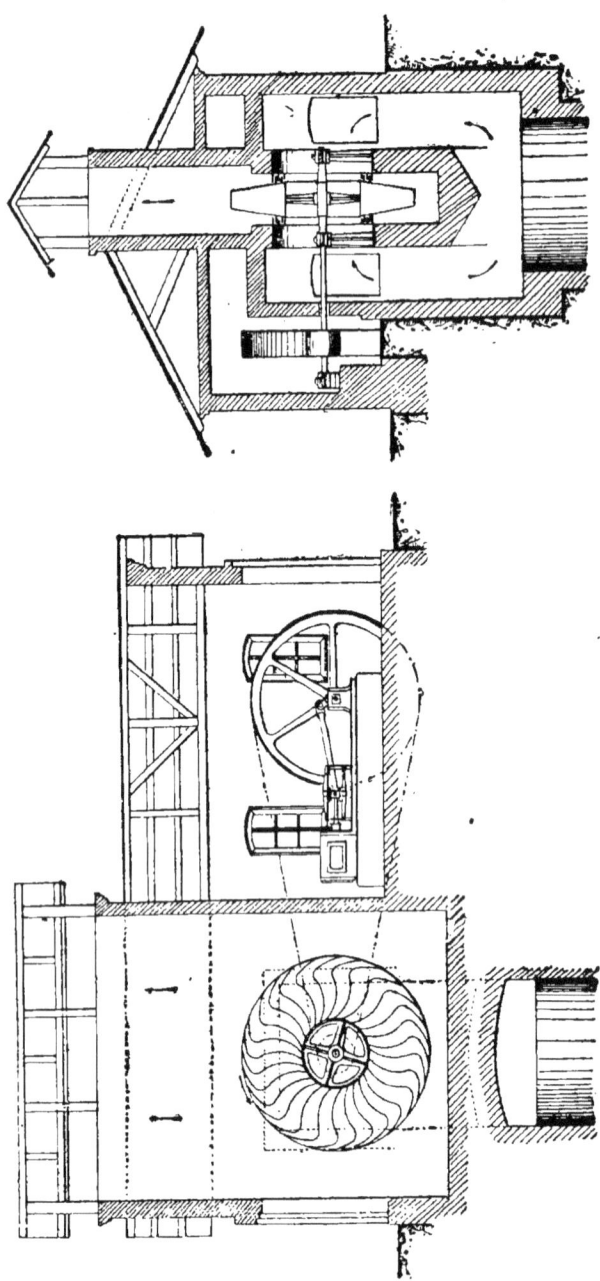

Fig. 19. — Ventilateur aspirant Farcot, mu par machine à vapeur (pour usines).

et la propulsion sera réalisée par un appareil héliçoïdal (du système Geneste-Herscher, par exemple). Le moteur du ventilateur sera, suivant les ressources locales ou le genre d'établissement industriel à ventiler, un moteur à vapeur ou un moteur électrique. (*Ventilateur aspirant Farcot*, voir fig. 19).

5° *Ventilation par courant d'eau.* — L'eau de la canalisation des villes sert au fonctionnement de ces appareils.

A cet avantage ils joignent celui de ne pas exiger d'installations coûteuses et des foyers ou cheminées, sources de chaleur. De plus, ils fournissent un air rafraîchi et lavé ; autant de qualités précieuses dans une habitation coloniale.

Les plus simples sont les tubes en **U** disposés verticalement ou horizontalement, dans lesquels un tuyau amène de l'eau qui, projetée avec force, mais ne remplissant pas le tube en **U**, entraîne avec elle un courant d'air qui arrive par une branche de l'**U** et sort par l'autre dans l'appartement. L'eau s'écoule par la partie inférieure de la courbe de l'**U** (fig. 20).

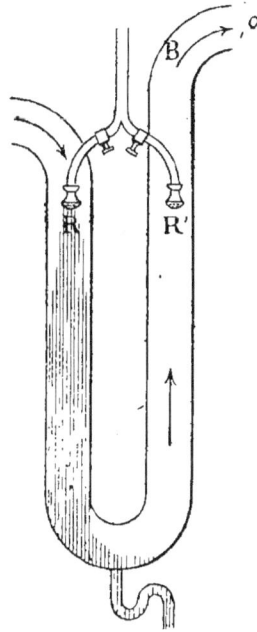

Fig. 20. — Ventilateur à eau en **U**.

Un autre appareil assez pratique est la trompe à eau de Bertin-Sans, formée essentiellement d'un tuyau vertical surmonté d'un entonnoir et se terminant en bas dans une caisse qui présente en bas un orifice d'écoulement pour l'eau, en haut un orifice d'écoulement pour l'air. L'eau, tombant dans l'entonnoir, passe dans le tube trop large pour qu'elle le remplisse, détermine la formation d'une veine d'air qui lui est fourni par l'ouverture supérieure de l'entonnoir et des ouvertures latérales. La colonne d'air et d'eau se brise sur la tablette inférieure de la caisse. L'eau s'écoule par en bas; l'air s'accumule en haut et peut être lancé de là dans les appartements à ventiler.

Pankas. — Il convient de citer en dernier lieu des appareils qui ne sont pas à proprement parler des ventilateurs, mais simplement des agitateurs de l'air : les pankas. Ce sont en définitive des éventails en forme de cadres garnis d'étoffes et d'un volant en étoffe suspendus de champ au plafond par des cordes, agités d'un mouvement pendulaire et déterminant des courants horizontaux alternatifs qui donnent une sensation agréable et en activant l'évaporation cutanée.

Hélices à moteur électrique. — Pour remplacer le panka on a imaginé des appareils formés d'une roue de moulin à vent, ou d'une petite hélice à larges branches, mise en mouvement par l'électricité. Mais cet appareil, qui ne projette que dans une direction déterminée une colonne d'air sous forme de courant violent, n'agite qu'une faible partie de l'atmosphère d'une salle et ne saurait remplacer le panka.

Il en est de même des grands éventails de formes et d'espèces diverses agités par des indigènes.

XII. — Réfrigération de l'habitation.

Pour avoir un milieu tolérable, il faudrait avoir à l'intérieur une température ne dépassant pas 24 à 25°; soit 10 à 11° de différence avec la température extérieure à l'ombre au milieu du jour. On y parvient en enveloppant la maison de vérandahs fermées par des stores, des nattes et des persiennes pendant le jour de manière à filtrer l'air pendant les heures chaudes. On les ouvre le soir lorsque, la nuit étant faite, la température descend. L'arrosage fréquent du parquet des vérandahs, des murs, de la face extérieure des volets, persiennes ou stores, des parties du jardin voisines de la maison, produit par intervalles une réfrigération appréciable mais passagère. C'est en somme le refroidissement par évaporation à la surface, à la manière des alcarazas.

Les *Chinois* disposent au-dessus du sol des nattes en roseaux, étendues sur des perches, et les arrosent pour rafraîchir l'atmosphère voisine de leur maison. Ils tiennent aussi de gros blocs de glace dans un grand plat au milieu de la chambre : ils obtiennent ainsi une température intérieure de 25° pour 35° à l'extérieur (Guichard).

Pour une réfrigération constante, il est recommandable d'utiliser un des ventilateurs mécaniques que nous avons passés en revue et dans lesquels une toile mouillée, un jet d'eau interposé dans le courant d'air, produisent la réfrigération recherchée et aussi, malheureusement, une notable humectation. Les ventilateurs à eau (trompe de Bertin-Sans, appareil en U) réalisent à bon marché la réfrigération en même temps que la ventilation.

On a imaginé des appareils projetant de l'air qui passerait préalablement dans une chambre de réfrigération dont une paroi serait garnie de glace, ou qui parcourrait des tuyaux traversant des caisses garnies de mélanges réfrigérant (eau et azotate d'ammoniaque).

Dans les habitations collectives, usines, théâtres, la réfrigération pourra être obtenue par la dilatation brusque d'un air fortement comprimé suivant le principe appliqué pour l'installation des chambres frigorifiques sur les transatlantiques.

XIII. — Eclairage.

L'éclairage des habitations comprend tous les moyens par lesquels l'homme se procure la lumière nécessaire à ses occupations à l'intérieur. Ces moyens sont naturels ou artificiels ; les moyens de ce dernier ordre étant ordinairement réservés pour la nuit.

a) Eclairage naturel. — Contrairement à ce qui se passe dans les grandes villes des régions tempérées, l'habitant des maisons coloniales doit se défendre contre l'excès de lumière pendant le jour, en raison de la luminosité excessive des régions tropicales, de la dispersion des habitations, du nombre et de la hauteur considérables des ouvertures exigées par la ventilation. La lumière solaire directe et aussi la lumière réfléchie et la lumière diffuse entraînent des dangers qui peuvent être mortels, insolation ou coups de chaleur. Cependant il est nécessaire de laisser pénétrer assez de lumière pour les travaux faits à l'intérieur et, par moments, assez de lumière directe ou réfléchie pour l'assainissement de la maison.

Tel est le problème à résoudre.

C'est la lumière solaire qui fournit l'éclairage naturel. L'isolement des maisons coloniales permet de la recevoir dans toutes les pièces. Elle sera directe ou diffuse, suivant la destination de ces pièces.

L'ensoleillement a des inconvénients pour les locaux tels que les bureaux, écoles, ateliers où l'on séjourne en permanence durant le jour. Il est donc préférable de les placer dans les parties de la maison les moins longuement ensoleillées, c'est-à-dire celles qui regardent le pôle de l'hémisphère correspondant au nord dans l'hémisphère nord, au sud dans l'hémisphère sud. Il y a lieu de rechercher l'éclairage unilatéral gauche, le meilleur de tous. Mais la lumière solaire diffuse serait elle-même dangereuse si elle n'était pas interceptée par des persiennes, des stores, des nattes fines qui la filtrent en quelque sorte.

L'obturation des ouvertures par les persiennes, etc., est particulièrement indispensable sur les façades exposées à l'ensoleillement prolongé. — Elle sera complète aussitôt que l'ensoleillement, assainisseur des appartements, aura été fait le matin alors que le soleil est à peine au-dessus de l'horizon et que ses rayons, formant avec l'horizon un angle de 30 à 40°, pénètrent facilement sous la vérandah et par les fenêtres.

En raison de la présence de la toiture des vérandahs, formant auvent au-dessus des fenêtres, les rayons solaires sont arrêtés lorsqu'ils sont élevés de 50° d'angle, et la lumière n'atteint plus les parties supérieures des appartements.

Afin de permettre l'ensoleillement des parties supérieures et profondes de chaque pièce, il est *nécessaire que les surfaces d'ouvertures soient au moins égales au 1/4 de la surface d'éclairage* et que cette surface soit donnée plus par la hauteur que par la largeur, c'est-à-dire que le linteau soit aussi haut que possible.

En dehors des heures d'ensoleillement, la fermeture sera complète, car une fissure laissant filtrer les rayons du soleil, un rideau qui se soulève, ou s'écarte, ou est trop mince, un store qui ne descend pas jusqu'au parquet de la vérandah, laisseront passer assez de lumière directe réfléchie pour occasionner des coups de chaleur et des insolations. La fermeture doit être complète de la toiture au parquet de la vérandah.

Les rideaux de toile ou d'étoffe quelconque ne sauraient donner une protection suffisante, car ils laissent passer trop de lumière et pas assez d'air. Les stores en vétiver, les persiennes, les nattes conviennent mieux pour la fermeture et se prêtent au lavage ; mais sont moins propices à l'humectation faite au milieu du jour pour la réfrigération.

On a ainsi la *lumière filtrée.*

S'il est nécessaire d'accroître l'intensité de la lumière au milieu du jour pour des travaux délicats, on disposera dans la partie supérieure des persiennes ou stores une partie mobile faisant valve, articulée sur son bord inférieur, s'abaissant vers l'intérieur de manière à projeter la lumière vers le plafond.

b) ECLAIRAGE ARTIFICIEL. — L'éclairage artificiel n'est employé que pendant un temps assez court dans les habitations coloniales particulières puisque le jour a, pendant toute l'année, une durée à peu près égale de 13 heures. Le travail ne s'effectue que rarement à la lumière artificielle. C'est surtout dans les appartements communs et dans les habitations collectives qu'elle est en usage.

Les matières éclairantes ne donnent pas que de la lumière ; elles donnent aussi de la chaleur et des produits gazeux de combustion, eau, acide carbonique, oxyde de carbone, etc., qui vicient l'atmosphère. En raison de la large et constante communication de l'atmosphère intérieure avec l'extérieure, la viciation par les produits gazeux passe ici au second plan.

Les qualités essentielles des corps brûlés pour l'éclairage (carbures d'hydrogène) sont de fournir une lumière intense et fixe, de donner peu de chaleur et de laisser peu de résidus de combustion.

Les substances les plus ordinairement usitées pour l'éclairage des maisons coloniales sont :

Les bougies de stéarine, les huiles végétales (coco, palme), les huiles animales (de poisson), les huiles minérales (pétrole).

Il faut ajouter l'éclairage par l'acétylène et l'électricité, qui se répandent dans les villes.

La *bougie stéarique* donne une lumière blanche dont l'intensité est à celle d'une lampe Carcel comme 14,30 est à 100. Elle consomme 10 litres 32 d'air par kilogr. et par heure et échauffe dans le même temps 3 m. d'air de 0° à 100° (Moigno, cité par Arnould). Un thermomètre monte de 1/2 degré à 30 centimètres d'une bougie.

Les *huiles* fournissent une intensité de lumière deux fois plus forte que celle d'une bougie, mais aussi une température plus élevée : un thermomètre monte de 1°1 à 30 centimètres d'une lampe. Les lampions, faits d'un godet rempli d'huile de coco dans laquelle trempent quelques fils de coton, dont se servent les Indo-Chinois, dégagent des vapeurs abondantes et nauséeuses.

Le *pétrole* rectifié, qu'on trouve dans les villages indigènes les plus reculés, donne une intensité lumineuse double de celle des huiles (280 gr. de pétrole donnent autant de lumière que 532 gr. d'huile). Les huiles légères, obtenues par la distillation, sont moins éclairantes, et dégagent plus de fumée et sont tout aussi explosives (le mélange de 1 p. de vapeur à 8 ou 9 d'air est particulièrement explosif).

Le *gaz d'éclairage* est rarement utilisé pour l'éclairage dans les pays chauds. Sa flamme dégage une chaleur considérable : un thermomètre s'élève de 20 à 30 centim. d'un bec entouré d'un verre cylindrique. Un simple bec de gaz fait monter la température de 12° à 17°2 dans une salle de 1600 mètres cubes. Le principal inconvénient de son emploi résulte de la quantité énorme de gaz toxiques (CO_2; CO; AzH_3; CH, etc.) qui peuvent s'échapper des becs mal construits ou des conduites non étanches et produire l'asphyxie rapide. L'asphyxie chronique par CO peut aussi se produire lorsque le gaz désodorisé par son passage à travers le sol se dégage dans l'habitation.

Le *gaz acétylène* a un pouvoir éclairant de 15 à 20 fois supérieur à celui du gaz d'éclairage brûlé dans les becs ordinaires et de 3 à 5 fois plus grand que le gaz brûlé dans des becs Auer (Lewes et Hempel). Il donne une lumière blanche, fixe, riche en rayons violets; en brûlant, il consomme moins d'oxygène et dégage moins d'acide carbonique et de vapeur d'eau que les autres modes d'éclairage à l'exception de la lumière électrique. Il produit moins de chaleur que le gaz, que le pétrole, que la bougie et ne dégage pas d'ammoniaque, d'acide nitreux, d'hydrogène et d'oxyde de carbone (Masi) (1).

L'acétylène ne devient nuisible dans l'air que quand il a atteint la proportion de 46 p. 100 et à partir de 79 p. 100 il peut déterminer la mort (Gréhant, Franck, Weyl).

(1) Anali d'igiène sperimentale. 1902, p. 50.

G. REYNAUD. Hygiène coloniale.

Il n'expose pas beaucoup plus aux dangers d'explosion que le gaz ou le pétrole. Son mélange avec l'air à 5 p. 100 est détonant. L'odeur très désagréable qu'il dégage prévient du danger. L'asphyxie n'est possible que dans un local restreint où l'air atmosphérique serait rapidement remplacé par le gaz toxique. Quelques insufflations d'air normal suffisent à dissiper les accidents quand l'asphyxie n'a pas été poussée très loin.

La modicité du prix des matières premières et de l'installation, la facilité de sa préparation font de l'acétylène un mode d'éclairage accessible à tous et très recommandable à cause de sa faible toxicité et de l'intensité de sa lumière.

Le *gaz d'air carburé* obtenu par le passage d'air à travers de la gazoline (essence de pétrole à la densité de 0,65°) donne une lumière plus douce et plus blanche que le gaz ordinaire, vicie moins l'air des habitations, mais donne beaucoup de chaleur.

L'éclairage électrique mérite, avec l'acétylène, de prendre une grande place dans l'éclairage des habitations et des villes coloniales ; l'arc voltaïque étant réservé pour l'éclairage des lieux publics et les lampes à incandescence (de 12 à 16 bougies) étant plus usitées dans les maisons.

La diminution des chances d'incendie, l'égalité et l'intensité de sa lumière, la suppression des altérations de l'air font de cet éclairage le favori de l'hygiène. Il a l'avantage précieux de produire moins de chaleur, la lumière étant produite par tension électrique plus que par combustion. A 0 m. 20, le thermomètre monte d'une quantité 2 fois moindre qu'avec le gaz. Une lampe Swan de 17 bougies produit en 1 heure 23 fois moins de calories qu'un bec Argand (Renk, cité par Arnould).

La chaleur, la viciation de l'air par le CO^2 et l'état hygrométrique sont moins élevés avec l'électricité qu'avec les autres agents d'éclairage :

MATIÈRES	QUANTITÉS	EAU	CO 2 m.c. à O²	CALORIES
Suif....................	1 kil.	1,05	1,45	9.700
Stéarine	0,92	1,04	1,30	8.940
Huile de colza...........	0,43	0,52	0,61	6.200
Pétrole (brûleur plat)......	0,60	0,80	0,95	7.200
— (id. rond)....	0,28	0,37	0,44	3.360
Gaz (brûleur à 2 trous)....	2 à 8 m. c.	2,14	2,14	12.150
— (id. Argand).....	0,80 à 2 m. c	0,86	0,46	4.860
Électricité (incandescence).	—	0,00	0,00	290 à 536
— (arc)	. —	0,00	0,00	57 à 158

Les lampes à arc, dont la lumière violette peut déterminer des phosphènes, seront placées très haut et pourvues d'un réflecteur renvoyant la lumière vers le plafond.

Les lampes à incandescence donnent une lumière jaunâtre plus tolérable. Elles peuvent être entourées d'un globe en verre dépoli et de tulipes de couleur pour adoucir leur clarté.

c) *Intensité de l'éclairage artificiel.* — On demande généralement comme minimum d'intensité une lumière de 6 bougies placées à o m. 50 de l'objet à voir (Soyka) ou de 8 à 10 bougies (0,12 carcel) à un mètre de distance.

Il faut environ 1 carcel (soit 1/5e de bec Auer) par mètre carré à éclairer dans des appartements ayant des plafonds de 4 mètres. Les foyers lumineux étant à 1 m. 25 ou 1 m. 50 au-dessous du plafond, cet éclairage correspond à celui que donneraient des fenêtres représentant 1/5e de la surface du plancher (Trélat).

Les flammes éclairantes, rayonnant à la fois de la lumière et de la chaleur peuvent être offensives pour l'œil. En plus de la sensation pénible éprouvée dans le fond de l'œil et semblable à celle qu'on éprouve dans un désert de sable, les parties extérieures de l'œil sont irritées par les rayons calorifiques obscurs plus nombreux que les autres (80 à 94 p. 100) : des kératites peuvent en résulter. Ces rayons, étant absorbés en partie par les milieux transparents de l'œil, sont moins offensifs pour les membranes profondes.

On peut remédier à ces inconvénients en plaçant les foyers lumineux à 1 mètre au-dessus de la tête des personnes qui travaillent, ou en entourant le verre cylindrique, placé d'ordinaire autour du bec d'éclairage pour activer la combustion, d'un autre verre de forme variable, plus large que le premier (globes dépolis, verres gélatinés, enveloppes de mica, verres teintés en bleu, en opale, etc.). Le verre absorbe une forte part des rayons obscurs calorifiques (de 40 à 60 p. 100 pour une épaisseur de 2 à 4 millimètres, d'après Landsberg). De plus le courant d'air qui passe entre les 2 verres emporte une notable partie du calorique rayonnant.

L'éclairage indirect par la lumière diffuse est préférable à la disposition des foyers lumineux ordinaires en séries suivant l'axe ou sur les parois de la salle. Il permet d'éclairer également tous les points d'une salle, sans ombres et avec le minimum de chaleur. A cet effet, la lumière est envoyée par des réflecteurs vers les plafonds et les parois des locaux d'où elle revient vers les parties inférieures. Les becs sont suspendus à 1 m. 85 au-dessus des tables et placés au fond d'un abat-jour conique renversé, *en verre opale*, réfléchissant la lumière vers le plafond, mais en laissant passer aussi une partie directement, avantage qu'il a sur l'abat-jour métallique. La lumière obtenue est très égale et ne donne aucune sensation d'échauffement (1).

XIV. — Annexes de l'habitation.

A l'exception des cabinets de toilette, tous les locaux annexes doivent être hors de la maison d'habitation et séparés d'elle par une cour.

(1) F. Kermaunez et Prausnitz. *Recherches sur l'éclairage par la lumière indirecte* (*Arch. f. Hyg.*, XXIX, p. 107. 1897).

1º *Salle de bains*. — Située près de la cuisine pour la facilité de l'alimentation en eau chaude, la salle de bains aura un parquet en béton cimenté ou dallé, des murs imperméabilisés à l'intérieur, interrompus à quelque distance de la toiture, complétés en haut par des baies vitrées et des châssis à persienne ; un bassin à eau courante, un appareil à douches et une conduite étanche pour les eaux usées en sont les éléments indispensables.

2º *Cuisines*. — Situation sous le vent de la maison ; parquet cimenté ; hotte et tuyaux d'évacuation pour les vapeurs et fumées ; conduite étanche pour les eaux usées ; hangar annexée pour le lavage de la vaisselle : voilà les conditions principales à réaliser.

3º *Buanderie*. — Le linge sale sera très généralement lavé à domicile. Une lessiveuse ou une cuve à trempage, un bassin à eau courante, une boîte en tôle de zinc ou émaillée pour recevoir les linges salis permettront de faire des lessives et des désinfections périodiques.

4º *Écuries*. — Elles seront construites de manière à donner à chaque bête de 60 à 80 m.c. d'air ; les murs seront interrompus à quelque distance de la toiture ; celle-ci formera auvent ou vérandah ; le parquet sera dallé ou déclive pour permettre l'écoulement du purin et les lavages journaliers. Une fosse étanche, très éloignée de l'habitation, recevra le purin et le fumier.

5º *Cabinets d'aisances*. — Adossés au mur de clôture, dans un coin de la cour, ils seront constitués par une petite cabine à une ou deux logettes, construites en briques, à murs interrompus, revêtus à l'intérieur d'un enduit imperméable ou de briques, avec parquet imperméabilisé, élevé, de 1 m. 50 au-dessus du sol de manière à ménager au-dessous un espace clos, à parois imperméabilisées, où seront reçus les appareils de vidange. Cette logette inférieure s'ouvrira directement sur la rue. La cabine sera surmontée d'une toiture avec grenier aéré et plafond élevé de 2 mètres à 2 m. 5o au-dessus du parquet.

Un passage couvert partant de la maison principale conduira aux locaux annexes disposés autour de la cour.

6° *Logements des domestiques.* — Le logement des domestiques indigènes doit être hors de la maison principale, mais il doit être hygiéniquement disposé parce qu'un domestique sale et mal logé est un danger pour la maison. Les principes généraux de la construction de l'habitation sont applicables au logement des domestiques. Il est essentiel que le pavillon qui leur est affecté assure à chacun d'eux une chambre ayant une porte et une fenêtre avec impostes et ventouses dans les murs ; un parquet lavable et des murs blanchis à la chaux ; une partie de vérandah. Dans le mobilier sommaire figurera toujours une moustiquaire.

7° *Cours.* — Larges de 8 à 10 mètres, les cours seront recouvertes de gravier. Les jardins situés sur les faces latérales seront gazonnés et plantés de massifs de fleurs et d'arbres en bouquets clair-semés. Il faut proscrire les lianes grimpantes sur la maison (fig. 9).

XV. — Eloignement des immondices de la maison.

La maison étant fixée au sol sur lequel elle s'élève, il faut éloigner d'elle les déchets de la vie de l'homme et des animaux qui constituent les immondices de l'habitation.

NATURE DES IMMONDICES. — Les immondices comprennent :

1° Les excrétions humaines : urines et fèces ;

2° Les excrétions des animaux domestiques : fumiers ; purins ;

3° Les ordures ménagères ;

4° Les eaux usées ;

5° Les détritus végétaux.

Nous avons déjà dit dans un chapitre précédent (tome I, chapitre IX, page 214), quelle était la composition et la nocivité des immondices.

1° *Excrétions humaines.* — Chaque adulte donne approximativement, en poids, en moyenne et par jour 150 gr. de matières fécales et 1.400 gr. d'urines, quantité variant avec l'âge du sujet et le climat. Les déjections humaines représentent donc, dans une habitation, pour chaque jour, une masse considérable de matières susceptibles d'une putréfaction rapide, sinon déjà putrides au moment où elles sortent du corps de l'homme. Elles se corrompent moins vite si elles ne sont pas mélangées à l'urine. Il en est de même de l'urine.

Parmi les très nombreux microbes contenus dans les matières fécales solides (67 à 80 mille microorganismes à la sortie de l'intestin, d'après Gilbert et Dominici), il y a plusieurs microbes pathogènes (coli-bacille; B. cholérique, Amœba coli, B. typhique, etc.), des œufs de vers intestinaux, lombrics, oxyures, etc.

2° Les *excréments des animaux ou fumiers*, formés du mélange des excréments et de la litière, fermentent dès qu'ils sont étalés à l'air, dégagent de l'ammoniaque et véhiculent des microorganismes pathogènes (spores du tétanos, bactéridie charbonneuse, B. pyocyanique, B. de Koch) que les insectes et en particulier les mouches peuvent véhiculer avec leurs trompes et leurs pattes. Les contacts directs avec les animaux et leur litière, les objets de pansage peuvent servir à la transmission de la morve, du farcin, du tétanos, du charbon, de l'actinomycose;

3° Les *ordures ménagères* (environ 150 kilogr. par an et par habitant), composées des balayures d'appartement, de bureaux, d'ateliers, d'épluchures de légumes, résidus de cuisine, etc., sont souvent inoffensives par elles-mêmes, mais fournissent un appoint important de matière organique au sol et entrent en fermentation. Les poussières d'appartements sont particulièrement dangereuses.

4° Les *eaux usées*, composées des eaux de toilette, de lavoir, de cuisine, des eaux ayant servi au lavage des appartements, des écuries, etc., très riches en matières putrescibles, peuvent aussi véhiculer les microorganismes pathogènes empruntés aux objets lavés.

5° Les *détritus végétaux* sont en très grande abondance dans les cottages coloniaux et contribuent pour une large part à accroître la richesse organique du sol et à retenir l'humidité.

Suivant leur nature, les principes nuisibles contenus dans les immondices seront susceptibles de déterminer soit des maladies infectieuses spécifiques, soit des intoxications spécifiques, soit des intoxications sans spécificité.

Un accident pourra faire pénétrer dans l'organisme humain, exposé à leurs émanations, au contact d'objets ou d'être vivants souillés par ces immondices, les germes de la diphtérie, de la tuberculose, du choléra, de la dysenterie, du tétanos, de la fièvre typhoïde, de l'érysipèle, de la scarlatine, etc.

Les immondices peuvent, en dehors de ce rôle de véhicules, être toxiques par leurs émanations propres ou produire dans l'organisme un état de réceptivité morbide exalté, un affaiblissement de la résistance organique tout comme l'air respiré des appartements. C'est *en partie* à des viciations atmosphériques de cette nature que sont dues certaines épidémies de typhus, de béribéri dans des casernes, des prisons, des navires malpropres ou encombrés.

PROCÉDÉS D'ÉLOIGNEMENT DES EXCRÉTIONS HUMAINES. — En tenant compte de la diversité des circonstances de la vie coloniale, il importe d'indiquer les divers moyens usités pour éloigner les immondices de la maison (1).

Occupons-nous d'abord des excrétions humaines.

Les procédés d'éloignement se divisent en 4 catégories principales :

1° L'abandon ;

(1) L'éloignement des immondices de la ville et leur destination définitive ont été étudiés dans le tome I, chapitre IX. Hygiène Urbaine.

2º Le collectionnement avec évacuation à longs intervalles (*fosses fixes*);

3º Le collectionnement avec évacuation à courts intervalles (*tinettes*);

4º L'évacuation immédiate.

1º *Abandon*. — C'est l'homme qui s'éloigne du sol qu'il a souillé. Ce procédé n'est utilisable que pour les nomades, les explorateurs ou dans les exploitations agricoles.

Les matières fécales sont versées dans des fosses creusées en terre à 1 mètre de profondeur avec 1/2 mètre de largeur et recouvertes de terre : c'est le système des *feuillées* employé dans les camps. Lorsque les fosses sont à moitié pleines on achève de les combler avec la terre du déblai à laquelle on peut ajouter une certaine quantité de lait de chaux. Des guérites en bois, mobiles, munies de siège, peuvent être disposées, comme des cabines transportables, au-dessus de ces fosses. Le plus souvent, les matières sont recueillies dans des bailles simples ou montées sur les brancards d'une brouette, et versées ensuite dans la fosse (Machiavelli).

Ce procédé n'est pas tolérable dans l'habitation d'une ville alors que l'homme ne peut s'éloigner du sol qu'il a souillé.

2º *Fosses fixes*. — Une fosse, creusée sous la maison ou dans un voisinage immédiat, reçoit les matières qui lui arrivent par un tuyau de chute et s'y collectionnent. Elles n'en sont extraites qu'à intervalles plus ou moins long.

Malgré la possibilité d'établir la fosse dans le jardin loin de la maison coloniale, ce système est condamnable, quels que soient les perfectionnements ou les amendements adoptés. L'air, le sol et l'eau sont également menacés par ce voisinage.

L'*étanchéité* nécessaire est impossible à réaliser, que la fosse soit garnie de murs recouverts d'asphalte ou de ciment, de murailles à doubles parois, de parois en fonte

5.

revêtue d'asphalte. Les parois se fissurent, des infiltrations se font dans le sol qui contient une énorme proportion de chlore, d'azote, d'acide carbonique, d'ammoniaque à 10 mètres sur le pourtour de la fosse.

Les gaz des fosses, dont la toxicité peut produire des accidents aigus ou chroniques, tendent à se dégager par l'ouverture de curage et l'ouverture du tuyau de chute. La masse de gaz (CO^2; C; AZH^3; HS) qui peut être jetée dans l'atmosphère a été évaluée à 1200 ou 1300 m. cubes pour 18 m. c. de matières. — La ventilation de la fosse par un tuyau d'évent amorcé sur le tuyau de chute ou au sommet de la voûte produit fréquemment des reflux dans la maison ou dans son voisinage. L'interposition d'un siphon à jeu d'eau entre la fosse et le cabinet n'est pas possible parce qu'il suppose la projection d'une grande quantité d'eau à chaque visite, ce qui est impraticable avec le système de la fosse fixe.

L'emploi des désinfectants peut seul pallier les graves inconvénients de la fosse fixe. Les plus recommandables pour cet usage sont les crésols, l'huile lourde de houille, la poudre de tourbe additionnée de superphosphates ou d'acide sulfurique, le sulfate de cuivre et surtout le *lait de chaux* (1 litre de chaux vive pulvérisée éteinte dans 4 litres d'eau). La *terre* remplit trop vite les fosses; le sulfate de fer est plus un désodorisant, se régénérant aux dépens de l'oxygène des matières organiques et absorbant les gaz, qu'un véritable désinfectant.

La vidange, pour être faite à l'abri de l'air par *aspiration*, exige un matériel dispendieux peu utilisable dans les villes coloniales. Les autres procédés, par le seau à la main, par la pompe foulante, sont malpropres et barbares.

3° *Tinettes ou fosses mobiles.* — Ce procédé s'adapte le mieux aux conditions ordinaires des villes coloniales ordinairement dépourvues d'un réseau d'égout, et à la situation des habitations agricoles.

La *tinette* est un récipient cylindrique, jaugeant de 40 à 100 litres, placé sous le tuyau de chute des cabinets d'aisances et enlevé périodiquement, à époques rapprochées.

Les conditions essentielles du système de la tinette sont : l'étanchéité des récipients, son nettoyage facile, la désinfection immédiate des matières excrémentitielles, l'accès facile de la loge, l'imperméabilité de ses parois. L'enlèvement doit être quotidien ou bi-quotidien.

Les tinettes seront en métal, à parois lisses, à ouverture étroite, s'abouchant exactement avec le tuyau de chute, d'un volume et en nombre proportionnés au chiffre des habitants. — Un couvercle ferme hermétiquement l'ouverture au moment du transport. — Dans les cabinets d'aisances coloniaux, la tinette pourra être rapprochée de la cuvette du siège; ainsi le tuyau de chute pourra être à peu près supprimé et avec lui les mauvaises odeurs qui se dégagent des matières adhérentes à ses parois.

La capacité limitée des tinettes ne permet pas de pratiquer des chasses d'eau abondantes et par conséquent l'interposition d'un siphon à effet d'eau entre la tinette et le cabinet est impossible. Tout au plus est-il possible de tolérer la projection de 2 ou 3 litres d'eau par visite pour le nettoyage de la cuvette.

La désinfection des matières pratiquée à chaque visite remédiera en partie à cette infériorité du système. Elle sera pratiquée avec une solution de crésyl-jeyes ou de sulfate de cuivre à 5 p. 100 ; ou mieux encore, ainsi que le font les Chinois, avec un volume de 2 p. 100 de lait de chaux (1 litre de chaux pulvérisée éteinte dans 4 litres d'eau) excellent pour stériliser les selles diarrhéiques ou de cholériques, supérieur à la solution de sublimé et d'acide chlorhydrique, supérieur aussi à la chaux éteinte pulvérulente qui se pelotonne et ne se mélange pas aux selles liquides.

La terre sèche (800 à 1000 gr. pour une visite) sera employée avantageusement pour désinfecter les matières fécales. C'est sur son emploi que repose le *Dry earth system*. Le fond et les parois de la tinette sont garnis d'un mélange pulvérulent (poussière de coke, ou de charbon, cendres des foyers ; tourbe sèche ; poussière sèche des routes ; terre pulvérulente à l'*exception du sable et du calcaire*) que l'on tasse à l'aide d'un cône mobile en tôle enlevé au moment où la tinette est mise en place (figure 21). A chaque visite on jette une pelletée du mélange pulvérulent.

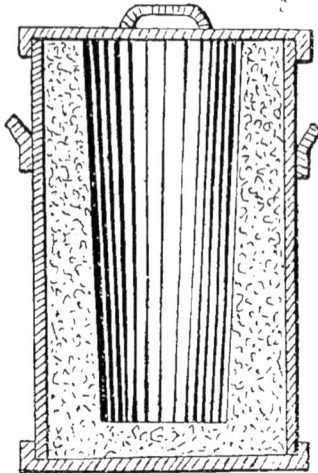

Fig. 21. — Tinette Goux garnie.

Pour calculer la contenance nécessaire des tinettes, il faut estimer qu'elles doivent recevoir 1600 gr. de déjections par personne et par jour, 1 litre environ de liquide désinfectant ou de poudre et 2 ou 3 litres d'eau de lavage à chaque visite.

L'*earth commode* est un appareil mobile, ayant la disposition d'une chaise percée dont le dossier est remplacé par un réservoir contenant de la terre sèche qui tombera automatiquement dans un récipient inférieur sur les matières à chaque visite au moyen d'une trémie mise en mouvement par une poignée semblable à celles qui sert aux projections d'eau. Cet appareil mobile peut être placé dans l'intérieur de la maison.

Fosses à terre. — Un dispositif, qui tient le milieu entre la fosse fixe et la tinette à terre, peut être avantageusement adopté dans les campagnes.

Il consiste dans l'installation d'une fosse sans profondeur, revêtue d'une couche de briques sur champ recouvertes de ciment ; au-dessus de la fosse est disposée une guérite en briques (voir fig. 22) (1) où se trouve un siège élevé de 2 ou 3 marches au-dessus du sol. Sur le sol de la fosse est étalée une brouettée de terre sèche de jardin. A chaque visite on jette une pelletée de terre par la lunette. — Les eaux

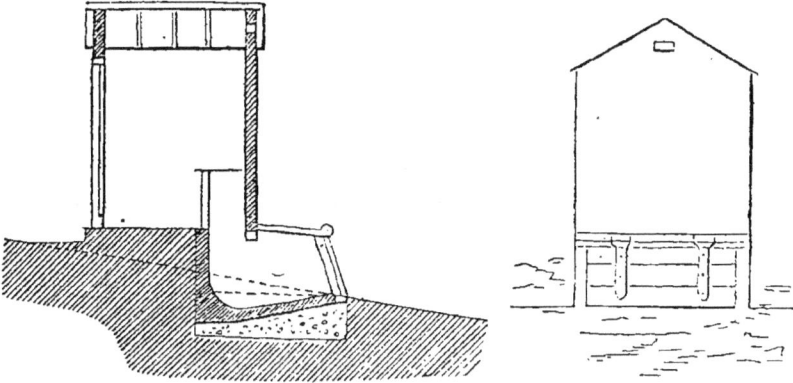

Fig. 22. — Fosse à terre.

ménagères, les déjections des malades ne seront pas jetées dans cette fosse où se fera ainsi un terreau excellent comme engrais immédiatement utilisable. La vidange se fait à sec sans odeur. Pour avoir de la terre sèche capable de retenir les gaz, il suffira d'exposer le terreau au soleil quelques instants.

Le système des fosses fixes de petites dimensions est très usité en Angleterre et dans les Indes.

TINETTES FILTRANTES. — *Système diviseur.* — Dans ce système, qui a pour but de garder les matières solides et de rejeter immédiatement les matières liquides, la *tinette* est séparée en 2 parties inégales par une cloison horizontale ou verticale, percée de trous, véritable diaphragme laissant passer les urines et les eaux de chasse dans le petit compartiment d'où elles s'échappent pour aller à l'égout ou, à défaut, dans un puits perdu ou dans la terre. Ce système

(1) Dr Constantin Gauthier. *Manuel pratique d'hygiène agricole et industrielle.* Paris.

suppose donc l'existence d'un réseau d'égout et, dans ce cas, mieux vaut l'évacuation totale à l'égout; ou bien il envoie à la terre des matières liquides qui ont délayé à peu près complètement les déjections solides et entraînent les déjections diarrhéiques. C'est l'hypocrisie du « tout à la terre ». La composition de ces liquides est telle que la terre ou le cours d'eau qui les recevront seront fortement souillés.

4° *Évacuation immédiate. Tout à l'égout.* — Le principe du tout à l'égout est l'enlèvement immédiat des matières excrémentitielles ou autres emportées hors de la maison par le courant d'une circulation continue d'eau dans un réseau de canaux dont les branchements sont dans les maisons, les rameaux collecteurs dans les rues, et dont le tronc est représenté par un canal ou collecteur unique où viennent s'aboucher les autres et qui transporte les matières loin de l'agglomération humaine, soit à la mer, soit dans un cours d'eau, soit dans un champ d'épandage, avec ou sans épuration préalable des matières.

Les égouts sont distingués en *égouts unitaires*, récevant toutes les matières, excréments, eaux usées et aux pluviales, et en *égouts séparateurs*, ne recevant que les excréments et les eaux ménagères.

Nous n'avons à considérer à cette place que l'installation des égouts dans la maison (fig. 23) (1).

Supposons que des villes coloniales possèdent un chiffre de population imposable assez élevé, un sol assez déclive, de l'eau en assez grande abondance, une concentration suffisante des habitations dans un périmètre assez restreint pour permettre la construction d'un réseau d'égouts.

Les conditions que devra remplir le système du tout à l'égout dans la maison seront :

1° L'enlèvement complet et rapide des matières usées ;

2° L'interception parfaite du reflux de tout produit gazeux, solide ou figuré ou fermentescible ;

(1) Voir *Hygiène urbaine*, livre I, ch. IX.

3° L'impossibilité de la formation de dépôts putrescibles dans les tuyaux de chute ou les appareils des cabinets.

Les matières usées, reçues dans les appareils de maison

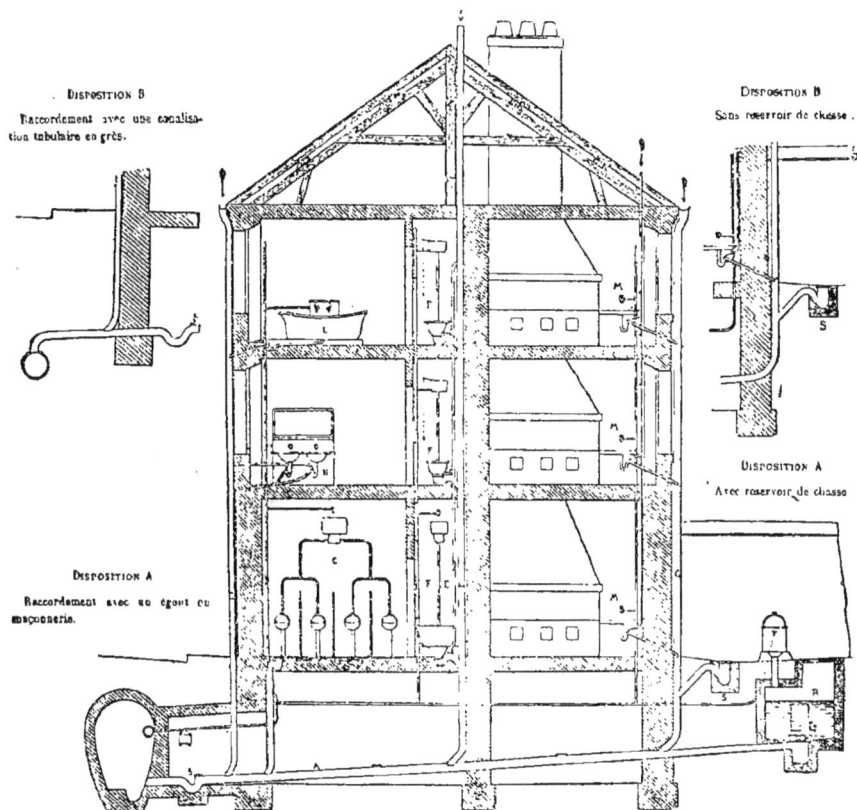

DISPOSITION B
Raccordement avec une canalisation tubulaire en grès.

DISPOSITION B
Sans réservoir de chasse.

DISPOSITION A
Avec réservoir de chasse

DISPOSITION A
Raccordement avec un égout en maçonnerie.

Fig. 23. — Coupe d'une maison assainie et canalisée pour le système du tout à l'égout.

A, Conduite principale ; R, réservoir de chasse nettoyant la conduite principale, alimenté par les eaux de la fontaine ; C, tuyaux de chute ; S, siphons ; E, tuyaux de ventilation ; F, water-closets ; G, urinoirs ; H, lavabos ; L, baignoire ; M, évier de cuisine (d'après Jacob).

des égouts unitaires, sont : les matières excrémentitielles solides et liquides, les eaux de toilette, les eaux de cuisine et de lavoir, les eaux de lavage. Les autres matières, balayures, chiffons, débris divers, ne peuvent pas y êtres jetées.

Une masse d'eau importante (8 à 10 litres), projetée dans

l'appareil récepteur, chasse les matières dans le tuyau de chute et de là dans la conduite de maison, puis dans l'égout de la rue, sans arrêt dans le parcours.

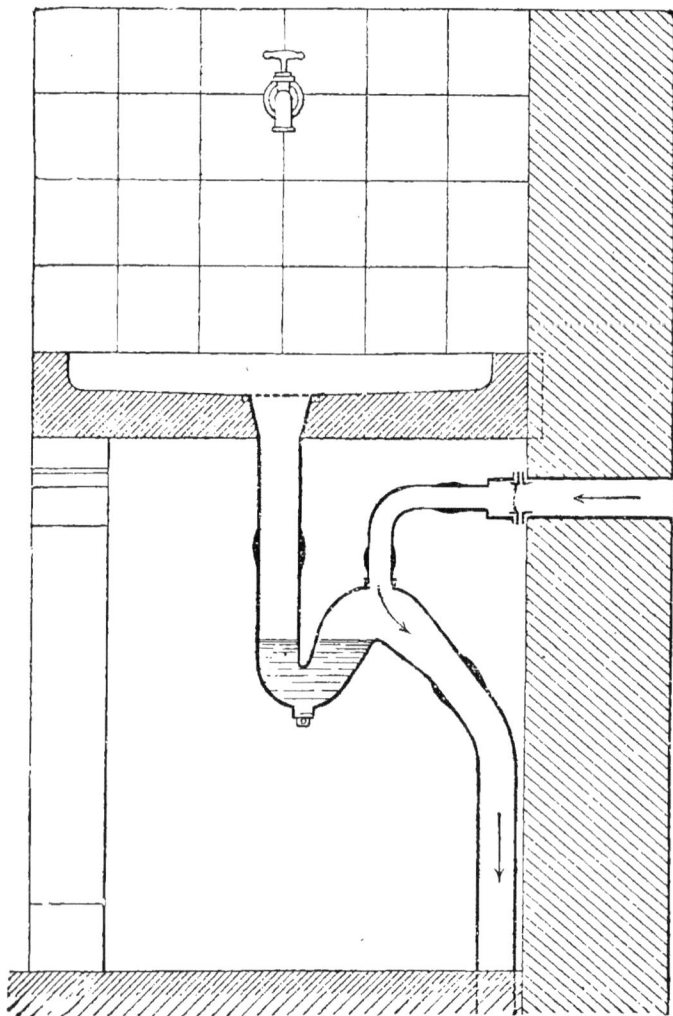

Fig. 23 *bis*. — Pierre d'évier avec siphon ventilé.

Sur ce trajet se trouvent disposés des appareils d'obturation qui sont des siphons en intercepteurs remplis d'eau qui arrêtent le reflux dans la maison. La nature des tuyaux de chute, dont les parois sont lisses, imperméables, imporeuses, empêche la stagnation des matières. Enfin une ventilation active dans le réseau des tuyaux de maison oxyde les matières putrescibles qui pourraient s'y collecter ou rester adhérentes. Les tuyaux de chute de maisons sont en fonte ou en poterie vernissée. Ils aboutissent à la conduite de maison par des jonctions simples ou doubles, mais toujours sous un angle très aigu et par des joints parfaitement étanches. Un siphon est placé en tête du tuyau de chute, immédiatement au-dessous de l'appareil récepteur, cuvette de « closet » ou évier de cuisine. Un autre siphon placé sur la conduite de maison, immédiatement avant son branchement dans l'égout de rue, arrêtera les reflux des émanations de l'égout dans la conduite. Des regards de visite, placés en amont de ce siphon, sont disposés le long de la conduite de maison, obturés par des tampons hermétiques, mais permettant le nettoyage.

Les eaux de cuisine, des cabinets de toilette, des salles de bain, des écuries, les eaux de pluie peuvent aller directement à l'égout ou aboutir à la conduite de maison. Les tuyaux de chute auront en tout cas un siphon interrupteur· (fig. 23 bis).

Les siphons hydrauliques, en forme de S couchée ou demi-couchée, sont interrupteurs parfaits. Ils ont remplacé tous les autres systèmes d'obturation ordinairement illusoires. Ils doivent pouvoir être nettoyés et ventilés. A cet effet un tampon de nettoyage vissé au sommet de la 1re courbe (celle qui est tournée en bas où s'accummulent les débris) remplit le 1er but. Un tube ascendant adapté au sommet de la 2e courbe, celle qui est tournée en haut communiquant avec l'air soit directement, soit par le tuyau de chute commun prolongé jusqu'au toit, remplit la seconde indication (fig. 24 et 25).

Les appareils à chasse d'eau sont les compléments indispensables. Ils permettent de faire tomber brusquement d'une hauteur variable, mais toujours supérieure à 2 mètres, une masse d'eau de 10 litres environ qui pousse les matières dans l'appareil de réception et à travers le siphon. Il en est qui fonctionnent automatiquement en se vidant à intervalles

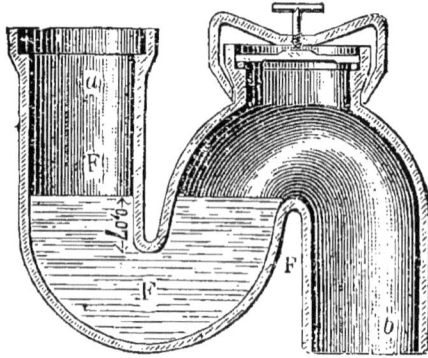

Fig. 24. — Siphon obturateur normal en S couchée.

réguliers ; ce sont les meilleurs dans les habitations collectives. Il en est qui fonctionnent en tirant sur un cordon qui

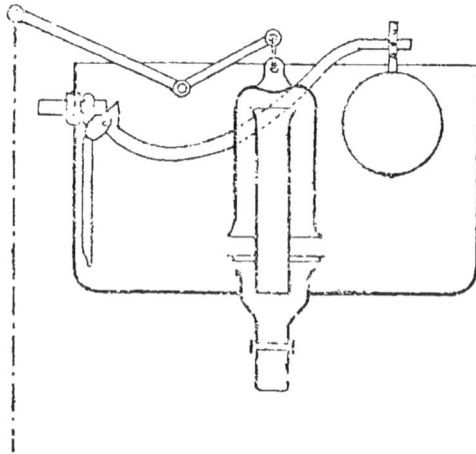

Fig. 25. — Réservoir de chasse (soulèvement de chute).

met en jeu un mécanisme amorçant le tuyau de chute d'eau. Ils se remplissent de nouveau et un flotteur intercepte l'arrivée d'eau lorsqu'ils sont pleins (fig. 25).

5° *Appareils de réception.* — Les appareils de récep-

tion, quel que soit le système d'évacuation employé, doivent
être tels qu'ils ne puissent pas être tachés par les matières,
s'imprégner de gaz; ils doivent se prêter à un lavage complet.
Matières imporeuses, surfaces unies, simplicité dans la
construction de l'appareil comme du cabinet, tels sont les
principes à observer.

L'appareil récepteur diffère suivant qu'on emploie des
cabinets à siège ou des *latrines à la turque*, c'est-à-
dire sans siège, et dans le premier cas les appareils différe-
ront suivant qu'on emploie le système des *fosses fixes et
des tinettes* ou celui du *tout à l'égout*.

Dans le premier, l'usage de l'eau de lavage ou de chasse
étant interdit ou à peu près, l'appareil le meilleur sera une
cuvette en fonte émaillée, en porcelaine, en faïence ou en
grès, ayant la forme d'un entonnoir avec la paroi postérieure se rapprochant de la verticale et ne représentant en
réalité que l'épanouissement supérieur du tuyau de chute.
L'obturation efficace ne pouvant pas être obtenue ni par les
valves de métal qui s'altèrent et deviennent des surfaces
d'infection, ni par les tampons, il vaut mieux y renoncer,
surtout dans les habitations collectives. Un simple couvercle sur la cuvette sera la seule fermeture dans les habitations privées.

Avec les « fosses à terre », dans les exploitations agricoles
on supprime à la fois la cuvette et le tuyau de chute; la
lunette du siège s'ouvre immédiatement au-dessus de la
fosse.

Les meilleures cuvettes sont celles en usage dans les
cabinets installés pour le tout à l'égout. Elles sont à action
d'eau avec siphon et sans valves. Les deux formes les plus
employées sont :

1º Les cuvettes *en forme conique*, se terminant en bas
par le siphon en S; présentant en haut une ouverture en
forme d'ovoïde très allongé à grosse extrémité tournée en
arrière, semblable à la coupe des bidets qui servent à la

toilette des parties ano-génitales. La cuvette ayant un diamètre antéro-postérieur de 30 à 40 centim., l'urine n'est pas
projetée au dehors ; et, d'autre part, la paroi postérieure
étant verticale, les matières fécales tombent directement dans
l'S qui est en tête du tuyau de chute (fig. 26 et 27).

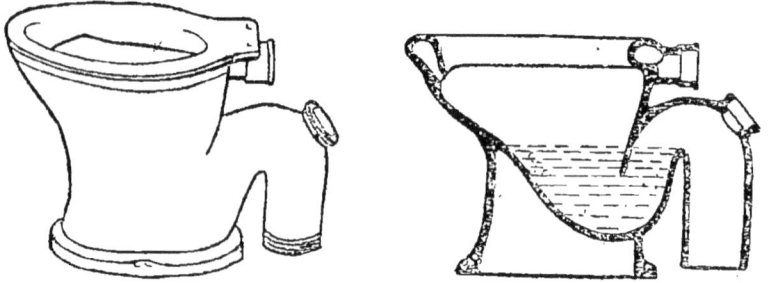

Fig. 26. — Cuvette conique à bec « l'Hospitalière » de Pouilly-sur-
Saône.

2º Les *cuvettes de Doulton* à fond plat, à retenues d'eau,
dites à *combinaison* parce qu'elles peuvent aussi servir
d urinoirs. Dans ces appareils, les
matières peuvent rester dans le fond
plat de la cuvette. C'est une infériorité sur le type précédent.

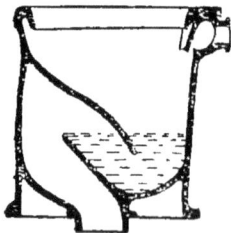

Fig. 27.— Cuvette
« la Phocéenne » de
Pouilly-sur-Saône.

Dans tous les cas, les sièges en bois
de toutes formes, les caisses enveloppant les cuvettes, formant des espaces
obscurs, humides, rapidement souillés
par les éclaboussures, infects, doivent
être rigoureusement proscrits de la
construction des appareils récepteurs. Il en est ainsi à plus
forte raison des immondes perchoirs que l'on rencontre
encore si fréquemment dans les écoles, les hôtels. Tout au
plus, des sièges, vernis, laqués, démontables, pourront-ils
être tolérés dans une maison qui n'a qu'un petit nombre
d'habitants. Mieux vaut, en guise de siège, une étroite gar-
niture de bois verni, en couronne, de 6 à 8 centim. de largeur, s'appliquant ou se rabattant sur les bords de la cu-

vette dont elle reproduit exactement la forme et les con-
tours. Ce système est aussi applicable aux habitations collectives à la condition de faire l'éducation des habitants et
d'exercer une surveillance constante.

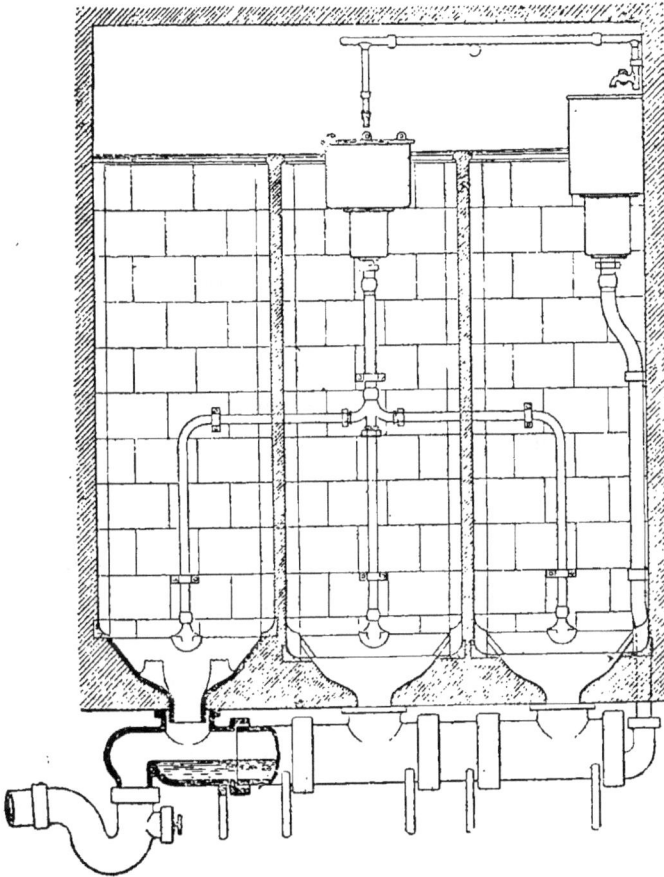

Fig. 28. — Latrines avec sièges à la turque à effet d'eau sur collecteur
commun. (Installation de Pouilly-sur-Saône.)

Dans les habitations collectives, on sera le plus souvent
dans la nécessité de construire des *latrines à la turque*
(fig. 28), c'est-à-dire une cabine commune, pouvant être
subdivisée en logettes par des cloisonnements incomplets,
présentant une série de trous percés dans le parquet. Celui-
ci fait en pierre, en béton cimenté, en carreaux vernis, offre

une pente inclinée vers les lunettes. Au-devant des trous une rigole recouverte d'un grillage ou une lame de verre épais profondément cannelé recevra les urines projetées hors des trous. Des semelles en relief, faites de pierre dure, sont destinées à recevoir les pieds des visiteurs qui s'accroupissent au-dessus des trous.

Il faut éviter tous les reliefs, tous les recoins, cloisonnements, escaliers, susceptibles de recevoir les ordures qui sont projetées de tous côtés dans ce système répugnant. D'abondants lavages doivent être pratiqués plusieurs fois par jour. Ils ne sont possibles qu'avec le tout à l'égout.

Dans ce cas la lunette se continue par un tuyau de chute très court qui va s'aboucher à un gros tuyau collectant toutes les chutes d'une même latrine et les amenant par une légère pente à la conduite commune de la maison. Un siphon intercepteur est placé à cette extrémité au point de jonction. A l'autre extrémité est un réservoir de chasse automatique. C'est la *latrine à auge.*

S'il existe une fosse fixe ou des tinettes, les lavages à l'eau seront très restreints et seront remplacés par des projections de terre sèche.

URINOIRS. — Inutiles dans les cabinets des maisons privées où existent des cuvettes des modèles indiqués ci-dessus, les urinoirs sont nécessaires dans les habitations collectives. A cuvettes fixées à un mur dont les parois sont imperméabilisées, ou formés d'une plaque verticale sur laquelle l'urine est projetée, ces appareils doivent remplir des conditions d'imperméabilité complète. Ils seront faits de fonte émaillée, de faïence vernissée, de verre, de lave, d'ardoise et incessamment parcourus par une lame d'eau.

Les *éviers* de cuisine, les *vidoirs* des appartements, doivent également être faits de substances inattaquables, non poreuses.

ORDURES MÉNAGÈRES. — Elles ne doivent pas être jetées en tas sur le sol de la cour ni séjourner dans l'enceinte de l'habitation. Elles seront donc réunies pendant le jour dans des récipients en tôle galvanisée, munis d'un couvercle, d'un nettoyage aisé, d'une construction qui permette le transport, et qu'on entreposera près des cuisines sous une vérandah. Chaque matin, les caisses seront vidées dans les charrettes du service de voirie, ou dans les fosses à fumier.

XVI. — Nettoyage journalier de la maison.

En dehors des désinfections complètes que les maisons, construites dans les pays à endémies graves doivent subir annuellement ou lorsqu'elles ont été visitées par une maladie transmissible, les habitations doivent subir un nettoyage journalier.

Cet assainissement, qui s'opère pendant la présence des habitants, est très simple et doit être ainsi fait :

Aussitôt après le lever, ouvrir les fenêtres, relever les stores ou ouvrir les persiennes des vérandahs ; du côté du soleil l'ouverture des vérandahs ne durera que pendant le temps nécessaire pour que les rayons lumineux viennent visiter les parties profondes de la salle ;

Relever les moustiquaires, laisser les lits découverts pendant quelques instants, secouer et brosser les tapis, couvertures, vêtements *dans la cour*, passer des linges humides sur le parquet, et assécher aussitôt, puis balayer ; laver la vérandah à grande eau si elle n'est pas parquetée en bois ; une fois par semaine au moins essuyer les murs, les vitres, les persiennes des portes et fenêtres avec un linge humide ; l'eau qui sert à humecter les linges de nettoyage sera additionnée de formol ou d'acide phénique (2 p. 100) ou de bichlorure de mercure (1 p. 1.000) ;

On peut aussi saupoudrer le parquet de sciure de bois phéniquée avant de le balayer (Morache) ;

Les balayures seront ramassées dans la boîte à ordures et arrosées d'une solution désinfectante ;

Sur les murs blanchis à la chaux, quelques coups de pinceau seront donnés aux endroits maculés;

Les appartements seront fermés aussitôt que le nettoyage et l'assèchement sont achevés, de manière que la lumière solaire directe ou diffuse n'élève pas la température intérieure.

XVII. — Habitations temporaires.

Les habitations temporaires sont destinées à abriter des troupes d'hommes en marche ou en expédition, des individus en exploration, des colons opérant un défrichement ou une prospection. Elles diffèrent suivant les circonstances, mais le choix et la préparation du lieu où elles seront établies sont soumis aux mêmes règles dans tous les cas. — Il y a lieu de distinguer les campements et les habitations semi-permanentes (1).

1° *Campement*. — Le camp sera établi sur le versant d'un monticule un peu boisé, sur un terrain déclive, dur ou formé de couches sablonneuses épaisses, près d'un cours d'eau ou d'une source, loin des bas-fonds et des flaques d'eau stagnantes.

Un réseau de rigoles sera creusé pour conduire les eaux de pluie au bas du terrain choisi. Le camp des indigènes sera situé au-dessous du camp des Européens. Le parc à bestiaux sera installé plus bas. Les feuillées pour latrines seront creusées dans la partie la plus déclive, sous le vent du camp, loin des sources d'eau.

On doit éviter les emplacements précédemment occupés par des troupes de passage qui ont souillé le sol de germes typhiques ou dysentériques.

Le cantonnement dans les villages indigènes ne sera qu'un pis-aller en raison de la fréquence de la lèpre, de la gale, de la syphilis, du paludisme chez les indigènes et des

(1) Kermorgant et G. Reynaud. *Précautions hygiéniques pour les expéditions et les explorations coloniales*, p. 388.

nombreux insectes qui pullulent dans leurs cases malpropres. Il importe de choisir les cases les plus vastes, les plus aérées et les plus isolées, situées sur le point culminant du village.

Les *tentes* et les *gourbis* sont les moyens dont dispose une troupe qui bivouaque. Les *tentes* doivent avoir au moins 3 mètres de hauteur et une double paroi. Les bords seront solidement fixés dans le sol et recouverts de la terre retirée de la rigole qui est creusée autour d'elle pour assurer l'écoulement des eaux. L'ouverture sera placée du côté opposé au vent régnant.

Un clayonnage en bambous ou en roseaux pourra être disposé pour arrêter les vents malsains. Une toile de moustiquaire ou un rideau fait de franges ou fibres végétales flottantes arrêteront les mouches, les moustiques et autres insectes.

Les parois extérieures seront arrosées de temps en temps pendant le jour : on produit ainsi un abaissement thermique de près de 10 degrés bien nécessaire sous cet abri très insuffisant que représente la tente. On a noté 33 à 45 degrés sous la tente à Madagascar et 60 degrés sous une tente-abri au Soudan.

La protection sera plus efficace, si, suivant la pratique des soldats soudanais, la toile des tentes est recouverte de paille, de feuilles de palmier, de branches d'arbres. De plus les tentes seront dressées sous les grands arbres s'il en existe dans la région.

Les tentes en toile imperméabilisée ou non, de quelque modèle qu'elles soient, sont insuffisantes contre le soleil et les pluies torrentielles des tropiques ; rien ne vaut la construction par les indigènes, coolies ou soldats, de gourbis ou abris, faits de quelques grosses branches d'arbres, de feuilles, et qui mettent plus sûrement à l'abri des insolations. Dans ce cas, des fermes construits à l'avance et transportés à la suite de la colonne rendront des services précieux dans les pays où les grands arbres, pouvant fournir des perches ou des piliers, sont rares (1).

Les montants de la charpente sont faits de perches en bois, de bambous (Tonkin), de nervures de palmier (Afrique Occidentale), de jeunes pousses de niaouli. Les parois latérales peuvent être formées de claies, de paillassons en herbes serrées en bottes (Tonkin, Madagascar) ou de feuilles de palmier (Dahomey). La toiture sera faite d'un clayonnage recouvert de ces hautes herbes si abondantes dans le haut Tonkin, au Soudan, à Madagascar, au Dahomey et au Baoulé, ou encore de feuilles de latanier qu'on trouve partout. Sur cette toiture, on peut jeter une toile de tente qui protégera mieux contre la pluie. Sur deux des parois latérales sont ménagées des ouvertures avec des paillassons mobiles pouvant faire office de vasistas. Des morceaux de toile ou de moustiquaires tendus sur ces ouvertures préserveront contre le soleil et les moustiques.

« Après avoir pris les précautions pour se soustraire aux influences atmosphériques, il faudra également faire tout son possible pour se préserver des influences telluriques et,

(1) Il y a de nombreux types de tentes : la tente *waldejo*, en forme de pyramide quadrangulaire, très légère ; la tente *taconnet*, cubant 24 mètres c., avec charpente faite de 2 montants et d'une traverse ; la tente *marabout*, en forme de cône, avec axe verticale en bois, cubant 30 mètres ; la tente *circulaire*, « Bell-Tents », élevée à 3 mètres de hauteur, pouvant loger 12 hommes ; la *shamania* indienne, sorte de grand prélart élève au-dessus du sol à 8 ou 10 pieds ; la *tente-abri* individuelle, la plus petite, formée de 4 morceaux de toile que l'on ajoute ensemble et affecte ainsi la forme d'un V renversé. Par des combinaisons elle peut servir au montage d'une grande tente par l'assemblage de plusieurs tentes-abris. Il suffit de 5 grandes perches et de 22 lais de tentes pourvus de boutonnières et de boutons sur les côtés pour construire une grande tente susceptible de recevoir 20 personnes couchées. La double paroi sera réalisée en fixant d'autres lais de tente, à l'intérieur aux montants de la charpente. Pour la construction de la charpente on peut tirer partie des arbres, des poteaux, des murs reliés entre eux par des cordes, des fils de fer, des perches. — Les abris de toile peuvent aussi être construits et préparés à l'avance, en segments transportables formant des charges du poids maximum de 25 kilos.

pour cela, recouvrir le sol sur lequel on se couche d'une toile goudronnée. Un petit lit pliant en toile, démontable, un cadre de marine suspendu à des supports démontables ou improvisés, constituent des modes de couchage par excellence pour les privilégiés qui ont la faculté d'emporter de gros bagages. Le complément indispensable de ce lit sera une moustiquaire tissée en gros fils serrés..... On la suspendra aux prolongements des montants ou des supports du lit, ou à la toiture elle-même, et on la bordera soigneusement...

« Le soldat ne peut emporter avec lui son lit de camp et ceux qu'il trouvera dans les villages indigènes sont malpropres. Il en sera donc réduit à coucher par terre, après avoir eu soin de se faire un lit de feuilles ou de paille bien sèches, par-dessus lesquelles il étendra une natte, sa couverture ou sa pèlerine imperméable. Il se protégera la tête au moyen d'un voile moustiquaire disposé de manière à ce qu'il ne s'applique pas étroitement sur la face. Des serpents pouvant se glisser dans la paille ou dans les feuilles, il y prendra garde, et, pour se débarrasser des puces qui pullulent dans le sol de certains pays (Nouvelle-Calédonie), il se sera muni de poudre insecticide (pyrèthre ou autre).

« Les malades auront un lit de camp, un brancard, ou un hamac suspendu (1). »

Dans les cases, les indigènes confectionnent très rapidement des lits de bambou (Tonkin) élevés de 0 m. 80 au-dessus du sol, matelassés d'une couche de paille, ou encore des taras (Dahomey), lits de camp fabriqués avec des nervures de palmiers disposées sur une charpente et ligaturées avec du rotin.

2° *Habitations temporaires semi-permanentes. — Baraques.*

(1) Dr A. Kermorgant et G. Reynaud, *loc. cit.*

Si le séjour doit être prolongé il faut une habitation offrant quelque confortable et protégeant mieux contre les intempéries et contre le sol. Suivant les ressources locales, cette habitation sera une baraque en bois, en briques, en torchis, ou pisé, ou une baraque démontable transportée d'Europe, en toile, carton étoupe ou toile.

Les villages indigènes, bien situés, peuvent être utilisés pour l'installation de ces stations, après avoir été débarrassés des broussailles, décombres, bas-fonds, fondrières, ordures, cases malpropres et après avoir été percés d'avenues permettant une libre circulation de l'air (Soudan). Les plus grandes cases, les magasins à riz, les anciennes pagodes (Tonkin) peuvent être utilisés avec profit. Une 2ᵉ toiture en paillote sera jetée par-dessus la 1ʳᵉ toiture en tuiles, suivant la pratique suivie avec succès au Tonkin.

L'utilisation des villages indigènes est pleine de dangers.

Types principaux de baraques démontables. — Les inventeurs ont multiplié les types ; les substances employées sont des plus variées.

La *baraque Espitalier*, employée au Dahomey, est composée essentiellement de plaques de carton comprimé, de 4 millimètres d'épaisseur, imperméabilisé (?). Elles comportent un matériel assez considérable de tiges de fer, arbalétriers, montants, longerons dont l'assemblage n'est pas sans difficultés très grandes pour des individus inexpérimentés (1). Longue de 20 mètres, large de 10 m. avec plancher élevé d'un mètre au-dessus du sol, pourvue d'une vérandah circulaire, elle a malheureusement pour toiture des plaques de tôle ondulée. Les murs sont faits d'une double paroi en *toile métallique* recouverte de *carton*. Le plafond en coco est séparé du toit par un espace triangulaire formant matelas d'air. L'aération se fait par 8 grandes portes.

(1) Dʳ Le Ray, *l'Expédition de Kong. (Arch. de médecine navale et coloniale,* septembre 1896).

Les murs de carton ne résistent pas aux pluies torrentielles de l'hivernage sous l'Equateur et ne forment qu'un
abri insuffisant contre la chaleur.

La *baraque Dœcker* est formée de 2 murailles principales, de 2 pignons, d'une toiture avec lanterneau. Les toits
sont faits de panneaux composés de *2 lames de feutre*,
séparées l'une de l'autre par un espace vide de 23 millimètres, recouvertes de toile jute ou de toile à voile imperméabilisée (?) sur la face externe avec de l'huile de lin
bouillante. Il n'y a pas à proprement parler de charpente,
les parois étant fixées par des rainures dans les planches en
bas et dans le pourtour du toit en haut, le tout consolidé
par des encoches, des crochets et maintenu par des fermes
reliés entre eux et avec le pignon. Ses ouvertures sont nombreuses; portes et fenêtres sont surmontées d'impostes et
deux lanterneaux complètent le système de ventilation.

L'expérience faite au Dahomey a montré que ces baraques étaient impropres à protéger contre la chaleur. Il a fallu
les recouvrir d'une seconde toiture en paille formant vérandah. C'est aussi une disposition à appliquer aux baraques Espitalier. D'autre part, le feutre des parois se laisse
imbiber. Elles sont insuffisamment élevées au-dessus du
sol et présentent une extrême fragilité qui ne leur permet-
trait pas de résister à un coup de vent.

La *baraque Ravenez*, formée d'une ossature en fer, et de
parois formées d'un matelas d'étoupe ou de varech compris
entre une toile imperméable à l'extérieur et une toile incombustible et lessivable à l'intérieur, possède un plafond en
forme de voûte représenté par la toile interne et un paillas-
son et séparé du faîtage par un espace vide utilisé pour la
ventilation. Mais cette baraque n'est pas surmontée d'un
lanterneau, n'a pas de vérandah, n'est pas élevée au-dessus
du sol. Son transport est difficile en raison de son grand
poids et du volume de ses pièces.

Les *baraques-tentes Tollet* constituent un abri très insuf-

6.

fisant contre la chaleur. La température, observée à l'intérieur, s'est élevée jusqu'à 32 et 35 degrés à la Côte d'Ivoire (Le Ray), jusqu'à 35° et 45° à Madagascar. Pour atténuer la chaleur sous cette tente, il faut la recouvrir d'un toit de paillote distant du faîte de 50 centimètres. Ce travail serait facile à exécuter si l'armature de la tente était munie sur la ligne de faîtage de trois ou quatre godets dans lesquels on implanterait des fourches destinées à supporter le toit d'une paillote (Le Ray, *loc. cit.*).

Les *baraques en tôle ondulée* sont encore plus dangereuses et ne peuvent être employées qu'en étant doublées d'une autre baraque en paille.

Aucun de ces produits de l'industrie européenne n'est suffisant pour protéger contre les chaleurs torrides des zones équatoriales, et pour résister aux pluies torrentielles et aux tornades de la saison pluvieuse.

Mieux vaut encore une case à la mode indigène, caï-nha des Laotiens, perchée sur des pilotis, cases en pisé des Soudanais avec plancher surélevé et large toiture en chaume.

Baraques fixes. — Si le séjour doit être prolongé il faut construire une baraque en bambous, en bois ou en briques, suivant les ressources locales. Elles seront à rez-de-chaussée élevé sur piliers ou pilotis, le plancher étant à 1 m. 50 de la terre; les murs seront à doubles parois. Le toit, très aigu pour favoriser l'écoulement des pluies, et pour résister aux coups de vent, sera double : un 1er toit en zinc, en carton bitumé, en planchettes (bardeaux) sera protégé par un 2e toit en chaume, en feuilles de latanier, etc., séparé du premier par un espace de 50 centim. de haut formant matelas d'air. Les toits déborderont les façades de 3 mètres pour protéger les vérandahs. Celles-ci, larges de 2 mètres au moins, feront le tour de l'habitation. La vérandah sera garnie de stores en toiles, de rideaux à glissières, ou mieux de nattes. Des fenêtres seront ouvertes sur 3 faces et la 4e face sera percée de portes-fenêtres. Un plafond en bois ou en nattes séparera les appartements de la toiture. Des ouvertures ménagées au haut des murs ou dans les pignons, et munies de persiennes, un lanterneau assureront la circulation de l'air. Le plafond sera à 4 mètres au-dessus du plancher de l'habitation.

Les dimensions intérieures des appartements doivent être telles qu'elles assurent un minimum de 4o mètres cubes *nets* à chaque habitant. Chaque chambre aura donc environ 4 mètres dans chaque dimension. Si l'habitation comprend plusieurs chambres à coucher, celles-ci s'ouvriront sur un couloir central ou 2 couloirs en croix de 3 mètres de large environ. A l'intersection des 2 couloirs pourra être dressée la table à manger (1).

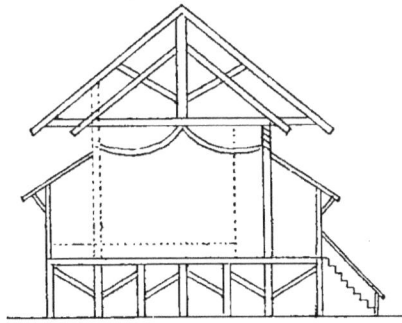

Coupe.

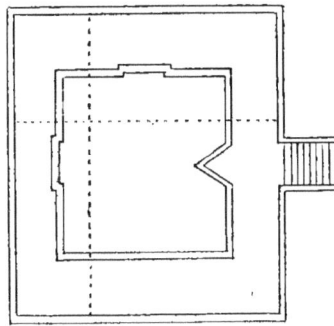

Plan.

Fig. 29. — Schema d'une baraque démontable.

Les appartements seront munis de lits de camps, fixes ou transportables, élevés de 6o à 8o centim. au-dessus du sol, faits de cadres garnis de toile, de bambous ou de nervures de palmier, matelassés de paille, *pourvus d'une moustiquaire*. Des hamacs constituent un bon mode de couchage.

Des hangars seront réservés pour y installer les cuisines, les écuries, les magasins. Des lieux d'aisances, avec tinettes mobiles sur brouettes, seront disposés sous le vent des baraquements. Les tinettes seront vidées chaque jour dans

(1) Dr Poskin, *l'Afrique équatoriale*, pp. 428-429.

des fosses, arrosées d'un lait de chaux et recouvertes de terre (fig. 29).

Lorsque l'argile est en abondance dans le pays et que les indigènes sont aptes à fabriquer des briques (Tonkin), de la poterie (Afrique Occidentale), il sera possible d'édifier rapidement des constructions avec murs en briques et toits en chaume comme certains officiers français ont su le faire au Tonkin avec les plus infimes ressources.

Les habitations coloniales des possessions françaises sont généralement, à l'heure actuelle, bien éloignées des types qui viennent d'être passés en revue. Elles ont trop souvent le caractère et les défauts des installations provisoires. Ce sont des établissements sans lendemain qui créent le malaise et poussent au départ. Les maisons coloniales doivent être, au contraire, capables de donner le bien-être indispensable à la conservation de la santé et aussi capables d'attacher l'Européen à sa nouvelle résidence, de l'y retenir, et de l'y rappeler. Faire ou choisir une bonne maison, c'est préparer une colonisation prospère et durable.

CHAPITRE III

ALIMENTATION

I. — Aliments solides

I. — Principes généraux qui régissent l'alimentation (1).

Les aliments que nous ingérons fournissent les matériaux nécessaires à l'*entretien* de notre corps, à son *accroissement*, à la *production de chaleur animale*, à la *production de travail*.

Ainsi les aliments représentent : 1° un *apport de matières;* 2° un *apport d'énergie*. Les principes alimentaires qui subviennent à ces deux ordres de besoins sont l'albumine, la graisse, les hydrocarbures, les sels et l'eau.

L'eau, les sels, une partie de l'albumine et de la graisse constituent les matériaux de structure réparant les pertes occasionnées par le fonctionnement de la machine animale. Ces éléments ne peuvent pas se substituer complètement l'un à l'autre et ne peuvent pas faire défaut.

Une autre partie très considérable de l'albumine, la majeure partie de la graisse ingérée et les substances hydrocarbonées (ou matières amylacées et sucrées) fournissent les aliments de la combustion qui se transforme, suivant

(1) Voir Gartner, *Précis d'hygiène publique*, traduit de l'allemand, Bruxelles, 1895 ; Dʳ A. Ricoux, *Valeur thermique de la ration alimentaire du soldat* (*Rev. d'hygiène*, mars 1899).

les besoins, en chaleur ou en travail : ce sont les véhicules de l'énergie. Ils peuvent être substitués l'un à l'autre dans une certaine mesure suivant leur valeur isodynamique.

La plus importante des dépenses de combustion de l'organisme chez l'homme et les animaux supérieurs est celle qui correspond au maintien de la température, c'est-à-dire à la production de chaleur. Une autre fraction, variable, apparaît sous forme de travail mécanique. Cette fraction est égale chez l'homme à environ 25 p. 100 du calorique total. Il se fait encore une dépense d'énergie sous forme de phénomènes électriques dans les muscles, les nerfs, etc., etc.

ÉLÉMENTS PRINCIPAUX DE L'ALIMENTATION. — L'*albumine* est le plus important des principes alimentaires. Elle appartient aux substances quaternaires. Elle nous est fournie par le règne végétal et le règne animal, l'albumine végétale étant plus riche en carbone. Elle est solubilisée par l'acte de la digestion. Dans certains cas, l'albumine se transforme en graisses dans l'économie.

Les *graisses*, de composition ternaire, sont désignées sous le nom de substances respiratoires ou thermogènes. Il en est d'origine animale et d'origine végétale. Pour passer dans les sucs nourriciers la graisse, se combinant avec un alcali, est émulsionnée ou saponifiée. Les acides gras libres peuvent être absorbés directement.

Les *hydrocarbures* sont des substances ternaires, dont les unes passent directement sans transformation dans les sucs nourriciers (maltose, dextrose, sucre de lait) ; d'autres sont préalablement transformées en dextrose ou maltose.

L'*eau* est indispensable, car elle entre pour 60 p. 100 dans la composition du corps et pour 78 p. 100 dans celle du sang. Elle provient des boissons, des aliments solides et aussi des décompositions opérées dans l'organisme.

Les *sels minéraux* (phosphates alcalins et terreux, combinaison du fer, de la soude, de la potasse, de la chaux, de

la magnésie avec les acides carbonique, sulfurique, chlorhydrique) existent dans les éléments d'un régime mixte en
suffisante quantité. Le chlorure de sodium est ajouté pendant la préparation des aliments.

La combinaison de ces éléments capable de satisfaire à
la fois le besoin de matériaux de réparations et le besoin
d'énergie représente la *ration dite d'entretien*. La *ration
dite de travail* demande une autre combinaison.

Combinaison des éléments organiques simples. —
Dans quelles proportions doivent-ils être combinés pour former une ration suffisante en Europe? Nous verrons ensuite
les modifications à introduire dans ces combinaisons pour
constituer les rations alimentaires dans les pays chauds.

L'action des aliments organiques, les seuls qui puissent
entrer en compte, peut être représentée par leur pouvoir
calorifique, puisqu'il est possible d'établir un rapport d'é-
quivalence entre la chaleur et le travail (1 calorie = 425
kilogrammètres) :

Ainsi 1 gramme d'albumine produit................ 4,1 calories
— — de graisse..................... 9,3 —
— — d'hydrate de carbone............ 4,1 —

Le besoin total de calories, pour un adulte en Europe,
peut être estimé, suivant les circonstances, aux taux suivants :

de 38 à 45 calories par kilogr. de poids vif, par 24 heures pour un travail normal (1).
de 50 à 70 calories par kilogr. de poids vifs, par 24 heures pour un
travail pénible.

La base de toutes les combinaisons à satisfaire ce besoin
de calories repose sur ce principe essentiel : *l'entretien de
la vie exige l'apport minimum de 1 gramme à 1 gramme 20 d'albumine par kilogr. de poids vif pour 24*

(1) A. Ricoux, *loc. cit.* — Debove, *Pathogénie et traitement de l'obé-
sité* (*Semaine médicale*, 13 mars 1901).— Maurel, *Influence des climats
et des saisons sur les dépenses de l'organisme* (*Arch. de médecine,*
nov.-fév. 1901).

heures. — Si cette proportion n'est pas conservée, l'organisme perd plus d'azote qu'il n'en reçoit et prélève sur ses réserves le complément d'albumine nécessaire quelle que soit l'abondance des deux autres éléments organiques. Au-dessus de ce minimum l'albumine peut être remplacée par des quantités *isodynames* (1) de graisse ou d'hydrocarbures sans rupture d'équilibre. Au-dessous la substitution n'est pas possible : il n'y a pas *isodynamie*.

La limite supérieure, variable suivant l'espèce, les habitudes, l'hérédité, le travail, peut atteindre 2 gr. 50 par kilogr. de poids et par 24 heures.

Lorsque l'albumine est donnée en surplus, avec des doses de graisses et d'hydrocarbures suffisantes pour la combustion et la production du travail, elle est fixée par l'organisme.

La gélatine peut tenir lieu d'albumine s'il s'agit de produire de la chaleur, mais non pour la constitution des tissus.

En ce qui concerne la formation et l'entretien des tissus les éléments qui concourent à ce rôle (albumine, graisse, eau, sels) ne peuvent pas se suppléer et ne doivent jamais être absents de l'alimentation.

La *graisse* et les *hydrocarbures* fourniront le complément de calories nécessaire à l'organisme ; soit, par exemple, 2106 calories pour un homme de 70 kilogr., ayant besoin de 2450 calories par jour (à raison de 35 calories par kilogr. et par 24 h.) et recevant le minimum d'albumine, soit 84 gr. par 24 heures, quantité équivalente à 344 calories.

Bien qu'une partie notable de la *graisse* puisse être remplacée par une quantité isodyname d'hydrocarbone, ou

(1) Les éléments organiques peuvent être substitués les uns aux autres dans cet apport des énergies caloriques jusqu'à un certain point. Cette loi de l'isodynamie peut être ainsi résumée :
    100 grammes d'albumine ;
    100   —   d'hydrate de carbone ;
    44,1   —   de graisse ;
sont isodynames, c'est-à-dire fournissent 410 calories (Rubner).

puisse être fournie en partie par l'albumine, cependant cet élément ne peut être supprimé parce qu'il sert à la formation des tissus. En cas d'insuffisance, l'organisme prélèverait sur ses propres tissus la graisse déficiente, jusqu'à 90 p. 100 dans l'inanition et lorsque les réserves de graisse seraient épuisées, l'emprunt serait fait aux albumines des organes, ce qui déterminerait une rapide déchéance.

Les *hydrocarbones*, par leur combustion très rapide après leur ingestion, fournissent la plus grande partie des calories nécessaires au travail. Ils épargnent la destruction des albumines de circulation et musculaire qui se produit pendant le travail si l'on ne fournit à l'homme que la quan_ tité d'albumine strictement nécessaire à l'entretien de la vie. Ils favorisent le dépôt de graisse dans les tissus, ils peuvent même se transformer en graisse et remplacer en partie les corps gras dans l'alimentation.

Les hydrocarbures constituent la source principale d'énergie (de 51 à 66 p. 100, au lieu de 10 à 20 p. 100 fournis par les albumines). C'est à eux que le travailleur a recours pour les grandes dépenses de force. Mais on ne peut pas pousser la ration des hydrates de carbone au delà d'une certaine limite imposée par le volume rapidement considérable du bol alimentaire et l'abondance des résidus susceptibles de produire des troubles digestifs. Les *graisses* peuvent fournir le complément d'énergie nécessaire. Elles possèdent, en effet, deux propriétés essentielles : leur puissance calorifique est considérable (9 calories 3 contre 4 calories 1 pour les autres éléments) ; et, en second lieu, elles sont consommées ordinairement à l'état de pureté presque complète sous la forme de beurre, d'huile, de saindoux. Leur digestibilité est telle qu'elles ne laissent à peu près aucun résidu (environ 5 p. 100 de déchet dans les excréments).

En raison du pouvoir calorifique élevé de la graisse, il pourrait y avoir inconvénient dans certaines circonstances à augmenter la proportion de cette substance dans la ration d'énergie. Le *sucre* peut lui être substitué, car il possède un pouvoir calorifique suffisant, constitue un aliment d'énergie et un aliment musculaire de 1er ordre, et, de plus, il ne laisse aucun déchet. M. Chauveau et ses élèves lui reconnaissent une valeur supérieure à celle des graisses et des albumines dans la production du travail mécanique. Des chevaux ont donné le travail maximum avec la ration la moins riche en principes azotés et la plus riche en sucre. Des expériences faites sur des chiens soumis à une course de 12 à 13 kilomètres, puis de 25 kilomètres, ont justifié cette appréciation.

Les expériences ergographiques de Schumberg ont prouvé que le sucre de canne fait augmenter rapidement la force des muscles quand la provision de nourriture, contenue dans le corps, est sur le point d'être épuisée par un travail excessif. En Allemagne, en Hollande, au cours des expéditions Hollandaises dans la contrée de Pidié [1], l'introduction du sucre dans l'alimentation du soldat a démontré que cet aliment faisait mieux supporter les fatigues de la marche, diminuait les sensations de la faim sans perte d'appétit, exerçait une influence favorable sur l'épuisement et le coup de chaleur et amenait une augmentation du poids du corps. Le sucre stimule autant que l'alcool, mais sans danger. Il est d'ailleurs utilisé journellement dans l'alimentation du bétail. Les indigènes de tous les pays aiment à mâcher la canne à sucre pendant la marche, sous le soleil, et font entrer le sucre pour une large part dans leur alimentation [2].

[1] M. Holwerda, médecin de l'armée indo-néerlandaise. Rapport sur les précautions à prendre pour les expéditions dans les pays chauds. Xe Congrès d'hygiène. Paris. 1900.

[2] Les rameurs de Palembang se donnent des forces en absorbant du sucre : d'autre part, la bonne santé des coolies, employés aux fabriques de sucre de Java, lesquels produisent beaucoup de travail musculaire et mangent beaucoup de sucre, est manifeste (Holwerda).

D'après les données précédentes, la ration d'éléments organiques simples nécessaire pour un homme de 70 kilogr. au repos, ayant besoin au minimum de 35 calories par kilog. de poids vif et par jour, soit 2.450 calories, pourra être pour 24 heures de :

Albumine......................	84 gr. =	344 calories,
Graisses......................	34 — =	325 —
Hydrates de carbones...........	434 — =	1781 —
	Total....	2450 —

La ration de *travail* évaluée en principes alimentaires, exigeant de 2.890 calories (marins français) à 3.100 calories et même 3.682 calories (ouvriers allemands), peut être ainsi fixée :

D'après :

	Albumine.	Graisse.	Hydrocarbures.	
Voit et Pettenkofer.	118 gr.	56 gr.	500 gr.	
Schindler..........	153 —	63 —	515 —	= 3324 calories.

Provenance des substances organiques élémentaires. — Les matières *albuminoïdes* d'origine animale contiennent un excès de toxines alimentaires, nuisibles aux voies digestives. Elles contiennent aussi une abondance de graisse défavorable à plus d'un titre. Cependant, la part d'albumine à demander au règne animal ne doit jamais être inférieure au 1/3 de la ration totale, car il n'est pas démontré que l'albumine végétale ait une valeur nutritive égale à celle de l'albumine animale (1).

Les *graisses* d'origine végétale, telles que l'huile de palme, le beurre de karité, en usage dans l'Afrique occidentale, sont mieux supportées que celles d'origine animale.

Si l'on considère la grande quantité de *substances hydrocarbonées* qui entrent dans la nourriture de l'homme, on peut dire que celui-ci est surtout végétarien. Les 500 gram-

(1) Kermorgant et G. Reynaud, *Annales d'hyg. et de méd. colon.*, 1900.

mes d'hydrocarbures nécessaires pour constituer la ration se trouvent contenus, par exemple, dans 5oo gr. de pain, 5oo gr. de pommes de terre, 15o gr. de pois, et par une proportion de sucre qui ne laisse aucun déchet. Si l'on voulait faire le total de la ration avec des aliments végétaux on produirait une augmentation considérable de la masse alimentaire.

II. — Fixation de la ration pour les pays chauds.

Les données précédentes permettent de fixer approximativement les rations nécessaires à l'entretien de la vie et au travail dans les pays chauds. Il faut tenir compte dans ces évaluations des conditions nouvelles créées par le climat et aussi des pratiques des indigènes et des Européens indigénisés.

La somme d'aliments destinés à fournir de la chaleur et du travail paraît, *a priori*, devoir être moindre dans les pays chauds que dans les pays tempérés, puisque l'organisme n'aura pas à faire face à une déperdition incessante de calorique par rayonnement ou par contact, l'atmosphère ayant une température très voisine de celle du corps, et aussi parce que l'activité physique des Européens est généralement diminuée.

Les populations de couleur et les Européens indigénisés (Antilles, Guyane, Réunion) ont une alimentation moins copieuse que celle des Européens si sujets à des troubles digestifs répétés qui sont communément le résultat de la surcharge alimentaire. Les indigènes se nourrissent en très grande partie de végétaux. Annamites, Cambodgiens, Chinois ont une alimentation riche en féculents et relativement pauvre en substances azotées. Celles-ci n'arrivent pas à 1 gr. par kilogr. d'adulte et les substances ternaires forment environ un total de 4 grammes. La moyenne en calories ne dépasserait pas 25 à 3o calories par kilogr. de poids vif (Maurel).

A Massaouah, dans la région basse de l'Abyssinie, les hommes au repos ont une ration de 1.850 calories; les travailleurs ont une ration de 2.300 calories. Les femmes, d'un poids moyen de 53 k. 200 ont une ration de 2.400 calories, soit 45 calories par kilogr., régime excessif qui les conduit rapidement à l'embonpoint (Lapicque) (1).

La valeur des rations de 2 groupes de Javanais, à Singapour, l'un formé de domestiques, l'autre de pagayeurs, a été évaluée par Lapicque à 60 gr. d'albuminoïdes, 30 gr. de graisse et 375 gr. d'amidon, donnant un total de 2.070 calories. Si de ces rations on soustrait 450 calories représentant le travail accompli et l'exagération de la radiation cutanée chez ces hommes à la peau presque entièrement nue, on arrive à une ration d'entretien de 31 à 34 calories par kilogr.

Les populations de l'Inde et de l'Afrique sont aussi sobres que les Javanais et les Annamites.

Il n'en est pas de même de la population de Madagascar qui a du bœuf en abondance, non plus que des populations colorées des Antilles et de la Réunion, qui ont une alimentation azotée se rapprochant beaucoup de celle des Européens.

Avec leur régime généralement très sobre et pauvre en substances azotées, les indigènes font face aux dépenses d'entretien et même aux dépenses de travail, *travail très modéré*, auquel ils se livrent. Il semble donc qu'il soit désirable de se rapprocher du taux des rations indigènes, en tant que valeur calorifique, si l'on recherche l'indigénisation qui est l'objectif de bon nombre d'hygiénistes coloniaux.

D'une manière générale les rations alimentaires des habitants des pays chauds doivent satisfaire à ces trois indications principales :

(1) Lapicque, *Régime alimentaire des Abyssins et des Malais* (Société de Biologie, 4 mars 1893-3 février 1894).

1° Contenir des aliments (ternaires ou azotés) produisant moins de calories qu'en Europe ;

2° Contenir une proportion d'aliments azotés, facilement assimilables, toujours supérieure au minimum indispensable ;

3° Nécessiter un faible travail digestif.

Ration d'entretien des Européens. — Les recherches faites sur les dépenses comparées de l'organisme soumis à de hautes ou à de basses températures et calculées d'après le taux de l'oxygène absorbé et de l'acide carbonique exhalé, d'après les dépenses d'urée ou d'après les données de la calorimétrie directe, nous apprennent que, dans tous les cas, les dépenses de l'organisme sont plus élevées par les basses températures que par les hautes. Il y a donc lieu de diminuer les aliments azotés quand la température s'abaisse sans toutefois que la ration d'albuminoïdes soit inférieure à 1 gr. 20 par kilogr., dose reconnue comme le minimum indispensable.

L'exagération des aliments azotés provoque des troubles digestifs, l'exagération de volume et de fonction dans la glande hépatique, l'augmentation du tissu musculaire, et du chiffre des hématies (Maurel).

Les dépenses de chaleur et de travail étant diminuées, la proportion des aliments ternaires qui fournissent le plus de calorique, c'est-à-dire des *graisses* et de l'alcool, sera diminuée tout en tenant compte des habitudes alimentaires des individus de chaque race. Elle ne devra jamais dépasser la proportion de 1 gr. de graisse et de 0 gr. 50 d'alcool par kilogr. de poids. Une plus forte dose de graisse expose à des indigestions (Maurel).

Les hydrocarbones donneront le complément de calories nécessaires : une proportion de 2 gr. 50 à 3 gr. 50 d'hydrocarbures par kilogr. donnant, pour un homme de 70 kilog., une ration de 2.100 ou 2.450 calories, suivant qu'il s'agit de la saison chaude ou de la saison fraîche est jugée suffisante

(Maurel) (1). La proportion des azotés et des ternaires, pris dans leur ensemble, doit être de 1 à 4. Il n'est que de 1 à 5 dans le lait de femme.

La répartition des aliments simples et la ration de calories pour la ration d'entretien dans les pays chauds peut être établie ainsi qu'il suit, d'après Maurel, dans les différentes zones et suivant le poids des individus.

	Nombre de calories par kilogr.	Hommes			Répartition des aliments simples par kilogr. d'adulte			
		de 60 kil.	de 70 kil.	de 80 kil.	Azotés	Ternaires		
						Graisses	Alcool	hydrocarbones
		calor.	calor.	calor.	gr.	gr.	gr.	gr.
1° saison chaude des pays intertropicaux et tropicaux. Température moyenne mensuelle de 25° à 30°.	30	1800	2100	2400	1,25	0,75	0,50	3,55
						Total des ternaires : 4,80		
2° saison fraîche des pays intertropicaux.......... Température moyenne mensuelle de 20° à 25°.	35	2100	2450	2800	1,50	0,75	0,50	4,20
						Total des ternaires : 5,55		
3° saison fraîche des pays tropicaux et pré-tropicaux... Température moyenne mensuelle de 18° à 20°.	38	2280	2660	3040	1,75	0,75	0,50	5,30
						Total des ternaires : 6,55		

Ces fixations donnent un chiffre de calories suffisamment rapproché de celui que donne l'analyse des rations alimentaires librement choisies par les indigènes.

Le séjour dans un sanatorium d'altitude doit être assimilé au séjour en pays tempéré et nécessite l'allocation de la ration de travail.

Rations de travail.—L'exécution d'un travail modéré ou fort nécessite une ration spéciale. Il en est de même des besoins créés par la croissance, la grossesse, l'allaitement.

(1) Rattray demandait 90 gr. de principes azotés et 360 à 429 d'hydrocarbures (*Arch. de méd. navale*, 1869, t. XII, pp. 370 et suiv.).

La quantité d'aliments nécessaire pour une ration de travail se compose : 1º d'une partie fixe correspondant à la ration d'entretien ; 2º d'une partie variable représentant le nombre de calories dépensées par le travail, égale à 1/6 de la ration d'entretien (soit 300 à 400 calories) si le travail est modéré, à 2/6e (soit 600 à 800 calories) si le travail est fort.

S'il est vrai que les dépenses de travail, dues en partie aux pertes de calorique par rayonnement, sont diminuées de ce fait dans les pays chauds, il y a lieu de considérer cependant que des modifications fonctionnelles ont accru les dépenses de l'organisme : exagération des sécrétions cutanées capables, par leur répétition et leur abondance, de causer l'épuisement et la fatigue (Jousset) (1); urines se chargeant d'albumine, de sucre de graisse, sous l'effet de la chaleur (Bouchardat); dépense d'énergie nerveuse plus grande certainement, quoique d'une évaluation impossible.

La preuve de cette exagération de dépenses est donnée par la mortalité qui frappe les hommes de couleur lorsqu'ils sont soumis à des travaux prolongés en conservant leur alimentation habituelle. Les maladies de misère, béribéri, tuberculose, typhus, dysenterie, anémie, viennent les frapper : elles disparaissent dès qu'on leur donne une nourriture qui se rapproche de celle des Européens. Des faits de ce genre ont été constatés sur les travailleurs noirs au Congo Belge (Bourguignon, Dryepond, Firket), sur les soldats noirs à Java, et par nous sur les coolies annamites en Indo-Chine, sur les Indiens et sur les Cafres engagés comme travailleurs aux Antilles, à la Guyane, à la Réunion. — Les marins japonais étaient atteints de béribéri dans la proportion de 231 à 404 pour 1000 (246 décès en 6 ans) lorsque leur ration ne comprenait que du riz et du poisson sec. Le nombre des cas descend à 1 p. mille lorsque la

(1) Voir : tome I ; chap. IV, l'influence des climats chauds sur l'organisme.

ration comprend de la viande, du lait, des céréales très azotées et moins de riz. (Le nombre des décès n'est que 11 en onze ans, malgré l'augmentation des effectifs).

Si les indigènes ont une nourriture ordinairement pauvre, cela tient à leur paresse et aussi à ce qu'ils se livrent rarement à des travaux prolongés ou exigeant de grands efforts.

D'ailleurs, contrairement à la légende qui les représente comme se nourrissant de riz et de poisson, les Annamites, lorsqu'ils le peuvent, font entrer une notable quantité de viande (bœuf, buffle, porc ou volaille) dans leur alimentation. Tous les indigènes emploient de grandes quantités de graisses dans la préparation de leurs mets : *mantèque* ou beurre liquide des Indiens; *huile de palme* des noirs africains (Dahomey, côte d'Ivoire); kari des Chinois, Indiens et Annamites.

La ration d'entretien doit donc être majorée d'une quantité notable de calories pour un travail modéré et de 600 calories pour un travail fort. Les aliments ternaires, en particulier le sucre, fourniront la plus grande part de ce supplément de calories : leur augmentation sera de 1/5e, tandis que celle des azotés ne sera que de 1/10e. Évaluées en aliments simples, les rations d'énergie seront les suivantes :

	Nombre de calories par kilogr.		Hommes			Répartition des aliments simples par kilogr. d'adulte			
			de 60 kil.	de 70 kil.	de 80 kil.	Azotés	Ternaires		
							Graisses	Alcool	Hyd. carbones
			calor.	calor.	calor.	gr.	gr.	gr.	gr.
1° saison chaude des pays intertropicaux et tropicaux. Températ. moyenne : 25° à 30°.	36	Travail modéré	2160	2500	2880	1,50	0,75	0,50	4,30
	40	Travail excessif	2400	2800	3200	1,75	0,75	0,50	4,98

7.

	Nombre de calories par kilogr.	Hommes			Répartition des aliments simples par kilogr. d'adulte			
		de 60 kil.	de 70 kil.	de 80 kil.	Azotés	Ternaires		
						Graisses	Alcool	Hydrocar-bones
		calor.	calor.	calor.	gr.	gr.	gr.	gr.
2° Saison fraîche des pays inter-tropicaux. Températ. moyenne : 20° à 25°.	40 {Travail modéré	2400	2800	3200	1,75	0,75	0,50	4,98
	45 {Travail excessif	2700	3150	3600	2,00	0,75	0,50	5,91
3° Saison fraîche des pays tropi-caux et pré-tro-picaux. Températ. moyenne : 18° à 20°	43 {Travail modéré	2600	3030	3460	2,00	0,75	0,50	5,90
	48 {Travail excessif	2900	3380	3860	2,25	0,75	0,50	6,40

La masse des hydrocarbures s'accroît rapidement; elle serait trop considérable si on ne prenait pas le soin de substituer une certaine quantité d'hydrocarbures solubles, tels que le sucre de canne, à une quantité d'hydrocarbures insolubles tels que les légumes et le pain.

Evaluation des rations en aliments ordinaires.— Il est des règles générales applicables à toutes les rations :

1° Les deux repas principaux doivent se composer de 2 plats seulement pour éviter la surproduction de calories et, comme conséquence, la surnutrition, la pléthore, l'in-suffisance hépatique, etc. ;

2° L'un des plats sera composé d'aliments d'origine ani-male, l'autre d'aliments d'origine végétale;

3° Les boissons de table ne doivent pas contenir plus de 40 gr. d'alcool;

4° L'eau ingérée sera en quantité suffisante pour que la quantité d'urine émise, soit environ de 20 cc. par kilogr. de poids réel;

5° Les fruits frais et légumes frais seront préférés aux mêmes aliments secs.

Les menus suivants correspondent approximativement aux indications qui précèdent.

Repas journaliers pour un adulte de 60 kilogr. (travail modéré).

1er REPAS 1er Déjeuner	2e REPAS 2e Déjeuner ou repas de midi	3e REPAS Diner ou repas du soir

Pain....... 50 gr.
Infusion de
  café...... 100 —
Lait....... 100 —
Sucre...... 10 —
 	
Valeur : 245 calories
	Œufs....... nomb. 2
	ou
	Poisson..... 120 gr.
	ou
	Viande de
	  boucherie.. 100 —
	ou
	Volaille..... 100 —
	Légumes frais 150 —
	ou
	Légumes secs 50 —
	Fruits frais.. 150 —
	ou
	Fruits secs... 50 —
	Pain....... 150 —
	Vin......... 25 cent.
	
	Valeur : 1160 calories
		Un potage.
		Viande de
		  boucherie.. 80 gr.
		ou
		Volaille...... 150 —
		Légumes frais 150 —
		Fruits frais.. 50 —
		Vin......... 25 cent.
		Pain........ 100 gr
		
		Valeur : 760 calories

Avec cette ration comme type, il est facile de composer la ration nécessaire pour un travail modéré dans la saison fraîche (3e type). Le total nécessaire en calories étant de 2.600 pour un adulte de 60 kilos, la différence de 440 calories sera comblée, par exemple, par l'addition de *50 gr. de pain* (120 calories), *25 gr. de fromage* à chaque repas (200 calories); *30 à 35 gr.* de légumes secs (85 calories); quelques hors-d'œuvre, sardines, thons (35 calories); ou, plus simplement, on augmentera la ration de 50 gr. de pain, 25 gr. de fromage et 20 centilitr. de lait.

Rations militaires. — Quand il s'agit d'une collectivité d'hommes dont le poids est très variable de l'un à l'autre, il est impossible de fixer l'alimentation par kilogr. de poids. On se contente d'établir une ration-type correspondant, au moins, aux besoins de l'organisme d'un homme de 65 kilogr., susceptible d'être modifiée par des adjonctions ou des substitutions ou des diminutions suivant les circonstances, les ressources locales, se prêtant au transport, à la conservation en grands approvisionnements et aux distributions rapides et respectant les goûts des éléments si divers qui composent les collectivités militaires.

Il est utile de formuler une *ration de paix* ou de garnison et une *ration de guerre* (ou d'extrême énergie) pour les Européens et des rations correspondantes pour les indigènes.

a) Rations des soldats européens (armée française coloniale).

1° RATION DE PAIX (1)		2° RATION DE GUERRE (2)	
Viande fraîche........	3oo gr.	Pain.................	75o gr.
ou		Viande fraîche........	5oo —
Lard..........	200 —	*ou*	
ou		Poisson.........	3oo —
Endaubage......	200 —	*ou*	
ou		Conserves.......	200 —
Fromage........	200 —	Vin.................	5o cent.
ou		Légumes { Riz.......	40 gr.
Morue..........	120 —	secs { Haricots (ou	
Fayols ou pois........	120 —	lentilles)..	3o —
Mélange d'équipage (julienne).............	18 —	Légumes frais........	45o —
Vin.................	46 cent.	Graisse.............	2o —
Pain.................	75o gr.	Café...............	5o —
Substitution { *ou* Biscuit.	55o —	Thé.................	10 —
Café...............	20 —	Sucre...............	6o —
Cassonade..........	25 —	Sel.................	3o —
Eau-de-vie..........	6 cent.	Accessoires :	
Oseille..............	10 gr.	Condiments (achards, poivre, piments, huile, vinaigre).	
Subst. { *ou* Choucroûte.....	20 —	Légumes pour la soupe ou julienne.	
Sel.................	22 —	Fruits à l'occasion.	
Graisse.............	20 —		
Valeur = 2,800 calories environ contient { 23,45 d'azote. { 368,10 de carbone.		Valeur totale : Albumine = 159 ×4.1= 651 cal. Graisses = 37,35×9.3= 347 — Hydrocarbones =547,05×4,1=2242 — Total en calories. =3240 —	

(1) Cette ration semblable à celle du marin embarqué serait avantageusement modifiée par la suppression de l'eau-de-vie et la substitution de légumes et de fruits frais, de sucre à une proportion équivalente de pain et de légumes secs qui sont trop abondants.

(2) C'est une ration à peu près égale en calories aux rations moyennes

b) RATION DES INDIGÈNES. RATION D'ÉNERGIE. — Variée suivant les origines des soldats ou coolies indigènes, cette ration devra être substantielle, car elle doit faire face à des dépenses d'énergie très accrues. La mortalité des indigènes s'élève ou s'abaisse suivant que leur alimentation est soignée ou négligée :

Pain....................	750 gr.	Accessoires :
ou		
Substitution { Riz.................	800 —	*Condiments :*
ou		(Piments, pili-pili, kari).
Mil.......	500 —	
ou		
Maïs...............	500 —	*Fruits frais.*
ou		
Manioc.............	500 —	
Viande fraîche.............	400 —	Légumes frais
ou		(Ignames, taros, ma-
Substit. { Poisson salé..........	250 —	nioc, etc.).
ou		
Viande salée........	250 —	
Graisse.................	20 —	
Haricots.................	120 —	
ou		
Substitution { Riz................	300 —	
ou		
Fèves..............	120 —	
ou		
Mil.................	250 —	
Sel.....................	30 —	
Sucre cassonade...........	60 —	
Café.....................	30 —	
Substitution { *ou* Thé........	15 —	

III. — Aliments en particulier.

S'il est bon de savoir combien il faut manger, il ne l'est pas moins de connaître les espèces et les formes d'aliments les meilleures et les ressources que l'Européen peut trouver dans les plus importantes de nos colonies.

d'alimentation variée usitées pour les troupes françaises en Europe (ration de Schindler = 3.325 calories). Cette abondance des albumi- noïdes est utile pour les Européens en expédition qui ont à faire de grandes dépenses d'énergie.

a) Aliments d'origine animale.

Viandes (1). — Sous le nom de viandes on comprend non seulement les muscles avec la graisse, les vaisseaux, les nerfs, le tissu conjonctif, mais aussi les tendons et les os qui représentent 12 p. 100 du poids total. La quantité de graisse varie d'après l'espèce et le degré d'engraissage. La chair des jeunes animaux contient moins d'albumine et plus de graisse que les autres.

La viande utilisée dans un bœuf varie de 60 à 80 p. 100 suivant le point d'engraissement (Gärtner). Les bœufs abattus après une traversée ou encore les bêtes fatiguées par une marche prolongée à la suite d'une colonne dans les pays chauds donnent des viandes échauffées, ne fournissant que 20 à 30 p. 100 de parties mangeables au lieu de 60 p. 100, rendement normal en Europe.

Les parties des animaux connues sous le nom d'abats comprennent la langue, les reins, etc., elles contiennent environ 2 p. 100 d'albumine en moins que la viande. Elles peuvent être utilisées pour l'alimentation. Les os, qui contiennent 20 p. 100 de graisse et de 15 à 50 p. 100 de tissu transformable en gélatine, sont utilisables pour faire de la soupe très nourrissante si on y ajoute du pain, des légumes, des pâtes alimentaires.

a) *Bœuf.* — De toutes les viandes de boucherie, celle de bœuf est la plus précieuse pour l'alimentation azotée. D'après Meinert, sa puissance en calories et en éléments nutritifs serait la suivante :

Azote.............................	3,00
Carbone...........................	11,00
Graisse...........................	2,00
Calories pour 1 gramme............	5,431

(1) Composition chimique de la viande, la graisse étant enlevée :
Eau = 76 p. 100.

Substance sèche = 24 p. 100 { 20 p. 100 { albumine. / gélatine. } 1 p. 100 graisse. / 3 p. 100 cendres. }

Composition à peu près semblable dans toutes les espèces.

Pour éviter la satiété ou le dégoût prompts à se produire dans les pays chauds, il faut associer la viande de bœuf à des légumes frais.

Dans toutes les colonies on trouve des bœufs en suffisante quantité pour avoir de la viande fraîche. La qualité laisse parfois à désirer.

La production de bœufs est assez abondante dans l'*île de Madagascar* pour alimenter les régions voisines. On trouve surtout des bœufs à bosse.

En Nouvelle-Calédonie, également, l'élevage du bœuf a donné d'excellents résultats, tant pour la qualité que pour la quantité, et l'excédent de production a été suffisant pour justifier la création d'une usine de conserve de viande.

Dans la presqu'île Indo-Chinoise, en dehors du buffle, dont la viande dure et coriace est impropre à la consommation, on trouve, comme dans l'Inde, le petit bœuf à bosse qui fournit une assez bonne viande de boucherie.

Les grandes Antilles Espagnoles et le Venezuela approvisionnent de bœufs les petites Antilles. Nourris pendant quelque temps sur les excellents pâturages de ces îles, ils donnent de la viande de bonne qualité. Les bœufs fournis à la Guyane par l'Orénoque et le Brésil sont ordinairement de qualité médiocre.

Le haut Soudan fournit des troupeaux au Sénégal et à la côte du golfe de Guinée. Les races Bambara et Mandingue, faciles à engraisser, fournissent la meilleure viande. Les vaches laitières de cette espèce donnent jusqu'à 6 et 8 litres de lait, ce qui est exceptionnel dans les pays chauds où la quantité de lait donnée par une vache laitière n'est en moyenne que de 3 à 4 litres. Les bœufs du Bambouk et du Diafoundou sont les plus mauvais : la chair est pâle, maigre, d'une saveur peu agréable et assez coriace. On a signalé parmi les bœufs du Soudan la tuberculose (15 p. 100); le paludisme (25 p. 100). Ces deux affections se rencontrent d'ailleurs dans les troupeaux de tous les pays paludéens.

b) *Moutons ou chèvres*. — Le *mouton* fournit une viande d'un rouge vif, ferme, à odeur fraîche possédant une graisse intérieure blanche et ferme et dégageant à la cuisson une saveur aromatique. Il est assez abondant à Madagascar, dans le Soudan et le haut Dahomey, en Nouvelle-Calédonie, dans quelques Antilles. Mais dans la zone équatoriale il est généralement importé. Ceux du Soudan et du Dahomey sont de qualité un peu inférieure. Nulle part les indigènes n'en pratiquent l'élevage régulier. Au Soudan ils conservent les moutons pour fêter la Tabaski (Laffont).

C'est une viande inférieure au bœuf au point de vue de la puissance nutritive, mais elle a l'avantage de n'être pas atteinte de ladrerie.

La *chèvre* fournit une viande d'un rouge noir, ferme, dure et coriace, à grain grossier, d'une odeur légèrement musquée, ayant une graisse intérieure d'un blanc jaunâtre dégageant, à la cuisson, une saveur musquée peu agréable. On la rencontre indistinctement dans toutes les colonies où elle constitue parfois une précieuse ressource.

c) *Porc*. — On en trouve partout et sa viande est d'une consommation générale. Blanche ou rose, molle ou onctueuse, résistante, sa viande possède une graisse de couverture épaisse et une graisse intérieure blanche ou rosée, molle et très abondante. Elle dégage, par la cuisson, une odeur aromatique.

L'élevage du cochon est particulièrement développé en Indo-Chine. L'espèce tonkinoise est velue, noirâtre, son abdomen est traînant; les pattes sont basses. L'espèce qui vit en Nouvelle-Calédonie et à Bourbon est également noirâtre et velue, mais elle est haute sur pattes. La nourriture des porcs dans ces colonies est moins que soignée. Ils mangent toutes les ordures de la rue; ils sont, avec les chiens, les principaux agents de la voirie. La ladrerie est extrêmement fréquente, le rouget est aussi observé parmi eux. L'abatage se faisant partout sans surveillance, c'est dire qu'il faut être sobre de cette viande dont les indigènes font un de leurs aliments les plus habituels. Quoique la chair soit un peu moins grasse que celle du cochon d'Europe, elle contient encore une proportion de graisse assez forte pour fournir un nombre excessif de calories et être d'une digestibilité difficile.

d) *Volailles, gibiers divers.* — Les *volailles* constituent la grande ressource alimentaire des colonies. On trouve partout en abondance des poules, poulets, canards, oies, dindes, pintades. A l'exception des oies et des canards, dont la chair grasse et huileuse ne peut être consommée qu'en minimes quantités ; les autres volailles fournissent à bon marché une viande de digestion facile, moins altérable et moins toxique que les viandes de boucherie.

On trouve quelquefois des abcès dans le foie de volailles ayant fort belle apparence : c'est une cause de rejet de toute la bête.

Les *gibiers* sont variés et abondants dans les pays chauds (1). Ils exposent l'Européen à un double danger en l'attirant à la chasse et excitant à une consommation exagérée de ces viandes. Le gibier doit être consommé exceptionnellement quand il est frais et non faisandé. Sa chair est plus excitante et plus riche en toxines que les autres. Cependant cette ressource alimentaire est parfois précieuse et toujours agréable.

ACCIDENTS CAUSÉS PAR L'USAGE DES VIANDES. — Les vian-

(1) Le sanglier, le cerf, l'élan, le daim, etc., sont communs en Asie, en Afrique, en Amérique. Les canards, oies, dindons sauvages, bécassines, coqs, faisans, perdrix, etc., etc., y sont aussi très abondants, particulièrement en Indo-Chine; le Sénégal et le Soudan sont riches en gibier de toutes sortes : antilopes, gazelles, sangliers, lièvres, outardes, perdrix, pintades, bécassines, etc., etc.

des peuvent occasionner des maladies parasitaires, des infections et des intoxications.

1. **Maladies parasitaires.** — a) *Par les entozoaires.*
— *Trichines.* — Ces petits vers nématodes se rencontrent à l'état larvaire dans la viande du porc qui les prend des rats et des souris qu'il dévore. Ces larves enkystées pénètrent dans l'intestin avec la viande de porc ingérée, sont mis en liberté et se multiplient prodigieusement (1 femelle peut produire 1 millier d'embryons) et les embryons, traversant la paroi intestinale, vont s'enkyster à l'état larvaire dans les muscles. La trichinose ainsi constituée est rare dans les pays chauds. La simple ébullition dans une marmite et la salaison suffisent pour s'en préserver. Les trichines sont tuées par une température de 55°.

Ladrerie et tænias. — Par l'usage de la viande l'homme peut contracter le *tænia solium ou armé*, le *tænia medio-canellata* ou *inerme*, le *botriocephalus latus.*

La larve ou cysticerque du *tænia solium* habite la viande du porc atteint de ladrerie en ingérant des œufs de tænia solium expulsés avec les matières fécales de l'homme répandues sur les fumiers, dans les champs. Les larves se présentent dans la viande de porc sous la forme de petites vésicules blanches elliptiques, de la grosseur d'un petit pois, faisant saillie lorsqu'on presse sur son pourtour; sur cette vésicule apparaît un petit point blanchâtre qui constitue la tête du cysticerque, semblable à celle du tænia adulte. Le scolex ainsi constitué, ingéré avec la viande, devient libre dans le tube digestif de l'homme et prend la forme d'un vers rubané dont la tête est pourvue de 4 ventouses et d'une couronne de crochets. Il peut se loger dans les tissus de l'homme et provoquer exceptionnellement la ladrerie. Sa fréquence, qui varie de 1,60 à 10 p. 100 en France, peut être évaluée à 25 ou 30 dans les pays chauds.

La larve ou le cysticerque du *tænia mediocanellata* habite la viande de bœuf ; plus petit que le tænia armé, il a une tête pourvue de 4 ventouses, mais sans crochets. Il est d'une extrême fréquence dans les pays chauds en particulier en Abyssinie où les indigènes ont l'habitude de manger la viande de bœuf crue et encore palpitante. Aussi les Abyssins ont presque tous le tœnia et s'administrent une fois par mois de la poudre de feuilles et de fleurs de kousso, mélangée à du miel.

Le cysticerque du *bothriocéphale* existe dans différentes espèces de poissons. Le ver a des anneaux courts et larges.

La *prophylaxie* des tœnias et de la ladrerie consiste dans la surveillance des animaux abattus, dans le rejet des viandes sur lesquelles on trouve des cysticerques ou qui ont une couleur claire et un aspect œdémateux, enfin et surtout par la cuisson complète de la viande et de la charcuterie, après la division en morceaux peu volumineux.

Les porcs et les bœufs seront nourris et logés proprement.

La graisse *fondue* des animaux ladres peut être utilisée sans restriction. Les autres parties de l'animal peuvent servir à la fabrication de produits chimiques.

Les animaux fortement infestés doivent être détruits.

2. **Maladies infectieuses.** — a) *Actinomycose.* — Le microorganisme qui détermine cette maladie se trouve dans la chair des bœufs et des porcs où il forme des abcès, des cavités purulentes renfermant du pus au milieu duquel on voit des petits grains jaunes, constitués par des filaments et les massues du champignon actinomyces. Il se transmet à l'homme à la faveur de la plus petite érosion de la peau [1]. Les parties de l'animal atteintes doivent au moins être largement éliminées.

b) *Tuberculose* (ou pommelière, ou maladie perlée). — Cette maladie, très fréquente, atteint les bovidés dans la proportion de 4 p. 100 en France (et même 20 et 50 p. 100 dans certaines régions et étables); moins fréquente en Algérie,

[1] Voy. *Traité de médecine*, publié sous la direction de Brouardel et Gilbert, tome II, art. Actinomycose.

elle atteint au Soudan les proportions de 25 à 40 p. 100, parmi les bœufs vivant en troupeaux. Les veaux sont rarement atteints (1 sur 10.000, Gärtner). Chez le porc les tubercules se rencontrent surtout dans le foie. Le mouton a une faible réceptivité. Le cheval et la chèvre jouissent d'une immunité à peu près complète.

Les tubercules atteignant fréquemment un gros volume, l'infection sera aisément diagnostiquée. Le tubercule se présente ordinairement sous l'aspect de masses dures, parfois crétacées, pouvant atteindre le volume *d'une pomme* dans les poumons, se rencontrant à la surface des plèvres, dans l'épaisseur des ganglions, rarement dans les os. Les muscles des régions riches en lymphatiques (région carotidienne, bavette d'aloyau, gîte à la noix, diaphragme, poumon), le sang, au moment des poussées aiguës, sont particulièrement dangereux.

La viande d'un animal tuberculeux peut être de très bonne apparence, la maladie étant compatible avec l'embonpoint. Mais chez les animaux âgés, chez les vaches, la tuberculose détermine la maigreur et la véritable phtisie.

Doit-on rejeter de l'alimentation la chair d'un animal tuberculeux ? Malgré les déclarations de Koch, soutenant que la tuberculose des bovidés n'est pas transmissible à l'homme, le Congrès de Londres (22 au 26 juillet 1901) a adopté cette conclusion : « Les médecins sanitaires doivent continuer à user des pouvoirs qui leur sont conférés et à ne pas se relâcher de leurs efforts pour prévenir l'extension de la tuberculose par l'emploi du lait et de la viande. »

Il n'est pas nécessaire de refuser toujours la viande d'un animal tuberculeux ; il est dangereux de ne la refuser que si la tuberculose est généralisée. En principe, il faut refuser autant que possible ; mais il ne faut pas oublier que la viande des animaux tuberculeux n'est que rarement et faiblement dangereuse et que, d'autre part, la saisie totale des animaux tuberculeux est une cause de ruine pour les éle-

veurs et les bouchers en raison de la proportion considérable des animaux infectés (Nocard). Donc si la viande est
rare, il faut faire la part de la nécessité.

La viande tuberculeuse peut produire la contamination
si elle est ingérée crue. La cuisson fait disparaître à peu
près complètement tout danger d'infection. Il est bon de
débarrasser préalablement la viande des ganglions lymphatiques où s'accumulent les bacilles.

Les viandes provenant d'animaux tuberculeux maigres
seront considérées comme nuisibles. Mais, par contre, celles
qui proviennent d'animaux en bon état pourront être consommées après élimination de l'organe ou des organes contenus dans une même cavité viscérale qui sont atteints de
tuberculose et après cuisson prolongée.

c) *Charbon*. — Il en est de deux sortes : le *bactéridien*
ou *fièvre charbonneuse* et le *bactérien* ou *charbon symptomatique*.

La *fièvre charbonneuse* (sang de rate du mouton) est
due à une bactéridie et caractérisée par une attaque subite
avec prostration ; la mort est rapide.

Le *charbon symptomatique* est caractérisé par des en-
gorgements ganglionnaires et permet une survie plus longue
que la fièvre charbonneuse. La viande, d'une coloration
rouge brun, molle, se réduit en bouillie par la malaxation,
dégage une odeur rapidement infecte. Le tissu cellulaire
contient une sérosité citrine qui y forme des exsudats gélatineux et jaunâtres. A la coupe il s'écoule un sang qui reste
noir malgré l'exposition à l'air et qui est associé à une
sérosité mousseuse. Les ganglions sont infiltrés et engor-
gés (1). La viande des animaux charbonneux est dangereuse pour ceux qui la mangent et pour ceux qui la manipulent : les individus chargés d'abattre ou de dépecer les

---

(1) Baillet, inspecteur général des viandes. Conférence à l'École du
service de santé de la marine. (*Arch. de méd. nav. et colon.*, tome LX,
p. 332).

animaux charbonneux sont fréquemment atteints de pustule maligne. Les viandes crues ou imparfaitement cuites sont particulièrement dangereuses. Le suc gastrique peut encore détruire un certain nombre de bactéridies, mais est impuissant contre les spores qui pullulent à la surface des viandes. Les lois sanitaires interdisent formellement le dépeçage des animaux charbonneux et l'utilisation d'une quelconque de leurs parties, poils, laines, peaux, cornes, etc... Les animaux doivent être enfouis dans un lit de matières antiseptiques.

d) *Septicémie*. — La septicémie survient à la suite de traumatismes, de parturition, du charbon : elle est due au vibrion septique qu'on trouve dans tous les liquides, sous forme de filaments ondulés, enchevêtrés, mais qui n'existe que rarement dans le sang d'ailleurs riche en ptomaïnes (Baillet). La viande a un aspect sale, gris, terne ; elle est molle et friable. Les aponévroses et les séreuses sont livides ; la graisse est sanieuse ; les ganglions sont infiltrés et des gaz putrides se dégagent. Cette viande est inutilisable parce qu'elle est dangereuse à manipuler et aussi parce que, ingérée, elle détermine des coliques, de l'entérite, des empoisonnements (Baillet).

e) *Morve*. — La viande des chevaux atteints de morve présente les mêmes dangers d'infection que les viandes charbonneuses. Les mêmes interdictions doivent les frapper.

f) *Rouget*. — Cette maladie du porc est fréquente et caractérisée par des taches violettes sur diverses parties du corps (gorge, ventre, face interne des cuisses) pouvant envahir toute la surface cutanée. Elle est due à un microbe en 8 de chiffre. La forme maligne tue en quelques heures. Le porc échaudé montre une peau écarlate ainsi que la graisse sous-cutanée, on trouve des apoplexies dans le foie, la rate, les poumons. La viande est utilisable si l'animal a été tué par une saignée parfaite dès le début de la maladie et si la peau a peu de taches rouges. Sinon il convient de la rejeter.

g) *Rage.* — La rage pouvant atteindre le bœuf, le mouton et quelques gibiers et se communiquer à l'homme par inoculation ou par infection d'une plaie, il y a lieu d'appliquer à la viande de ces animaux, ainsi malades, la même interdiction qui frappe les animaux morveux ou charbonneux.

La viande des bovidés atteints de *péripneumonie, de stomatite aphteuse,* n'offre pas de danger spécial puisque ces maladies ne sont pas considérées comme transmissibles à l'homme. Mais elles ne sont, en réalité, que des viandes de qualité inférieure ne pouvant pas plus être utilisées que celle des animaux surmenés ou atteints de fièvre.

Les animaux atteints de maladies inflammatoires donnent une viande qui a les caractères des viandes saigneuses (1) et présente, en outre, les signes de la maladie, suivant la localisation de celle-ci dans le péritoine, dans la plèvre, dans les poumons. Les séreuses malades sont rouges, épaissies ou bien enlevées par grattage pour faire disparaître les traces de la maladie.

3. **Intoxications** (Botulisme). — a) *Viandes empoisonnées* (2). — L'animal a été médicamenté ou empoisonné. Certains poisons se décèlent par leur odeur : éther, ammoniaque, essence de térébenthine, acide phénique. L'empoisonnement par l'acide arsénieux, par la strychnine, etc., ne peut être reconnu que par l'analyse chimique. Toutes ces viandes suspectes seront rejetées de l'alimentation.

b) *Botulisme proprement dit.* — Le botulisme peut survenir à la suite de l'absorption : 1° de viandes d'animaux surmenés; 2° de viandes faisandées; 3° de viandes d'animaux morts de maladies infectieuses ou malades;

(1) Nous donnerons plus loin les caractères des *viandes saigneuses.*
(2) Voy. *Traité de médecine* publié sous la direction de Brouardel et Gilbert, tome III, art. Botulisme, p. 288.

4° De viandes de conserves altérées.

L'absorption de viandes de cette nature, crues, cuites, fumées ou salées, en charcuterie, ont occasionné des accidents parfois mortels, tels que vomissements, diarrhée, température variable, souvent hypothermie, céphalée, vertiges, syncopes, dilatation pupillaire, éruptions cutanées, diminution des urines, albuminurie. Ces accidents peuvent faire croire à une attaque de choléra, à une fièvre typhoïde, à un empoisonnement par la belladone. Ils en diffèrent par la rapidité du début, par l'absence ordinaire de bacilles spécifiques. Cependant ces intoxications peuvent parfois être compliquées d'infections lorsqu'elles ne se produisent que lentement et donnent ainsi le temps aux bacilles, introduits en même temps que les poisons, de se développer.

Les microbes ordinaires de la putréfaction peuvent-ils former dans la viande des poisons assez puissants et assez abondants pour être toxiques? Les accidents ne sont-ils pas imputables à l'action de bactéries spécifiques? La question est encore douteuse. D'après Van Ermengem, l'agent du botulisme serait un microbe anaérobie qui, dans certaines conditions, sécrète une toxine d'une action puissante sur le système nerveux (ptosis, ophtalmoplégie, dilatation des pupilles, aphonie, troubles cardiaques, paralysies musculaires) (1).

Les germes du groupe *bacterium coli* paraissent jouer un rôle important dans la production du botulisme (*bacterium coli, bacterium enteritidis* de Gärtner, qu'on trouve chez les veaux atteints de diarrhée; *bacterium morbificans bovis; proteus vulgaris*) enfin le *vibrion septique* se trouve aussi en abondance dans les viandes corrompues par l'influence atmosphérique, altérations d'autant plus rapides que la chaleur est plus élevée et l'atmosphère plus humide. Cette viande suinte au niveau des os; elle a une coloration verdâtre surtout sur les rognons, les intestins, le mésentère,

(1) Dr Ossipoff, *Annales de l'Institut Pasteur.*

les aponévroses, elle dégage une odeur putride caractéristique. Parfois elle a un aspect normal ou offre un simple changement de couleur et un goût fade et douceâtre.

Il est des cas où une partie seulement de l'animal est altérée, tandis que les autres parties sont inoffensives. D'autres fois, toute la viande cause des empoisonnements. Dans ce dernier cas, l'animal était malade et contenait déjà des bactéries qui avaient répandu des toxines dans le corps de l'animal.

On rejettera toute viande qui, immédiatement après l'abatage, présenterait des microorganismes, même inoffensifs, dans des parties qui n'ont pas encore été en contact avec l'air, puisque les bactéries ne se rencontrent pas dans les viandes fraîchement découpées. Cependant, en dehors de ce cas, au début de l'altération, lorsque la chair est ferme à la coupe et n'a que l'odeur de relent, l'ablation de la couche superficielle peut suffire à préserver de l'intoxication et permettre la consommation du reste de la viande.

La chaleur de l'eau bouillante est destructive pour quelques toxines, mais non pour toutes. D'autre part, les solutions de sels de cuisine ou saumure n'ont qu'une faible action sur la vitalité des germes infectieux qui peuvent se rencontrer préexistants dans la viande conservée au moyen de ces saumures.

La viande des animaux abattus d'urgence ne devra être livrée à la consommation qu'après examen d'un vétérinaire.

Inspection des viandes.

L'inspection des viandes par des experts constitue le moyen de protection le plus efficace pour les consommateurs dans les grands centres. Il importe de connaître les principaux caractères qui, à défaut d'un vétérinaire expert, pourront guider dans l'examen des viandes (1).

(1) Baillet, *loc. cit.*, pp. 323 et suiv.

G. REYNAUD. Hygiène coloniale.　　　II. — 8

1º **Caractères des viandes propres à la consommation.** — a) *Valeur absolue* (c'est-à-dire dépendant de la
nature et de la proportion des éléments nutritifs qui la composent). — Appréciable par *couleur, consistance, grain,
proportion* et *distribution* de la *graisse, odeur* et *saveur.*,

b) *Couleur.* — A fait distinguer les viandes blanches
(animaux jeunes) et colorées (animaux faits). Cependant
le porc est classé parmi les viandes blanches, bien qu'elle
soit légèrement rosée chez le porc adulte.

c) *Consistance.* — Fermeté modérée au doigt plus ou
moins prononcée suivant la température (froid sec raffer-
mit). La date de l'abatage (viande récemment abattue
moins ferme au doigt, plus dure à la dent et inversement).
On a distingué les viandes en fermes et molles (c'est-à-dire
moins fermes) ; or, les molles sont les blanches (veau,
agneau, chevreau) et les fermes sont les colorées (bœuf,
mouton, cheval.., et aussi le porc, bien que sa chair soit
peu colorée).

Il en résulte qu'une viande saine de bœuf, mouton, est
ferme et colorée et qu'une viande saine de veau, agneau,
chevreau est molle (moins ferme) et blanche. La chair du
porc peut être blanche ou rosée ; elle doit être ferme, celle
du cheval est noire et peu ferme.

d) *Aspect, grain, nature de la fibre musculaire.* —
Une viande ferme se laisse facilement couper par le couteau ; elle ne fuit pas, ne cède pas. La coupe montre des
faisceaux musculaires, de forme losangique ; plus le grain
est fin et serré, meilleure est la viande. Le grain varie,
d'ailleurs, avec l'âge (plus fin chez les plus jeunes), la race,
le sexe, la situation du morceau. La coupe ne doit montrer
ni tache brune, ni infiltration ; un peu de jus vermeil
(viande adulte) et légèrement acide s'en écoule ; le jus pâle
sauf chez les jeunes) est un signe d'anémie ; alcalin : signe
de maladie ou d'altération.

e) *Proportion et distribution de la graisse.* — Extérieure (croûté, couverture) et intérieure (autour des rognons, épiploons, suif) : celle-ci de meilleure signification que la première, engraissement pas trop hâtif ; de même, graisse de la coupe musculaire, à examiner à l'entre-côtes ou noix de côtes, muscle iléo-spinal entre les 6e et 7e côtes. Arborisation blanche sur fond rouge, marbré, pointillé, persillé. N'existe pas dans tous les muscles, notamment dans les muscles de la cuisse ; ni chez mouton, ni chez jeunes. La bonne graisse est blanche ou jaune beurre frais après le refroidissement. Graisse huileuse, oléine, rendant molle la chair du cheval.

e) *Odeur* et *saveur*. — Odeur franche, fraîche, douce, sui generis de la viande de bonne qualité ; odeur d'os mazôme à la cuisson. Saveur à la cuisson.

2° **Caractères des viandes impropres à la consommation**. — Les viandes peuvent devenir impropres à l'alimentation par suite de diverses altérations : viandes *maigres, gélatineuses, saigneuses, malades* (inflammations, infections, parasites), *empoisonnées, corrompues*.

a) *Viandes maigres*. — La maigreur provient, le plus souvent, de maladies qui doivent faire refuser la viande, mais la maigreur idiopathique, par simple défaut de nourriture de l'animal, rend la chair plus nourrissante et devient, par suite, un motif d'exclusion. Mieux vaut un bas morceau (cou ou épaule) d'un bœuf gras que le meilleur morceau d'un bœuf maigre. La viande maigre contient, en effet, beaucoup plus d'eau et beaucoup moins de matières nutritives que la viande grasse, sans compter les altérations chimiques intimes qu'elle a pu subir par le fait des souffrances endurées par l'animal, enfin elle est souvent infestée de parasites (douves hépatiques des moutons hydro-hémiques).

« *Caractère de la viande maigre*. — Ni couverture, ni persillé, ni suif aux rognons ; ceux-ci sont appendus dans leur enveloppe molle et jaunâtre. Sur la fente longitudinale du rachis, absence de graisse ou, chez les animaux privés de nourriture, présence d'une mucosité jaunâtre qui ne fige jamais, même par les temps froids. Au niveau de la poitrine, sur les côtes, à la face interne des épaules, on voit un tissu cellulaire lâche et mou. La maigreur étant toujours associée à un grand état de faiblesse, on constate des ecchymoses, épanchements sanguins, infiltrations séreuses jaunâtres du tissu cellulaire sous-cutané, provenant du décubitus prolongé de l'animal pendant les derniers jours.

« Un morceau isolé est mou, s'écrase facilement sous le doigt, aucune graisse à la coupe, mais taches brunes et suintement d'un liquide clair et jaunâtre, grain grossier, odeur fade, aigre ou piquante, suivant le temps d'abatage.

« b) *Viandes gélatineuses.* — Animaux trop jeunes, veaux et agneaux morts-nés ou sacrifiés dès la naissance, sans doute par suite d'accidents ou de maladies. Le veau ne doit pas être consommé avant d'avoir atteint l'âge de 6 semaines à 2 mois et l'agneau celui de 3 semaines à 1 mois.

« La viande gélatineuse se reconnaît à sa couleur rose très pâle ou blanche; elle est molle, humide, d'aspect muqueux ou gélatineux; tissu adipeux des reins grisâtre et mou; épiploon sans graisse. Propriétés nutritives faibles ou nulles, indigestibilité qui provoque des dérangements.

« c) *Viandes saigneuses* (imprégnées de sang). — La saignée, bien faite, a pour résultat de priver la viande d'une quantité de sang qui, imprégnant les tissus, entraînerait leur rapide décomposition.

« Trois conditions peuvent occasionner un état saigneux de la viande : saignée faite pour utiliser un animal blessé ou atteint d'apoplexie; animal surmené par longue marche ou station debout (trajets en chemin de fer), animal malade.

« Dans le premier cas, l'imperfection de la saignée n'a d'autre inconvénient que de disposer la viande à une altération plus rapide; dans les deux autres cas, outre que la décomposition se produira plus hâtivement encore, la viande n'a pas les propriétés nutritives ordinaires et même, si l'animal était malade, sa viande peut occasionner des accidents.

« Il est donc prudent de refuser toujours les viandes saigneuses sauf à utiliser, rapidement, celles dont ont connaît la provenance inoffensive (bœuf blessé, à bord).

« La viande saigneuse se reconnaît à la couleur rosée plus ou moins foncée du tissu cellulaire sous-cutané; gros vaisseaux pleins de sang noirâtre, teinte foncée et odeur acide des muscles, sérosité rougeâtre dans tissu cellulaire de la face interne des membres, coloration rougeâtre des tissus blancs et même de la graisse; état congestif des poumons (1). »

3º *Surveillance. Réglementation. Etals de basse boucherie. Sérums vanadiés.* — C'est dans les abattoirs que les animaux vivants et les viandes des animaux abattus reçoivent le traitement le plus convenable pour la protection de la salubrité.

Les conclusions du rapport présenté par MM. Morat et Rabier au Congrès d'hygiène de Paris, en 1900, résument les indications les plus importantes :

« 1º En vue d'empêcher la consommation des viandes insalubres et de faciliter la constatation des maladies contagieuses du bétail, il y a lieu d'organiser l'inspection sanitaire obligatoire des animaux dans tous les lieux où ceux-ci sont sacrifiés pour un motif quelconque (abattoirs, tueries, clos d'équarrissage, etc.), où les cadavres de ceux morts naturellement reçoivent leur destination ultime (clos d'équarrissage, fosses d'enfouissement, etc.), où les chairs et issues subissent une préparation avant d'être débitées (fabriques de saucissons, salaisons, conserves, etc.), où elles sont soit mises en vente, soit simplement entreposées.

« 2º L'inspection sanitaire précitée est toujours possible

(1) Baillet, *loc. cit.*

8.

dans les abattoirs publics. Elle doit être faite par des vétérinaires spécialement initiés à ce service, nommés par le gouvernement, opérant sous le contrôle simultané de l'Etat et des communes où ils exercent leurs fonctions, susceptibles d'être déplacés au même titre que les professeurs des collèges communaux.

. . . .

« 3° La suppression successive des tueries particulières doit être obtenue.

« 4° Il y a lieu de créer un clos d'équarrissage public inter-communal au centre de chaque canton.

« 5° Pour être efficace et s'accorder avec les besoins des commerçants intéressés, l'inspection sanitaire des abattoirs publics et des clos d'équarrissage publics doit avoir lieu chaque jour, pendant un temps déterminé et assez long.

« 6° Tous les animaux sacrifiés pour la consommation doivent être visités avant et après l'abatage.

« 7° L'inspection sanitaire vétérinaire doit être méthodique, complète et uniforme. Elle exige, en conséquence, un personnel suffisant pour que chaque animal soit convenablement examiné... Après l'abatage, elle portera sur tous les viscères complètement sortis de leurs cavités naturelles chez toutes les espèces animales. Le gros bétail, les solipèdes et les porcs la subiront après la division longitudinale du corps en deux moitiés par la fente vertébrale complète depuis la queue jusqu'à la nuque, par la fente de la symphyse ischio-pubienne, la section médiane de la paroi abdominale et la fente longitudinale du sternum. Le petit bétail pourra être dispensé de la fente vertébrale complète, mais il sera soumis à la division précitée de la poitrine, du ventre et du bassin.

« Une estampille appliquée sur les viandes indiquera que l'inspection a été faite avant et après l'abatage.

« 8° Les saucissons, viandes conservées et autres produits de charcuterie ne seront admis à circuler d'une commune dans une autre (où ils seront inspectés) qu'avec un certificat d'origine indiquant qu'ils proviennent d'animaux sacrifiés dans un abattoir régulièrement inspecté.

« 9° Il y a lieu d'instituer *des étals de basse boucherie,* le *Freibank* des Allemands, portant une enseigne spéciale, placée sous la surveillance sanitaire et policière, où seront débitées, avec déclaration formelle du vendeur à l'acheteur, des viandes défectueuses non insalubres ou ayant cessé de l'être à la suite d'un traitement particulier, et qui sont actuellement vendues dans les boucheries ou charcuteries ordinaires sans désignation spéciale comme si elles provenaient d'animaux irréprochables. Les viandes encore mangeables, admissibles en basse boucherie, comprendront notamment celles des animaux faiblement ladres (après conservation pendant 3 à 4 semaines par la salaison, la réfrigération ou après cuisson), celles de certains animaux gras tuberculeux (après stérilisation par la chaleur), celles non essentiellement altérées d'animaux abattus par nécessité à la suite de certains accidents ou maladies graves, celles de sujets non encore trop cachectiques, celles répandant une odeur désagréable (criptorchidie du porc; ascaridiase intestinale du veau, etc.).

« 10° Il y a lieu de créer dans les abattoirs d'une certaine importance des entrepôts frigorifiques pour la conservation des viandes fraîches pendant l'été, des appareils de stérilisation par la chaleur pour les viandes suspectes vendables seulement à l'état cuit, et des appareils de destruction par la chaleur pour les viandes saisies (1). »

L'installation de chambres réfrigérantes rendra de grands services dans les villes coloniales où les Européens sont en petit nombre. La ventilation de ces chambres est faite au moyen d'air refroidi artificiellement. Nous y revien-

(1) M. Ch. Morot, *les Viandes impropres à la consommation.* Paris, 1901. J-B. Baillière.

drons plus loin au sujet de la conservation des viandes.

Les services sanitaires doivent se préoccuper de préserver aussi les troupeaux. Sans entrer dans le détail des mesures à prendre pour les mettre à l'abri des épidémies, il y a lieu de rappeler ici que le bétail importé devra être mis en pâturage avant d'être livré à la consommation et après inspection sanitaire. D'autre part, s'il y a lieu, on pourra utiliser les sérums dits oxygénants vanadiés (carnigène et héliol de M. Hélouis) qui paraissent posséder la propriété d'annihiler rapidement et complètement les toxines de quelque nature qu'elles soient par l'action de l'oxygène actif qu'ils produisent, d'exalter la puissance de l'oxyhémoglobine qui a pour mission de porter l'oxygène actif dans tous les organes, d'exciter l'appétit, l'activité de la nutrition et par suite l'engraissement rapide du bétail.

Cette médication est applicable par la voie stomacale (carnigène) ou par la voie hypodermique (héliol).

Poissons. — La viande de poisson, par sa teneur en en albuminoïde, n'est pas inférieure aux viandes blanches (Moleschott) et se rapproche de la viande de bœuf (Almen d'Upsal) (graisse = 28 à 1 p. 100, albumine de 12 à 13 p. 100 pour les poissons gras, de 18 à 20 p. 100 pour les poissons maigres : morue, carpe, brochet). Les indigènes de la zone torride font une grande consommation de poisson frais ou secs, dont les variétés sont très nombreuses (1). Les meilleurs sont ceux qui ont la chair blanche, légère et délicate. Il est des espèces qui sont toujours toxiques; il en est qui ne le sont qu'à certaines époques de l'année (2).

(1) Les poissons migrateurs, sardines, morues, visitent les côtes tropicales. Une espèce de sardine, la combrina, sert aux Annamites à fabriquer une saumure. La morue se trouve sur les bancs du Cap de Bonne-Espérance, sur les côtes d'Afrique, sur le banc d'Arguin au Congo. Partout à peu près se rencontrent le thon, la bonite, la dorade, les vieilles, le cabot, les loches, etc., etc.

(2) Parmi les espèces toujours toxiques il faut signaler : la *Vieille*

L'intoxication par les poissons peut se produire sous deux formes : 1° la gastro-entérite ; 2° l'empoisonnement algide, cholériforme. L'intoxication par les poissons vénéneux ressemble par plusieurs points aux effets de l'inoculation du venin de serpent et doit être traité par les vomitifs, la stimulation avec l'alcool et le champagne, et par le réchauffement des malades.

Pour prévenir l'intoxication il importe : 1° de se renseigner auprès des indigènes sur les espèces réputées dangereuses ; 2° expérimenter la toxicité de certains poissons suspects, en faisant ingérer des fragments à des animaux ; 3° ne manger jamais que du poisson très frais, préalablement vidé et débarrassé des moindres parcelles du foie.

Mollusques ; crustacés. — Les *mollusques*, huîtres (de palétuvier ou de roche) et moules (1) se trouvent sur le littoral de quelques pays chauds. Les huîtres sont agréables, excitent l'appétit, sont de digestion facile, et ne deviennent dangereuses que si elles ont le foie engorgé ou sont laiteuses.

Les moules, moins répandues, sont souvent toxiques et toujours indigestes.

Les mers et les cours d'eau des tropiques fournissent en

des *Antilles* (ou Mcrou Petit-Nègre), le *Créole* (Cuba), le *Serran Arara* (perche de mer), le *Sarde à dents de chien*, la *Sphyrène bécune*, la *Grosse sphyrène* (aux Antilles), la *Scorpène* (Rascasse vingt-quatre heures des Antilles), le *Lethrinus Nambo* (Nouvelle-Calédonie), le *Gobie porte-crin* (Calou-Oulouvé de Pondichéry), le *Pro-lung ou Ca-thiaï* (Cochinchine), la *Sardine des Antilles* (Cailleutassart de la Martinique), la *Melette vénéneuse* (Indes et Océanie), l'*Anchois* (Nangasaki), le *Diodon orbiculaire*, le *Tetrodon* du Cap (poisson crapaud).

Le *Grondin gris*, la *Dorade*, les *Pagres*, les *Sardines dorées*, la *Baudroie* de Nouvelle-Calédonie, etc., sont dangereux seulement en certaines saisons.

(1) Leur composition est la suivante :

	Huîtres.	Moules.
Azote...	2 gr. 13	1 gr. 80
Carbone	7 — 18	9 — 00
Graisse	1 — 21	2 — 42

grand nombre tous les crustacés comestibles : homards, langoustes, grosses et petites crevettes, écrevisses de mer ou de rivière, crabes, etc. Les crustacés fournissent une chair coriace, de digestion difficile et susceptible d'occasionner des diarrhées.

Les *grenouilles* et les *tortues* n'entrent qu'accidentellement dans l'alimentation. Cependant la chair de *tortue* entre pour une assez grande part dans l'alimentation des indigènes du littoral de Madagascar, des Mascareignes, de la Nouvelle-Calédonie, etc. De digestion difficile elle exige une cuisson prolongée. Bien apprêtée elle rappelle assez la viande de bœuf. La chair de *grenouille* est consommée en grande quantité en Indo-Chine. Ses qualités nutritives sont médiocres, mais elle est de digestion facile.

La chair des crustacés et des tortues contient de 16 à 20 p. 100 d'azote.

Œufs. — L'œuf est un aliment de 1er ordre contenant dans son ensemble (blanc = 30 gr., jaune = 16 gr.) :

Albumine.............................. 8 gr.
Graisse............................... 4 gr. (1).

correspondant à :

40 **gr.** de viande grasse

ou

180 cc. de lait.

Les œufs sont d'une digestibilité parfaite, ne lassent pas l'estomac et peuvent être présentés sous des formes très variées. Ils sont moins digestibles lorsqu'ils sont durcis, il faut alors les diviser le plus possible.

On les trouve en abondance (œufs de poule ou de canard) dans la zone torride. Dans certaines régions les indigènes

(1) Sur cette quantité, le jaune a :

Eau................................... 50 p. 100
Albumine et graisse (parties égales).. 50 p. 100
Eau................................... 87 p. 100
Albumine.............................. 13 p. 100

les recherchent quand ils sont en état de couvaison (Indo-Chine). Leur conservation est très difficile et de courte durée. Pour l'obtenir, plusieurs procédés sont employés :

1º *Conservation dans l'eau de chaux* : Additionnée de sucre (Payen) ou de crème de tartre (Armand Gautier). (Il faut mettre les œufs dans cette substance aussitôt pondus).

2º *Dans l'eau salée* : Solution de sel marin à 1 p. 100.

3º *Vernissage* : Vernis à l'alcool ; — huile et cire ; — gélatine (procédés impraticables dans les pays chauds).

4º *Procédés d'Effner* : Œufs séchés et réduits en poudre, utilisables dans les préparations culinéaires ou l'œuf n'entre que comme accessoire.

Lait. — a) *Composition.* — Le lait frais est rare dans les pays chauds parce que les vaches laitières sont rares, peu soignées et ne produisent qu'une minime quantité de lait : de 2 à 3 litres au lieu de 11 à 12 en France. L'industrie de la fabrication du beurre ou du fromage y est à peu près inconnue : ces substances sont presque toutes importées.

C'est avec difficulté qu'on pourra se procurer le lait frais qui est aussi le remède de choix des affections de l'estomac et de l'intestin si fréquentes dans la zone torride.

La *composition* du lait varie avec la race, l'âge de la bête, sa provenance, sa nourriture, le moment de la traite. — La composition moyenne d'un lait, en Europe, est la suivante :

Caséine et albumine.............	3,4 p. 100	
Graisse.....................	3,6	—
Sucre de lait.................	3,8	—
Sels.......................	0,7	— (König)

b) *Analyses.* — MM. Pignet et Féraud (pharmaciens des colonies), analysant comparativement le lait des vaches françaises et indigènes au Tonkin, ont obtenu les proportions suivantes (1) :

(1) *Annales d'hyg. et de méd. colon.*, 4e trim. 1899.

RACE	Densité	Crémomètre p. 100	Extrait p. 100	Caséine p. 100	Beurre p. 100	Lactine p. 100	Cendres p. 100	Phosphates terreux p. 100
Indigène (moyenne de 6 analyses)....	1033,8	10.5	15.94	3.24	6.30	5.60	o 80	0.44
Française (moyenne de 4 analyses)....	1030,8	20	15.19	2.23	8.15	4.06	0.75	0.39

Les auteurs prennent pour base de leurs calculs l'évaluation du chiffre total des cendres et des phosphates terreux qui varient peu d'une race et d'un climat à l'autre, soit comme minima :

7 pour les cendres,

3,50 pour les phosphates terreux.

L'addition d'un 5e d'eau aurait pour résultat de faire descendre respectivement ces chiffres à 5,20 et 2,88 ; donc une proportion de cendres inférieure à 6,4 et de phosphates inférieure à 3,o permet d'affirmer la fraude.

Le lait indigène, plus pauvre en matières grasses et plus dense que le lait des vaches françaises, est facilement toléré par les estomacs débilités, il reste encore un aliment riche en matières sucrées et azotées, qui sont absorbées à peu près entièrement par l'intestin. D'ailleurs, le beurre qui fait défaut peut être remplacé dans l'alimentation.

Falsifications du lait. — Les principales falsifications, pratiquées dans les pays chauds comme en Europe sont :

1° L'écrémage ;

2° Le mouillage, ou les deux combinés, dissimulés par l'addition de caramel, d'extrait de chicorée, de bicarbonate de soude pour empêcher la coagulation ; par l'addition d'amidon, de dextrine, de fécules qui lui rendent la densité normale ;

3° Le mélange de lait pur et de lait écrémé ;

4° L'addition de substances destinées à la conservation

telles que carbonate et bicarbonate de soude, borax, acide salicylique. (L'addition de bicarbonate de soude a pour effet de favoriser la décomposition du sucre et la multiplication des bactéries.)

EXPERTISES. — Pour déceler la fraude, on pourra employer le procédé d'analyse de MM. Pignet et Féraud, ou se servir du *lacto-densimètre* (ou pèse-lait de Quevenne-Muller), du *lactoscope,* du *crémomètre* (de Quevenne), du *lactobutyromètre.*

Le lacto-densimètre (ou aéromètre), employé communément pour rechercher le poids spécifique du lait, doit marquer 1029 à 1034. L'écrémage a pour effet d'élever la densité jusqu'à 1033 ou 1038, à 15° centigr., cette densité varie suivant la température et une correction est par conséquent nécessaire suivant les indications d'un thermomètre joint à l'appareil. La fraude n'est pas décelée par ce procédé. Le *lactobutyromètre* de Marchand-Tollens permet de calculer la quantité du beurre contenu et par conséquent de révéler l'addition d'eau faite pour corriger l'excès de densité du lait écrémé. Cet appareil est essentiellement composé d'un tube de verre divisé en 10 portions de 10 c. cubes chacune. Dans la 1re *portion* on verse le lait et 1 goutte de lessive de soude ; *dans la 2e portion,* on verse de l'éther jusqu'à ce qu'elle soit remplie et on agite. La *3e portion* est remplie d'alcool et on agite de nouveau. On place ensuite l'appareil dans de l'eau à 40°. La graisse surnage. On lit le nombre de divisions obtenu. Chaque division correspond à 1 gr. 33 de beurre par litre. Un bon lait doit en contenir de 30 à 35 gr. par litre.

On reconnaît l'addition de bicarbonate de soude lorsque le lait, après une ébullition prolongée de 1 à 2 heures, prend une couleur variant du jaune au brun.

L'examen microscopique décèle l'addition de craie, d'amidon, etc.

Altérations du lait. — Le lait peut être atteint d'altérations qui le rendent nuisible à l'adulte, au malade et encore plus à l'enfant dont il constitue fréquemment la nourriture exclusive dans les pays chauds où les mères européennes sont ordinairement incapables d'allaiter.

Acidification du lait. — L'acidification du lait est l'œuvre de plusieurs bactéries saprophytes (bactérie de l'acide lactique) dont l'introduction peut avoir lieu au moment de la traite, et qui sont multipliées par des températures élevés : à 37°, la coagulation se produit en 12 heures. — Le catarrhe gastro-intestinal des enfants peut en être la conséquence.

Quelques microbes aérobies (*B. subtilis; tyrothix*) coagulent le lait sans le rendre acide. D'autres produisent la fermentation alcoolique par transformation de la lactose et donnent le koumys, le képhyr employés en thérapeutique.

Toxines. — Certaines bactéries, mal connues, introduites dans le lait, y fabriquent des toxines (le Tyrotoxicon). — Les bactéries saprophytes peuvent être suffisantes pour déterminer chez l'enfant des vomissements, de la diarrhée, des coliques violentes.

Il est des bactéries qui altèrent le lait ou le rendent filant et visqueux (streptocoques de Schmidt-Mulheim), amer (fermentation butyrique).

La teneur du lait en germes peut s'élever jusqu'à 6, 40 et même 45 millions par cc. (Gino de Rossi) au lieu de 100.000 pour le lait frais (Duclaux). La crème chauffée à + 85° ne contiendrait plus que 700 bacilles au lieu de 10 millions.

Bactéries pathogènes. — Le lait peut véhiculer des germes infectieux dont les uns proviennent de l'animal qui fournit le lait et les autres ont été introduits accidentellement.

1° *Germes provenant de l'animal.* — Les plus importants sont ceux de la *tuberculose*, de la *fièvre aphteuse*, du

charbon, de la *diphtérie*, le *pneumocoque*, des *streptocoques*, des *levûres*.

Le bacille de la tuberculose se rencontre dans le lait avec
une fréquence variant de 2 à 40 p. 100 des laits examinés
(Nocard et Leclainche). Klein l'a trouvé 7 fois sur 100 échantillons provenant de la campagne. Le bacille tuberculeux
peut se trouver dans le lait, alors que la glande mammaire
est absolument saine.

Les dérivés du lait peuvent aussi contenir les bacilles
tuberculeux (4 fois sur 17 échantillons de beurre; d'après
Korn, à Fribourg; — 9 fois sur 20 échantillons de Margarine, d'après Morgenroth). Les porcelets nourris avec les
petits-laits, les bas-beurres ou les boues des turbines des
appareils à centrifugation employés pour l'écrémage sont
atteints de tuberculose dans la proportion de 76 sur 80
(Hambourg).

2° *Germes introduits accidentellement.* — La malpropreté des mains des individus qui touchent les ustensiles
ou font la traite, le mouillage du lait ou le nettoyage des
ustensiles avec une eau souillée sont les causes les plus
ordinaires de la contamination du lait par les germes du
choléra de la fièvre typhoïde, de l'entérite, de la dysenterie
de la diarrhée infantile.

Une épidémie de choléra a été observée à Calcutta sur un
navire où le lait fut le véritable véhicule. — Les germes
du choléra pullulent dans le lait alcalin ou neutre.

Le bacille typhique, au contraire, vit et se développe
dans le lait présentant déjà un faible degré d'acidité. La
transmission de la fièvre typhoïde par le lait a été observée
plus de 50 fois en Angleterre. Elle l'a été aussi en Allemagne, en Suisse, etc. (Gartner).

MOYENS DE PROTECTION CONTRE LE LAIT CONTAMINÉ. —
1° *Surveillance des bêtes fournissant le lait.* — Les bêtes
atteintes ou soupçonnées de tuberculose seront éliminées des
étables (au besoin la tuberculose sera décelée par l'emploi

de la tuberculine). Le lait des animaux ayant la fièvre, ayant les mamelles ou les pis malades, atteints de charbon, de rage, de stomatite aphteuse, sera détruit ou, au moins, sa vente interdite.

2º *Surveillance des laiteries et du commerce du lait.* — La bonne tenue des laiteries, des récipients et tous ustensiles employés aux manipulations, l'aération des étables, la qualité des eaux employées aux nettoyages doivent être l'objet de l'attention des inspecteurs et de la police. Le lavage des mains, des pis et des sièges avec l'eau savonneuse avant la traite, la stérilisation des récipients, flacons, etc., dans des appareils à vapeur, la conservation du lait hors de l'étable doivent être recommandés sinon imposés.

L'analyse chimique du lait et son examen bactériologique seront pratiqués fréquemment dans les laboratoires municipaux (1).

3º *Stérilisation du lait.* — On se prémunit plus sûrement en faisant subir au lait l'action de la chaleur.

Le lait est *pasteurisé* par le chauffage à 75º : il est recueilli ensuite dans des bouteilles stérilisées et conservé ensuite au frais. Les bacilles pathogènes et beaucoup d'autres sont tués. Les autres ne pullulent pas. La conservation à l'abri de l'air est fort longue ; son odeur et son goût sont intacts.

Le lait est *stérilisé* par le chauffage à 100º pendant plusieurs heures. Les flacons, remplis de lait, sont d'abord chauffés à 100º pendant 15 minutes, puis bouchés et de

(1) La détermination de la quantité d'acide contenue dans le lait donne une évaluation approximative de sa valeur. A 25 cc. de lait on mélange 1 cc. de solution alcoolique de 2 p. 100 de phtaléine du phénol. On titre ensuite, jusqu'à production d'une faible coloration rouge, au moyen d'une solution d'hydrate de baryte dont 1 cc. correspond à 5 milligr. de SO^3. Si le lait est frais, il faut prendre 17 cc. de la solution de baryte pour produire la coloration rouge. La quantité d'acide ainsi constatée reste constante pendant 20 heures si la température est à 20º, et pendant 5 h. à 37º. Le lait sera impropre à la consommation si l'acidité a augmenté après un séjour d'une heure à l'étuve (Gartner).

nouveau soumis à l'action prolongée de la chaleur. Cette industrie s'est répandue jusqu'à Saïgon.

On peut, à domicile, se servir d'un récipient en fer blanc muni d'un double fond percé d'ouvertures sur lequel reposent les flacons maintenus et écartés les uns des autres par un diaphragme où sont ménagées des ouvertures assez grandes pour le passage des flacons. Au besoin, les flacons seront placés dans une simple marmite au fond de laquelle on dispose un gril sur lequel reposent les flacons séparés les uns des autres par des serviettes pour qu'ils ne s'entrechoquent pas.

Les flacons sont recouverts d'un capuchon en caoutchouc. L'appareil, étant rempli d'eau jusqu'au niveau atteint par le lait dans le flacon, est mis sur le feu. L'ébullition chasse l'air des flacons. Par le refroidissement, l'atmosphère extérieure applique hermétiquement les capuchons de caoutchouc sur les goulots et les déprime à leur centre.

Une ébullition d'une demi-heure sera suffisante pour une conservation de 24 et même 48 h., si le lait est conservé dans un endroit frais. Chauffé pendant plusieurs heures, le lait pourrait se conserver indéfiniment, mais son goût et sa couleur seraient alors altérés. Les globules gras fusionnés en petits amas le rendent plus difficilement digestible.

Le lait à stériliser devra être très frais et trait depuis moins de 5 heures.

On est en droit de se demander si la stérilisation du lait n'a pas pour effet de détruire dans le lait des animaux une des zymases diastase transformant l'amidon en sucre et facilitant les transformations subies par les substances nutritives dans l'intestin de l'enfant, qui existe dans le lait de la femme et pourrait expliquer la différence observée entre les enfants nourris au biberon avec du lait bouilli et ceux qui sont nourris par la mère (Marfan).

Quoi qu'il en soit, la vraie garantie est l'ébullition du lait qui doit être maintenue pendant 5 minutes environ, sans oublier que la véritable ébullition ne se produit qu'à 101°5 et que le lait *monte* à la température de + 80°, qui ne suffit pas pour tuer les bacilles en un temps court.

Si l'addition de parties égales d'alcool à 68° à un lait dit stérilisé provoque la coagulation, on peut affirmer la présence de bactéries ayant résisté à l'ébullition (Weber).

Beurre. — Le beurre, fabriqué dans les colonies ou principalement importé d'Europe, n'entre que pour une faible part dans l'alimentation. Préparé dans des appareils à centrifugation ou par le repos et le battage, le beurre a une coloration jaune pâle ou blanche, suivant la nourriture des animaux (1).

On ajoute au beurre des teintures faites avec des carottes, du roucou, du curcuma, qui sont sans action nuisible sur la santé, mais aussi avec des substances toxiques (safran, jaune de chrome, couleurs d'aniline) (2).

La *margarine*, dont le beurre peut être additionné ou qui lui est substitué trop souvent, peut être infectée : 1° par la graisse animale qui sert à sa fabrication (suif fondu à basse température), par le lait et le beurre qu'on y ajoute (45 p. 100 d'échantillons de margarine contenant des germes tuberculeux, d'après Margenruth ; 1 sur 28 d'après Annet).

Fromages. — Les fromages consommés aux colonies

(1) Sa composition est :

Eau..	12 p. 100.
Graisse	87 —
Caséine..	0,5 —
Sucre de lait et sel...........................	0,5 —

(2) Pour reconnaître ces substances on agite le beurre avec de l'alcool, on décante, on évapore à siccité et on obtient :

1° Avec le *roucou*, un résidu rouge brun devenant bleu avec l'acide sulfurique ;

2° Avec le curcuma, un résidu foncé devenant brun par la potasse et la soude ;

3° Avec la carotte, un résidu devenant vert avec l'ammoniaque ;

4° Avec le safran, un résidu orangé avec l'acétate de plomb.

sont presque toujours importés et de conservation difficile.
Certains fromages cuits se conservent mieux et peuvent
entrer dans la consommation. Les fromages sont constitués
par la caséine précipitée dans le lait, soit au moyen de la
présure (fromage doux), soit en le laissant coaguler spon-
tanément (fromage acide).

On les distingue en :

	Albumine.	Graisse.
Fromages maigres (lait caillé après écrémage).....................	32 p. 100	10 p. 100
Fromages demi-gras (lait non écrémé)........................	25 —	30 —
Fromages gras (lait non écrémé et additionné de crème)...........	20 —	40 —

C'est un aliment très riche, puisque 100 gr. de gruyère
contiennent les éléments nutritifs d'un litre de lait. Mais
certains fromages sont de digestion laborieuse, pouvant
occasionner des pesanteurs à l'estomac. Des intoxications
dues à des ptomaïnes ou des micro-organismes peuvent être
provoquées par des fromages putréfiés.

Miel. — Parmi les autres aliments d'origine animale, il
suffit de signaler le miel, qui n'entre qu'accidentellement et
très accessoirement dans l'alimentation, principalement dans
les desserts et dans les boissons. Il est produit en grande
quantité et excellent aux Antilles, au Cambodge, à Bourbon.
Les solanées étant très répandues dans la flore tropicale,
il faut se méfier du miel produit par des abeilles butinant
dans des localités où ces plantes et d'autres aussi vénéneuses
sont nombreuses.

Nids d'hirondelle. — Les salanganes (nids d'hirondelle) sont recherchés en Extrême-Orient par les indigènes.
Ils sont formés de filaments blanchâtres parfois rosés et
teintés de sang. Malgré leur richesse en azote, c'est un aliment peu goûté des Européens.

b) *Aliments d'origine végétale*.

Les végétaux contiennent tous les éléments d'une alimentation complète. Ils renferment, en effet, des albuminoïdes (albumine, fibrine, caséine, légumine, gluten), des hydrocarbures (amidon, dextrine, glucose), de la graisse, des sels minéraux, de l'eau.

Les indigènes de la zone tropicale, qui passent pour être des végétariens, ajoutent en réalité à leur nourriture une assez forte proportion de poissons, de crustacés, d'œufs, de viande de volaille et de porc. C'est que les végétaux ne peuvent fournir la somme des principes nutritifs nécessaires qu'à la condition d'être pris en quantité considérable et de constituer ainsi une surcharge pour l'estomac et pour l'intestin.

1. **Farines.** — *Composition, altérations, modes d'expédition, falsifications.* — Le premier besoin du colon Européen est le pain. Hors des centres principaux la satisfaction de ce besoin n'est pas toujours chose facile. En effet, les pays chauds, en dehors de quelques régions de l'Inde et de l'Australie, n'étant pas producteurs de blé, il faut faire venir le blé en grain ou le plus souvent en farine d'Europe ou d'Amérique.

La farine destinée à la fabrication du pain doit être du froment de 1ʳᵉ qualité. Pour être en état de subir un voyage plus ou moins long, au cours duquel elle sera soumise à de puissantes et nombreuses causes d'altérations, elle devra être de fraîche fabrication, exempte de tout mélange, saine, sèche, d'une saveur et d'un goût agréables. Elle sera épurée à 35 p. 100 par l'extraction complète du son, des farines basses et recoupes. Grâce aux perfectionnements de la mouture à cylindre, la partie ligneuse du grain est très exactement enlevée, le rendement en farine est au maximum et la perte en gluten au minimum bien que le degré de blutage, 35 p. 100, puisse paraître excessif (1). La farine

(1) 103 kilogr. de blé tendre donnent 83 kilogr. de farine et 20 kilogr. de son ; 103 kilogr. de blé dur donnent 88 kilogr. de farine et 12 kilogr. de son. Voy. Saillard, *Technique agricole*, art. Boulangerie. Paris, 1903.

sera étuvée à 2 p. 100. L'hydratation ne doit pas dépasser 10 p. 100 : c'est une condition essentielle de conservation.

Les farines, insuffisamment étuvées ou enfermées dans des récipients laissant passer l'air et l'humidité, tels que des barils, présentent des grumeaux, sont charançonnés, perdent une partie de leur gluten et de leur albumine. Le pain qu'elles donnent est aigre, a une odeur désagréable et un pouvoir nutritif inférieur, sans compter son action irritante sur l'estomac.

Il est donc indispensable de réserver l'expédition en barils pour les grands centres pourvus de bons magasins et fréquemment approvisionnés. Partout ailleurs, et même d'une manière générale, il est préférable d'expédier la farine en petites caisses, contenant de 25 à 30 kilos, en fer-blanc, soudées à l'étain fin, revêtues à l'intérieur de papier. Ces caisses sont elles-mêmes contenues dans des caisses de bois à claire-voie qui les protègent contre les chocs. Grâce à leur faible poids, elles se prêtent aux manipulations, au transport à dos d'hommes et leur faible contenance favorise les distributions.

Les altérations qui atteignent les farines sont d'origine animale (vers de farine et acariens) et d'origine végétale (champignons formant sur la farine des points rouges ou noirs).

Les *falsifications* les plus communes sont l'adjonction de farines de pommes de terre, de seigle, de maïs et différentes légumineuses. Elles sont reconnaissables au microscope par les caractères de l'amidon.

Additionné de 10 centigr. d'alcool et de 5 p. 100 HCl pour 2 gr. de farine, le mélange est chauffé puis laissé au repos. Le liquide se colore en jaune pâle avec la farine d'orge ; en jaune orange avec la farine de *nielle et maïs;* en pourpre, avec la farine de vesce ; en rouge sang, s'il y a de l'ergot de seigle. Il reste incolore s'il y a de la farine de blé et seigle, le liquide se colore s'il y a 5 p. 100 de farine étrangère.

2. **Pain**. — La manutention du pain est ordinairement faite par des ouvriers indigènes seuls capables de supporter les fatigues de ce travail. Le pétrissage est fait à la main ; mais la malpropreté habituelle des indigènes fait désirer l'emploi de procédés mécaniques.

Le pain est préparé par un pétrissage de la farine avec de l'eau. Au préalable on met du levain (pâte aigre, contenant des ferments acétique et lactique, préparée dès la veille avec de la levûre et de la pâte) dans de l'eau tiède contenant du sel dans la proportion de 5 à 6 gr. par kilogr. de pain à obtenir. A ce moment on ajoute de la farine (50 à 60 parties pour 100 d'eau). Après un pétrissage convenable, la pâte est laissée au repos pendant une demi-heure au moins, puis partagée en portions représentent les pains et portée au four.

L'amidon de la farine, converti successivement en dextrine, puis en sucre, donne en définitive de l'alcool et de l'acide carbonique qui, en se dilatant, formera les nombreuses petites cavités que présente un pain bien levé. La cuisson augmente encore la dilatation du CO^3. Elle dure environ 3/4 d'heure avec une température du four qui ne doit pas descendre au-dessous de 200°.

La panification fait perdre à la farine des matières azotées, de la dextrine, de l'amidon, des graisses et lui donne de l'eau.

Le pain est un aliment contenant :

Azote, 1 gr. 08 ; carbone, 2 gr. 50 ; graisse, 1 gr. 20.

C'est dans la croûte du pain que sont les substances les plus nutritives. Les pains de luxe sont les plus riches en azote.

	2e qualité.	1re qualité.	1er choix.
Quantité d'azote p. 100	0,99	1,15	1,57

Le pain subit parfois une altération connue sous le nom

de « pain filant », due au développement des bacilles du groupe B. mesentéricus (Plügge), le transformant en une masse glaireuse, d'une odeur désagréable. Elle se produit avec des farines contaminées, dans les pains récemment cuits. La température centrale du pain s'élève, en effet, rarement au-dessus de 100°. Cette altération de la farine et du pain sera prévenue par l'emmagasinage dans des locaux secs, aérés et des récipients propres.

Parmi les maladies engendrées par les farines (1) de mauvaise qualité, il faut citer :

1° L'*ergotisme*. — Dû ordinairement à l'usage du seigle envahi par un champignon qui est l'ergot de seigle, qui peut aussi envahir le blé.

L'ergotisme est caractérisé par des convulsions légères, limitées aux extrémités, ou graves et généralisées avec délire et coma, ou par des gangrènes des extrémités ;

2° Le *témentulisme*. — Caractérisé par des nausées, des coliques, vertiges, pendant quelques heures et occasionné par du pain fait de farine contenant de l'*ivraie ;*

3° Le *githagisme*. — Caractérisé par de la diarrhée et des hémorragies ; est occasionné par de la farine contenant de la nielle des blés, pouvant renfermer de la santonine.

3. **Biscuit et pain de guerre.** — Le *biscuit* est réellement un aliment d'un autre âge qui aurait dû disparaître en même temps que la marine à voiles. C'est un aliment coûteux et qui se détériore assez rapidement.

Plus dur que le pain, mais infiniment moins que le biscuit.., le *pain de guerre* nous paraît tenir le milieu entre ces deux aliments. Au point de vue digestif et nutritif il nous a paru présenter les avantages suivants : 1° il est trempé beaucoup plus vite ; 2° il est d'une saveur agréable due, sans doute, en grande partie, au sel qu'il contient et dont est

---

(1) Reille, *Tableaux synoptiques d'hygiène*. Paris, J.-B. Baillière.

privé le biscuit; 3° il est d'une mastication plus rapide et plus facile; 4° il se digère facilement, sa porosité et sa perméabilité lui permettent de s'imprégner des sucs digestifs à un plus haut degré que le biscuit; de plus le levain qu'il renferme, et que ne renferme pas le biscuit, le rendent moins lourd et assurent plus facilement sa digestion; 5° considéré au point de vue de la ration d'entretien, il renferme unequantité d'azote suffisante : 2 gr. 43 d'azote pour 150 gr. de pain de guerre, équivalente à 250 gr. de pain; et 180 gr. de biscuit. Les chances de conservation sont inférieures à celles du biscuit à cause de l'eau, de la porosité due au levain et du sel qui absorbera l'humidité atmosphérique (1).

4. Riz. — Le riz est la céréale qui constitue, au lieu et place du froment, la base de la nourriture de la majorité des indigènes de la zone intertropicale : Indiens, Chinois, Annamites, Malais, Malgaches. Il est produit en grande quantité dans les parties de la zone chaude habitée par ces peuples. Peu riche en matières azotées, il est très riche en amidon. Sa composition est la suivante :

Mat. azotée.........................	6 gr. 43
Amidon..............................	77 — 75
Dextrine et glucose.................	0 — 60
Graisses............................	0 — 42
Cellulose...........................	0 — 50
Sels................................	0 — 60
Eau.................................	14 — 40

Sa pauvreté en graisse est un avantage dans l'alimentation des pays chauds. Sa digestion donne peu de travail à l'estomac, car ce sont les sucs salivaire et pancréatique qui ont la plus grande part dans la transformation de ses éléments. Mais c'est un aliment pauvre et ne produisant une nutrition complète qu'à la condition d'être ingéré en grandes quantités, il forme donc une masse alimentaire considérable dans l'estomac.

(1) Dr Danguy des Déserts et Dr Pfilh (*Archives de méd. navale,* 1898, 2e vol., p. 19).

Dans des proportions modérées, le riz mérite, en raison de sa facile digestion, d'entrer dans l'alimentation des colons européens, soit seul, soit associé aux viandes, au poisson, gibier, etc... Il faut éviter l'abus de condiments que font les indigènes et les créoles pour assaisonner les sauces (karis, rougaïs, etc.) dont ils arrosent le riz.

Le riz est soumis à l'étuvage et à la décortication avant d'être expédié. Il doit subir une cuisson prolongée, car il a été considéré comme pouvant véhiculer le germe spécifique ou les toxines du béribéri, maladie qui aurait, à ce point de vue, quelque analogie avec la pellagre.

La polynévrite, qui se développe si fréquemment aux Indes chez les poules nourries avec du riz cru ou cuit, ne se produit pas avec du riz non ou mal émondé. D'après Eijkman le poison naîtrait dans le tube digestif par action des microbes de l'intestin sur la fécule du riz. La pellicule argentée du riz aurait la propriété de rendre ce poison inoffensif.

D'après M. Noderman, l'influence de l'espèce du riz est indéniable et l'emploi du riz non émondé est un moyen prophylactique (1).

5. **Maïs.** — Le maïs est très riche en principes nutritifs. A ce titre et en raison de son bas prix, il peut rendre de grands services aux populations pauvres de la zone chaude où il pousse en abondance. Mais sa teneur en graisse est

---

(1) Toutes conditions égales, d'ailleurs, dans 37 prisons, au cours de la période du 1er janvier 1895 au 6 avril et 12 septembre 1896, pendant une inspection (du Dr Nordmann), portant sur 279.623 prisonniers, à Java et Madura, l'alimentation étant faite avec du riz non émondé, il n'y a qu'*une seule* prison atteinte de béribéri ; sur 10.000 prisonniers il n'y a qu'un cas.

Dans 13 prisons on distribue un mélange de riz décortiqué et de riz non émondé ; le béribéri a été constaté dans 6 de ces prisons (46,1 p. 100) ; il y avait 1 prisonnier atteint sur 116 internés.

Dans 51 prisons le riz émondé est distribué seul ; le béribéri a été constaté dans 36 de ces prisons (70,6 p. 100) ; il y avait 1 prisonnier atteint sur 36 internés.

considérable (7 p. 100) et impose une certaine modération dans la consommation. Cependant les indigènes du Soudan et du Dahomey mangent en grande quantité le maïs cuit sous des charbons. Sa composition est la suivante : comparée à celle du maïs et du riz.

	Maïs.	Blé	Riz.
Albuminoïdes	8,8	11,2	5,3
Amidon	58,0	67,6	73,9
Gommes et sucre	5,3	7,4	2,3
Graisses	9,2	1,2	0,9
Cellulose	4.9	0,7	0,2
Sels	3.2	1,7	»
Eau	10,5	14,4	14,0

L'alimentation par le *maïs* peut donner lieu : 1º à un mal de misère par nourriture insuffisante ; 2º à des intoxications lorsque le maïs est altéré par le verdet, champignon produisant un alcaloïde qui détermine des convulsions, de la paralysie, de la narcose ; 3º des maladies parasitaires, dues au *bactérium maïdis*, déterminant des troubles digestifs, des érythèmes, l'amaigrissement, la paralysie, l'incoordination, etc. Ces maladies sont englobées sous le nom de *pellagre*.

6. **Millet.** — Cultivé dans le nord de l'Afrique et en Afrique Occidentale, il y est utilisé sur une grande échelle par les indigènes qui, après l'avoir réduit en farine, le mélangent au poisson, à la viande, à la farine de maïs. Il entre dans la composition du couscous, des galettes de dourah, etc.

7. **Pommes de terre.** — Quoique à moindre degré que la farine de froment, la pomme de terre est un des aliments les plus nécessaires à l'Européen. — Les pays chauds, dont le sol n'est pas inondé et sont assez éloignés de la bande équatoriale, produisent la pomme de terre (Nouvelle-Calédonie ; Bourbon, Tonkin, Madagascar, etc.) à la condition de renouveler les semences de temps en temps. Sa richesse en amidon est très grande (20 p. 100). Elle est très riche en

eau (74 p. 100). C'est, en somme, un aliment faiblement nutritif, mais indispensable aux Européens (1).

8. Osounifing. — Il existe au Soudan français une plante de la famille des labiées qui fournit aux indigènes des tubercules ayant la plus grande analogie par leur forme avec les tubercules de la pomme de terre et pouvant jouer le même rôle dans l'alimentation. Désignée par les nègres sous le nom d'*Osounifing* (petite patate noire), elle pousse merveilleusement dans le Ségou, dans le Kaarta et le Bélédougou, où elle a été signalée par les Drs Boyé et Le Dantec (2). Cette plante a été cultivée avec succès au Jardin d'essai de Libreville et au Tonkin, concurremment avec une autre labiée à tubercules alimentaires, l'oumime, la pomme de terre de Madagascar.

D'après Boyé et Le Dantec, les tubercules que fournit l'Osounifing ont la grosseur d'un œuf de pigeon, et contiennent 80 p. 100 d'eau et 15 p. 100 de substance amylacée. Les grains d'amidon rappellent ceux du manioc et pourraient être utilisés pour la préparation du tapioca. Les Européens, au Soudan, l'emploient volontiers dans leur alimentation.

La préparation culinaire de l'osounifing doit être précédée de l'enlèvement de l'enveloppe brune extérieure qui a un goût de brûlé désagréable.

9. Succédanés de la pomme de terre. — D'autres racines ou tubercules peuvent remplacer la pomme de terre :

---

(1) Des accidents aigus d'empoisonnement (fièvre, céphalée, coliques, diarrhée, prostrations, vertiges, vomissements, etc) se sont produits en France et aussi en Allemagne (Pfuhl. — 1900) à la suite de l'ingestion de pommes de terre provenant de provisions anciennes fortement germées ou même pourries, au fort de l'été. Ils sont attribuables à la production de solanine en quantité anormale (0,48 p.100 de solanine au lieu de 0,6 p.100 à l'état normal).— Vallin, *Rev. d'hygiène*, 20 août 1900, p. 762.

(2) Boyé et Le Dantec, *Annales d'hygiène et de médecine coloniales*, 2e trimestre 1900, p. 286.

1° *En Europe :* Carottes, Navets, Betteraves, Topinambours, Crosnes ;

2° *Dans les pays chauds :* Manioc, Patate, Ignames diverses (blanc, cousse-couche, patte à cheval), Malanga ou chou caraïbe; Caladium esculentum (*vulgo :* Madère, aroïdées).

Les aliments du 1er groupe, très communs en Europe, et aussi cultivés et employés dans bon nombre de régions tropicales, n'ont de valeur nutritive réelle que par leurs hydrocarbures. Ils en contiennent de 2 à 9 p. 100 (amidon et sucre) au lieu de 21 p. 100 dans la pomme de terre. Leur teneur en albuminoïdes n'est que de 1 à 2 p. 100. Ils sont volumineux et de digestion difficile. Ils ne peuvent figurer dans l'alimentation qu'en association avec la viande ou comme aliments secondaires et accidentels.

Les racines et tubercules du second groupe sont un peu plus riches en éléments azotés et beaucoup plus riches en hydrocarbures ainsi qu'il résulte des analyses faites par M. Pairault (1).

	Ignames.		Malanga.	Madère.	Patate.	Manioc.
	Blanc.	Patte à cheval				
Eau................	77,60	76,3o	76,3o	74,00	65,13	8,10
Matières minérales...	0,96	0,83	1,13	1,15	0,88	1,00
— azotées......	2,10	1,10	1,35	2,55	1,00	1,3o
— grasses.....	0,23	0,21	0,26	0,3o	0,28	1,00
Amidon.............	15,60	19,40	17,70	16,64	25,17	83,60
Saccharose.........	—	—	—	—	3,06	—
Cellulose...........	1,10	1,05	1,51	1,80	1,43	2,20
Indéterminés........	2,44	1,11	1,75	3,5o	3,45	2,80

Il y a lieu de remarquer la grande richesse nutritive et la pauvreté en eau du manioc, qui est un aliment de premier ordre. Les noirs d'Afrique et des Antilles font de la farine de manioc la base de leur nourriture. — Les racines du *manioc doux* peuvent être mangées sans préparation, celles

(1) Pairault, pharmacien principal des Colonies (*Annales d'hygiène et de médecine coloniales*, 2ᵉ trim. 1900, pp. 207 et suiv.).

du *manioc utilissima amer*, mangées aux Antilles, sont toxiques et doivent subir préalablement une cuisson prolongée pour être rendues comestibles.

10. **Légumes secs**. — Envoyés d'Europe ou produits sur place, les Haricots, Lentilles, Pois, Fèves, Féverolles ont une enveloppe celluleuse épaisse qui rend leur digestion difficile et exige une cuisson prolongée ou la réduction en purée.

Leur composition démontre leur valeur nutritive. Ils sont plus riches en albumine que les céréales et deux fois plus riches en fer que la viande.

Leur composition moyenne pour 100 parties est :

Eau...	14,5
Albumine.....................................	22,5
Graisse......................................	1,7
Hydrocarbure.................................	53,2
Sels; cellulose..............................	5,5
Cendres......................................	2,6

Cette composition diffère quelque peu d'une graine à l'autre :

	Albumine.	Hydrocarbures.
Haricots..................	23,1 p. 100	53.6 p. 100
Pois......................	22,6 —	53,2 —
Lentilles.................	24,8 —	54,7 —

Ces légumes constituent une alimentation très volumineuse.

A l'état frais, les haricots, pois et fèves se rapprochent des légumes herbacés.

Certains légumes secs, du genre *Lathyrus*, surtout l'espèce *Pois chiche* ou *jarosse* (Lathyrus cicero), ont occasionné des accidents de paraplégie qui ont sévi épidémiquement sur les populations privées de blé.

La cuisson prolongée à 100° préserve de ces accidents. Elle doit être suffisamment prolongée pour briser l'enveloppe celluleuse épaisse qui irriterait l'intestin en exagérant les mouvements péristaltiques. De cette manière l'intestin pourra utiliser dans une plus forte proportion les principes nutritifs qui sont contenus dans la graine. La légumine est résorbée en grande quantité ne laissant, d'après Gartner, que 17 p. 100 de déchet. Les hydrocarbonés sont résorbés presque entièrement ne laissant que 36 p. 100 de déchet. La grande quantité d'eau dont se chargent ces légumes pendant la cuisson diminue la valeur nutritive que leur attribue l'analyse à l'état sec.

Leur conservation est difficile : ils sont attaqués par les charançons et prennent le goût du moisi. On a cru pouvoir attribuer certaines épidémies d'ictère à des pois altérés par la moisissure.

11. **Légumes frais.** — Les légumes verts, ou les plantes qui peuvent en tenir lieu, sont pauvres en albuminoïdes, mais contiennent une forte proportion de mucilages, d'acides et de sels. Quelques-uns sont riches en fécules et en sucre.

		Eau.	Albumine.	Hydrocarbones.
Composition :	Asperges......	9,20 o/o	2,2 o/o	3,3 o/o
—	Haricots verts.	8,75 —	2,7 —	8,0 —
—	Salades.......	9,40 —	1,4 —	2,1 —

(Les sels sont plus abondants dans ces légumes que dans les racines. Les Choux et les Radis contiennent des principes volatiles.)

La valeur alimentaire des légumes frais est faible, mais la privation est susceptible d'engendrer le scorbut sous les formes les plus graves (teint terreux ; hydropisies ; gingivites ; hémorragies muqueuses et sous-cutanées).

Les légumes, dits d'Europe, tels que *Haricots, Pois, Asperges, Courges, Aubergines, Laitues, Epinards, Oseilles, Choux, Tomates, Oignons*, etc., etc., sont produits par bon nombre de terres tropicales, même au Sénégal et en Cochinchine. De plus, les régions tropicales fournissent des végétaux qui peuvent être substitués accidentellement aux légumes d'Europe :

— *Sommités* de quelques espèces de *Palmiers* (chou palmiste en salades);

— Jeunes *pousses de Bambous* (en salades);

— *Sommités* vertes de *Patate*, préparées comme des épinards ;

— Jeunes *feuilles de Raisins d'Amérique* (agouman), (préparées comme des asperges).

— Le *Cresson de savane* mangé comme le cresson des fontaines, qui est lui-même très abondant;

— Un grand nombre de *Cucurbitacées ;*

— Une grande *variété de Haricots et de Pois* susceptibles de remplacer les haricots d'Europe ; *Niébés* du Soudan ; *pois d'angole*, du Sénégal, de la Guyane; « *pois yeux noirs* » des Antilles, etc., etc.

— Les *Ambreuvades* (Inde, Madagascar, Réunion) analogues aux lentilles, riches en matières féculentes et azotées.

12. **Racines et légumes vénéneux exotiques.** — Les « *Gouets* » comptent plusieurs espèces vénéneuses, « *l'arborescent* », « *l'hérédacé* », le « *vénéneux* ». Le *gouet* « *arborescent* » a une racine grosse comme le bras et longue de 40 à 50 centimètres, blanchâtre et noueuse en dehors, blanche en dedans. Il n'a qu'une tige avec un faisceau terminal de feuilles. Il ne produit en général que l'irritation des premières voies parce que les racines et les feuilles ont une saveur âcre et caustique qui déterminent le rejet immédiat, avant de produire l'empoisonnement.

Le « *Gouet vénéneux* » a le port d'un jeune bananier, son suc vénéneux, très âcre et usité par les médicastres des Antilles, a pu déterminer des accidents inflammatoires graves et même mortels lorsqu'il a été ingéré.

Le « *Gouet hérédacé* » (herbe à méchants) est une plante grimpante comme le lierre, à feuilles cordiformes et coriaces, dont le suc, irritant et caustique pour les muqueuses, produit des effets narcotico-âcres.

Le « *Gouet liane brûlante* » se rapproche du précédent ; sa racine fraîche est âcre, caustique, et contient un poison irritant.

La racine du *Manioc utilissima* amer, des Antilles, est également vénéneux. Le suc, d'un blanc laiteux, produit un empoisonnement rapide analogue à celui des poisons cyaniques ou narcotico-âcres. Les indigènes réduisent la racine à l'état de pulpe à l'aide de fortes râpes circulaires. La pulpe est égouttée, pressée et séchée complètement sur des plaques de fer chauffées. On la remue sans cesse pendant le séchage. Au contact de l'air elle absorbe 8 à 10 p. 100 d'humidité (Pairault). (1).

(1) Il est d'autres plantes vénéneuses qu'il importe de signaler :

1° Le *Momordique Mexiquen* (cucurbitacée), vulgairement dénommée *pomme de merveille*, à tige flexueuse, rampante, à feuilles rappelant celle de la vigne ; à suc irritant et toxique ;

2° Le *Calebassier vénéneux* (solanée), grand arbre à gros tronc, à fruits semblables à de gros citrons, ayant un suc irritant pour l'intestin;

3° La *Morelle mammiforme*, plante herbacée, à odeur fétide, à fruits cormiformes et pyriformes, causant des accidents analogues à ceux de la belladone ;

4° Le *Datura stramonium, extrêmement commun ;*

5° La *Lobelie à longues fleurs* (mort à Cabris), très commune aux Antilles, au Cap, en Australie, dont les feuilles et la tige fraîches contiennent un suc laiteux très irritant pour les voies digestives ;

6° L'*Apocyn citron* (tue-chien) fournit un poison d'épreuve et un poison pour les flèches en Amérique Centrale. — Plante herbacée ; feuilles en forme de cœur, fleurs étoilées, rougeâtres, suc irritant et convulsif ;

7° Le *Mancenillier*, de l'Amérique du Sud et du Golfe du Mexique, ayant le port d'un poirier, à feuilles coriaces, fruits en forme de pomme d'api, jaune à la maturité; le suc de toutes les parties de la plante détermine de la vésication. Le fruit ingéré détermine une violente irritation intestinale, de la fièvre. — S'ils sont verts, ils peuvent entraîner le coma et la mort.

Le *Sablier elastique*, dit « arbre au diable » ou « Noyer d'Amérique », grand arbre à tronc gris, couvert de piquants, à larges feuilles dentelées et lancéolées, à fruit en forme de capsules à douze côtes, contenant chacune une amande. — L'ingestion des amandes détermine une superpurgation avec vomissements, syncope.

Les légumes peuvent être nuisibles parce qu'ils transportent des germes empruntés à l'eau dans laquelle ils sont lavés. Le Dr Ceresole (1) a trouvé sur des morceaux de légumes des œufs de tœnia, d'oxyures, d'ascarides, d'anchylostome, des amibes, des anguillules. En outre il y avait un grand nombre de microbes (microcoques, staphylo ou streptocoques, sarcines, coli-bacilles, B. septicus, B. tétani). D'après Biancoti le danger de véhiculation de germes pathogènes n'existerait réellement que dans le cas d'arrosage direct des légumes avec des eaux contenant des fèces.

La plupart des maraîchers indigènes, et aussi quelques Européens, arrosant leurs jardins avec des matières fécales simplement diluées, il est très possible que les feuilles et les racines des légumes ainsi arrosés deviennent les véhicules d'infections parasitaires ou microbiennes. Le choléra, la dysenterie, la fièvre typhoïde, la bilharziose peuvent être transmis de cette manière.

La précaution indispensable est de laver les légumes crus avec de l'eau stérilisée et de les plonger ensuite dans une solution d'acide tartrique à 3 p. 100, solution antiseptique, inoffensive et peu coûteuse, suffisamment efficace même contre les spirilles du choléra.

13. **Fruits.** — Parmi les fruits très nombreux que fournit la flore tropicale, les uns sirupeux, sucrés, les autres acides, mucilagineux, d'autres encore crémeux, très aromatisés ou très féculents, il en est un bon nombre qui joignent, à un goût agréable, l'avantage de compléter l'a-

Le *cerbera Manghiæ* (en Nouvelle-Calédonie), analogue au *Tanghin* de Madagascar, des apocynées et le *rhus atra* en Nouvelle-Calédonie.

En Indo-Chine et dans l'Archipel Malais les indigènes mélangent à des aliments les poils très fins qui revêtent la gaîne des jeunes pousses de bambou pour exercer des vengeances conjugales.

(1) Dr G. Ceresole, *El Policlinico, Sezione pratica;* 1900-1901, p. 55, cité par Renaut, in *Rev. hyg.*

limentation. Enfin des fruits sont importés d'Europe, à l'état frais et, plus souvent, à l'état sec.

Les fruits *huileux* contiennent une forte proportion d'albumine (noix = 16,4 p. 100) et de graisse (noix = 62,8 p. 100). Ils ne conviennent pas à l'alimentation dans les pays chauds.

Les fruits *pulpeux* contiennent une forte proportion d'hydrocarbone (pomme = 12 gr.; raisin = 26 gr. 3). Ils sont plus avantageux que les précédents. Ils favorisent la digestion par les acides légers qu'ils contiennent et renforcent l'alimentation par leurs sels de potasse. Le sucre qu'ils contiennent fournit aux besoins d'énergie.

L'analyse d'un certain nombre de fruits usités en Europe a donné à M. Balland les résultats cités dans le tableau ci-dessous (1).

En résumé, ces fruits contiennent de 72 à 92 p. 100 d'eau. Dans les fruits à pulpe, la matière azotée varie de 0,25 à 1,55 et dans les fruits à graisse de 15 à 20 p. 100 à l'état sec.

Les matières grasses sont en faible proportion, à l'exception des Amandes, Noix, etc. (58 à 68 p. 100 à l'état sec).

L'acidité atteint son maximum dans les Framboises (1,25 p. 100). Les cendres sont en faible quantité. On trouve du manganèse dans quelques-unes.

Le sucre et les matières extractives sont avec l'eau la partie la plus considérable. Grâce à la forte proportion de sucre (de 3,7 à 51,3), les fruits sont des aliments hydrocarbonés précieux, quoique peu nutritifs.

Parmi les plus usités des fruits tropicaux, il faut citer au premier rang la *Banane*, consommée en grande quantité en Europe. Sa chair, un peu cotonneuse, mais de saveur délicate qui ne lasse jamais, est sucrée, féculente, riche en acide gallique et en sucs astringents.

(1) Balland, *Annales d'hygiène publique*, août 1900, pp. 32 et suiv.

Analyse de fruits usités en Europe

	EAU		MATIÈRES azotées		MATIÈRES grasses		MATIÈRES extractives (1)		CELLULOSE		CENDRES	
	État normal	Sec	État normal	Sec	État normal	Sec	État normal	Sec	État normal	Sec	État normal	Sec
Abricots............	87.70	0	0.43	3.52	0.12	0.95	9.70	78.83	1.41	11.50	0.64	5.20
Amandes...........	84.50	0	3.23	20.84	0.80	5.20	10.77	69.46	0.50	3.20	0.20	1.30
Bananes............	72.40	0	1.44	5.20	0.09	0.34	23.93	86.71	1.22	4.40	0.92	3.35
Dattes.............	24.50	0	1.96	2.60	0.06	0.08	67.10	88.87	5.06	6.70	1.32	1.75
Fraises............	85.60	0	1.36	9.44	0.99	6.90	8.85	61.49	2.56	17.75	0.64	4.42
Figues sèches......	31.00	0	2.26	3.28	2.10	3.04	53.67	77.79	7.82	11.33	3.15	4.56
Nèfles.............	74.10	0	0.35	1.36	0.44	1.68	11.47	44.28	13.20	51.00	0.44	1.68
Oranges............	86.70	0	0.69	5.20	0.26	1.95	11.14	83.75	0.93	7.00	0.28	2.10
Olives.............	75.40	0	0.76	3.10	14.48	58.95	8.04	32.67	0.90	3.68	0.42	1.70
Raisins frais entiers...	80.00	0	0.49	2.45	0.38	0.38	17.69	88.45	1.24	6.20	0.20	1.00

(BALLAND.)

(1) Y compris le sucre.

L'analyse a donné à Pairault :

	Eau	Matières azotées	Matières minérales	Matières grasses	Amidon	Saccharose	Cellulose	Indéterminées
Bananes vertes....	59.82	1.38	0.85	0.35	31.80	»	1.95	3.85
Fruit à pain.......	46.21	2.34	1.78	0.40	41.42	»	4.20	3.65

La sève de la tige est un astringent utilisable. Le sirop des fruits est émollient. Les fruits fournissent une farine contenant jusqu'à 60 p. 100 de fécule et s'altérant difficilement.

Les *Citrons* et les *Oranges* sont en abondance partout.

L'*Ananas* a un suc sucré, légèrement acidulé, très parfumé, mais sa trame fibreuse est indigeste.

La *Goyave* (myrtacée) donne un fruit en forme de poire dont la pulpe, au parfum pénétrant, est très astringente.

La *Mangue* (térébinthacée), bien moins répandue que la goyave, donne des fruits de la grosseur d'une poire, et de la forme d'un rein de bœuf. Sa pulpe jaune, plus ou moins riche en fibres épaisses implantées sur une amande large et plate, a une odeur prononcée de térébenthine.

Le *Mangoustan* contient dans une enveloppe épaisse, coriace, rougeâtre, très astringente, une pulpe blanche, très fine, sucrée, divisée en tranches comme la mandarine ; chaque tranche contient un noyau brun. C'est un fruit exquis.

Le *Let-chi*, très abondant dans les mers de Chine et dans l'archipel Malais, donne un fruit de la grosseur d'une prune contenant, dans une coque rugueuse, rougeâtre, une pulpe blanche, savoureuse, sucrée, dont le goût rappelle celui du raisin blanc.

L'*Avocat*, « beurre végétal », de la forme d'une poire, ayant une pulpe fine, d'un blanc verdâtre, a un léger goût de noisette.

Le *Cachiment*, « *cœur de bœuf* », « *anone* » a une pulpe crémeuse, sucrée, mêlée de graines noires.

A citer encore le *Corrosol*, la *Sapotille*, le fruit de l'*arbre à pain* si féculent, la *Pomme-liane*, la *Pomme cythère*, la *Barbadine*, fruit acidulé, parfumé, d'un goût exquis, très désaltérant. Le *Coco*, bien connu en Europe pour son amande très nourrissante, très utile dans les marches par son lait sain et rafraîchissant. De plus, l'amande desséchée fournit le coprah ; la sève du tronc du cocotier donne un liquide sucré à l'état frais et, par fermentation alcoolique, un vin très apprécié des indigènes. Enfin, le tronc et les feuilles de l'arbre servent à la construction des cases.

La *Datte* est consommée en quantités considérables dans tout le nord de l'Afrique, en Arabie. La *Canne à sucre* est mangée à l'état frais par tous les indigènes de la zone intertropicale.

IV. — Conservation des aliments.

Dans les colonies en formation, dans les postes petits et éloignés, dans les explorations et les expéditions, les Européens sont dans l'obligation de transporter les aliments nécessaires à leur subsistance.

Il importe de préserver ces aliments, d'origine animale ou végétale, de la décomposition putride à laquelle ils sont naturellement voués. Ces aliments ainsi préservés constituent les *conserves*. Nous examinerons les procédés de conservation applicables aux différentes substances et les denrées alimentaires conservées en usage dans les pays chauds (1).

Les principaux procédés de conservation sont :

La dessiccation, le boucanage, la salaison, l'enrobage, l'antisepsie, la stérilisation par la chaleur, la réfrigération.

1. **Dessiccation.** — La dessiccation a pour but de soustraire l'eau qui entre dans la composition des substances à

(1) Voy. de Brévans, *les Conserves alimentaires* (Bibliothèque des connaissances utiles).

G. REYNAUD. Hygiène coloniale. **II.** — 10

conserver. A cet effet, on utilise l'action du soleil, ou l'é-
tuve, ou la chaleur aidée de la compression.

C'est par dessiccation au soleil que sont préparées les conserves désignées sous les noms de *carne secca*, de *charque
dulce*, de l'Amérique du Sud, de *biltongue* des Cafres, de
kéléah des Arabes.

Pour préparer le *tasayo*, à la Plata, on combine l'action
de l'air sec, de la compression et de la salure.

Le *yatarca* de la Guyane est préparé en faisant sécher
de la viande qui est ensuite pilée et mélangée de poivre.

Le *pemmican* est fait également de poudre de viande
assaisonnée de graisse, de poivre, de sucre et de sel !

Ces différentes préparations, d'un aspect et d'une odeur
peu engageants mal supportées par les estomacs européens, sont d'un emploi très restreint.

La *julienne*, faite de légumes finement découpés et desséchés, s'altère très rapidement dans les pays chauds et
devient acide. Elle n'a d'ailleurs qu'une valeur nutritive
insignifiante.

Les *pommes de terre séchées* en tranches ont été fort
utiles aux Anglais et aux Italiens dans leurs expéditions
coloniales.

La dessiccation est également employée pour la conservation des *farines et des biscuits* avant leur mise en boîtes.

2. **Boucanage.** — C'est un procédé de nécessité, encore
en usage sur la côte d'Afrique, à la Réunion, mais qui donne
aux viandes un goût désagréable.

3. **Salaison** (*saumures*). — Les viandes salées ont constitué pendant longtemps le fonds de l'alimentation de
l'homme de mer. La salaison consiste dans l'immersion des
viandes en une solution de sel marin additionnée de nitrate
de potasse : cette solution est la saumure (1).

---

(1) La saumure se prépare avec :
  Sel de cuisine....... 22 grammes ⎞
  Nitre.............. 4   —   ⎠ pour 100 gr. de viande.

Le sel conserve-t-il la viande et le poisson en opérant seulement la soustraction d'une grande quantité d'eau? D'après les expériences de A. Detterzon (1), le chlorure de sodium serait incapable d'empêcher la végétation d'un bon nombre de microorganismes. Mais il y a des différences entre les bacilles, les cocci et les levûres. Avec 5 p. 100 de sel il est difficile d'obtenir le développement de formes *bacillaires;* à 12 p. 100, elles cessent tout à fait, à l'exception toutefois des B. *subtilis* et *vulgatus*. Au contraire, les *levûres* et les *cocci*, à l'exception du *strep. pyogène*, se développent encore avec une proportion de 23 p. 100 de sel.

Le développement de l'hydrogène sulfuré, de l'indol, du phénol, en relation avec la pullulation *bacillaire*, cesse dès que la proportion du sel approche de 12 p. 100.

L'ammoniaque, l'acide butyrique, les peptones, apparaissent même avec 15 p. 100 de sel, et peuvent naître aussi sous l'influence des cocci ou levûres. — Leur présence indique une diminution de la valeur nutritive.

Les germes anaérobies n'ont pas été retrouvés dès que la proportion du sel a atteint 5 p. 100. Le B. botulinus de V. Ermengen succombe vite à 5 p. 100.

Ainsi les espèces bacillaires, qui déterminent les altérations les plus profondes et décomposent l'albumine, sont plus sensibles au sel.

Le nitrate de potasse, en petite quantité, augmenterait notablement l'action conservatrice du sel. L'influence de l'acide borique a paru médiocre : celle du borax lui serait supérieure, mais cette substance favorise le développement des moisissures.

La *viande de porc* et *de bœuf* en saumure sont encore en usage. Le chlorure de sodium dessèche les tissus, les resserre et les aseptise. Le nitre leur donne, avec la couleur rouge, un excès de potasse recherché pour les voyages au

(1) *Archiv für Hygiène*, XXXVII, p. 171.

long cours. Mais la viande, ainsi conservée, est plus ou moins coriace. Ses qualités nutritives sont inférieures à celles de la viande fraîche. Rattray, soumettant l'équipage de son navire à des pesées comparatives, a constaté que la perte par homme s'était élevée à 2 livres 5 quand les salaisons entraient dans l'alimentation et à 6 livres quand l'action de la chaleur venait se joindre à cette alimentation de nécessité.

Les salaisons déterminent de l'irritation des voies digestives, des aigreurs, des indigestions, elles exagèrent la soif, et l'excès de potasse qu'elles contiennent paraît avoir une action dangereuse sur le sang.

Leur conservation est d'ailleurs incertaine et les accidents qu'on a signalés peuvent être attribués autant aux altérarations des viandes elles-mêmes qu'aux propriétés nocives de la saumure. C'est donc un procédé à n'employer qu'accidentellement dans le but d'utiliser des quartiers de viande ne pouvant être consommés le jour même dans les petites localités.

Parmi les conserves salées, la *viande de cochon* ou *lard*, d'une plus longue durée et d'un goût préférable à celle du bœuf, mérite une place à part. Le lard préparé d'après le système Nougarou de Muret (Haute-Garonne) est très recommandable. Cependant la grande proportion de graisse ne permet pas de manger du lard fréquemment.

Près des viandes salées prennent place les *poissons salés* et en première ligne la *morue* qui entre pour une si grande part dans l'alimentation des indigènes des Antilles, du sud de l'Asie, de la côte d'Afrique.

La morue est un aliment richement azoté (5 p. 100), précieux par sa facile préparation, son bon goût et ses qualités nutritives. Mais elle est capable de causer des intoxications dues à des altérations qui déterminent du ramollissement, la désagrégation des fibres et la production des ptomaïnes, comme dans toutes les viandes en putréfaction.

Le seul moyen de prévenir ces altérations, qui doivent faire rejeter le poisson, est d'expédier les morues dans des caisses métalliques soudées.

Des accidents peuvent aussi être déterminés par la *morue rouge*, c'est-à-dire la morue qui a été envahie par un champignon inférieur, le *clathrocystis roseo-persinicas*. Par son action, aidée de l'humidité et de la chaleur, des ptomaïnes se développent dans la chair du poisson. Ce champignon provient du sel employé pour la conservation de la morue et aussi de la sarcina morrhuæ (Dr Heckel). Deux traitements permettent de débarrasser la morue de cette altération : le premier, préventif, intéressant surtout les commerçants, consiste dans l'emploi du sulfo-benzoate de soude, mêlé au chlorure de sodium dans la proportion de 5 p. 100. Le second traitement, curatif, applicable aux morues déjà devenues rouges, intéresse aussi bien le négociant que le consommateur ; il consiste dans l'application, avec un pinceau, d'une légère couche de sulfo-benzoate de soude dissous dans l'eau dans la proportion de 18 p. 100. Toute trace de rouge a disparu après 24 heures ; la morue prend un lustre particulier et peut désormais être expédiée sans crainte d'altération.

4. **Enrobage**. — Ce procédé tend à envelopper la substance à conserver d'un corps qui n'exerce aucune action sur elle, mais la protège contre le contact de l'air extérieur.

Les substances les plus employées à cet effet sont l'*huile* (conserves de poissons et de condiments); la *graisse* (conserves de volaille, de gibier); la *gélatine*, le *lait de chaux* (œufs) ; le *sirop* (fruits).

Au premier rang se placent les sardines à l'huile, si généralement consommées, très azotées (6 p. 100), riches en hydrocarbures (29 p. 100) et aussi en graisses (9, 36 p. 100) rarement altérées et apportant avec elles leur condiment.

Ce procédé est excellent, mais coûteux ; il a l'inconvénient d'introduire dans l'économie un excédent de graisses.

10.

Il convient de signaler la conservation de certains légumes dans du vinaigre.

5. **Antisepsie.** — L'acide carbonique, l'oxyde de carbone associé à l'acide sulfureux, le mélange d'acide phénique, de charbon et de suif (Vogel), l'eau additionnée d'acide phénique ou de créosote, etc., etc., ont été mis à contribution pour la conservation des aliments, mais avec des résultats détestables.

Deux substances sont aujourd'hui en faveur dans l'industrie : l'acide borique et ses sels dérivés pour les viandes ; l'acide salicylique pour toutes les denrées. L'innocuité de ces substances est des plus contestables. Toutes les deux entravent la nutrition : l'acide borique augmente la quantité de résidus et l'azote qu'ils contiennent. L'acide salicylique entraîne les fermentations du tube digestif et présente des dangers graves pour les personnes dont le filtre rénal n'a pas son intégrité. La pratique du salicylage a été interdite par l'Académie de médecine. Le borax seul a été toléré jusqu'ici (1).

D'une manière générale il faut exclure tous les aliments conservés avec l'addition de substances chimiques telles que : acide salicylique, carbonate de soude, formaline, sulfites, acide borique, etc. Le *fluorure de sodium*, récemment préconisé pour la conservation des denrées, en particulier pour celle du lait, sera également prohibé à cause de son action paralysante sur le suc pancréatique.

(1) D'après Lange (*Arch. f. hygiène*, XL, p. 143), le *borax* à 2 et 4 p. 100 est encore inférieur à l'acide borique ; certains germes disparaissent, mais d'autres ne se multiplient que mieux. Avec moins de 3 p. 100 on ne prévient ni l'envahissement microbien (surtout des levures), ni l'apparition d'une odeur putride à bref délai. Pas plus que l'acide borique, le borax n'est donc un bon conservateur de la viande. Les doses de 4 p. 100 ne sont jamais employées.

La *sulfite de soude* conserve pendant 2 jours au plus la belle couleur de la viande. Ensuite les germes saprophytes se multiplient et la putréfaction se manifeste.

On peut rapprocher de ces procédés la conservation des viandes dans des récipients où elles sont séparées l'une de l'autre par des couches de morceaux de charbon imprégnés d'une solution phéniquée au millième (1).

6. **Stérilisation par la chaleur** (conserves proprement dites) (2). — On désigne plus spécialement sous le nom de conserves des substances cuites, non desséchées, incluses dans des récipients métalliques hermétiquement clos.

a) CONSERVES DE VIANDE. — Nous nous occuperons plus particulièrement des conserves de viandes de boucherie, dont le bœuf est le type le plus commun et le plus usité. D'ailleurs les procédés de fabrication des conserves de viande ne diffèrent pas essentiellement de ceux qui sont appliqués à divers autres produits (conserves de gibier, de volaille, de poissons, de crustacés, etc.).

a) *Préparation des conserves de viande*. — La conserve de viande usitée dans l'armée et la marine est du bœuf bouilli, sans sel ni légume, cuit à point et pouvant être mangé froid. Sa préparation comporte des opérations multiples :

1° *Traitement de la viande crue :*

Dépeçage de l'animal abattu, désossage de la viande, ablation de la graisse, des tendons et aponévroses ; division en morceaux de 400 à 500 grammes.

2° *Blanchiment ou cuisson préliminaire :*

Cette opération, faite à l'eau et à l'air libre, enlève à la viande une partie de son eau de constitution et de sa graisse interstitielle. La viande, divisée en fragments de 400 ou 500 grammes, est immergée dans l'eau bouillante pendant 1 heure environ, puis mise à refroidir sur des claies. Le même bouillon sert à la cuisson de 3 lots de viande et,

(1) Les Italiens ont adopté pour leurs conserves de viande le procédé de « Spruyt », consistant dans un enrobage avec une graisse salicylée.
(2) Vaillard, *les Conserves de viande* (*Revue d'hygiène* de janvier-février 1902).

après concentration, il sera introduit dans les boîtes métalliques avec l'exacte quantité de viande qui a servi à l'obtenir.

Dans un autre procédé, le blanchiment a lieu à la vapeur : la viande est répartie en couches étagées sous une cloche métallique fermée par un simple joint d'étoupe et dont l'intérieur est chauffé par un courant de vapeur à 100°. Le jus qui résulte de la cuisson tombe dans un plateau situé à la partie déclive de l'appareil et en est extrait par soutirage. On peut traiter ainsi de 300 à 500 kilogr. de viande en une seule cuisson de 1 heure.

Cette opération fait perdre à la viande de 42 à 45 p. 100 de son poids primitif.

3° *Parage et révision des morceaux :*

Ablation des parties tendineuses, aponévrotiques et graisseuses, répartition et égalisation des fragments qui devront être rassemblés dans la même boîte.

4° *Concentration, clarification et dégraissage du bouillon :*

Il doit marquer 6 à 8 degrés à l'aéromètre.

5° *Mise en boîtes :*

La conserve doit contenir : viande, 800 gr.; bouillon, 200 gr.

6° *Fermeture et soudure ; épreuve d'étanchéité :*

La boîte est immergée dans un bain d'eau à 80°.

7° *Stérilisation à l'autoclave :*

Temps variable, température de 105 à 115°, suivant les industries.

8° Nouvelle épreuve d'étanchéité et peinturage; par refroidissement le bouillon se prend en gelée.

C'est, en définitive, le procédé Appert plus ou moins perfectionné suivant les industriels (1).

(1) Dans le procédé Aberdeen la boîte est complètement close au moment où elle est mise dans le bain. C'est seulement 2 ou 3 heures après qu'on fait au couvercle une petite ouverture aussitôt fermée. Dans le

b) *Accidents provoqués par l'ingestion des conserves.*
— Ils se manifestent sous forme d'épidémies frappant
simultanément un nombre plus ou moins grand de sujets.
Au cours des 12 dernières années, il y a eu 15 épidémies en
France.

Ces accidents sont relativement peu fréquents, puisque
sur 3 millions de boîtes renfermant la ration journalière de
5 hommes et consommées annuellement en France, il n'y a
eu que 201 cas en 1897 et 198 cas en 1898. Encore ces accidents sont-ils ordinairement sans conséquences graves puisqu'il n'y a eu qu'un seul cas de mort en 12 ans.

Néanmoins, si ces accidents sont rarement mortels, cependant ils peuvent, dans les pays chauds surtout, déterminer
des troubles sérieux, étendus à des groupes importants
d'hommes, et simuler parfois des atteintes de choléra.

Les symptômes répondent à ceux du botulisme : vomissements, coliques, diarrhée, céphalée, somnolence, courba-
ture, rachialgie, irradiations douloureuses dans les membres,
crampes musculaires, trismus, mydriase, sécheresse de la
gorge, anxiété respiratoire, cyanose, albuminurie, hyperthermie (de 39° à 40°) et parfois collapsus. Ces accidents se
présentent à des degrés variables et se réduisent souvent
à des signes de gastro-entérite avec évacuations san-
glantes et parfois, plus simplement, à de l'intolérance gastrique.

Dans la majorité des cas (8 sur 9), les accidents ne se
déclarent pas immédiatement après le repas incriminé; il y
a une véritable incubation. Plus rarement les troubles morbides succèdent presque immédiatement à l'ingestion de la
conserve, par intoxication.

Les conserves peuvent donc agir de deux façons différentes : 1° en introduisant dans le tube digestif des poisons

procédé d'Appert une petite ouverture est laissée au couvercle pendant
que la boîte est au bain-marie, elle est fermée ensuite.

préformés, c'est-à-dire par intoxication véritable, c'est le cas le plus rare ; 2° en provoquant dans le tube digestif un processus d'infection microbienne dont l'agent vivant paraît importé par la conserve elle-même.

Poisons chimiques. — Nous mettons à part pour le moment les intoxications par des poisons minéraux dus à l'emploi d'étain plombifère ou arsénifère qui ont été constatés maintes fois.

Les substances toxiques sont le plus souvent de provenance organique. En principe, la durée de la conservation des matières alimentaires traitées par le procédé Appert est indéfinie. Cependant, les conserves anciennes présentent à l'analyse des modifications dues au vieillissement (attaque de l'étamage, saponification partielle de la graisse, développement d'hydrogène, diminution d'acidité du bouillon, changement de couleur des fibres musculaires, gélatinisation facile sous l'influence de l'eau bouillante, propriété émulsionnante de l'eau). L'existence d'albumines toxiques, qui ne se produisent que sous l'action de forces chimiques énergiques ou de germes animés, n'est pas démontrée (Pouchet, Georges) (1) dans les conserves vieilles.

D'autre part, si le vieillissement seul pouvait engendrer ces toxines, ces accidents se manifesteraient plus fréquemment et plus généralement.

Mais la substance toxique a pu être originellement contenue dans les muscles de l'animal qui a servi à la fabrication ; le fait se produit chez les animaux surmenés, abattus en état de maladie (affections pyohémiques ou septicémiques, entérite, météorisme, etc.). Ces produits toxiques ne sont pas sûrement détruits par la température ordinairement mise en œuvre pour la stérilisation.

---

(1) Bouchet, *Documents de la commission instituée au ministère de la Guerre, sous la présidence du professeur Brouardel, pour l'étude des conserves de viande.*

Une viande, saine à l'origine, peut devenir toxique au cours de la fabrication lorsque, par suite de retards, d'imperfections dans le travail, elle a été envahie par une végétation microbienne; il en est ainsi lorsque les viandes abattues sont transportées fort loin et sous de hautes températures avant d'arriver à l'usine; ou si un temps trop long s'écoule entre l'emboîtage de la conserve et sa stérilisation. (La putréfaction peut se faire en moins de 12 heures dans les pays chauds.) Parfois aussi des boîtes fuitées par le chauffage à l'autoclave sont soudées à nouveau puis stérilisées (*représervées*), mais dans l'intervalle des opérations la viande a pu se faisander et la 2e stérilisation arrête la putréfaction, mais ne rend pas, *à coup sûr*, la conserve inoffensive.

Dans d'autres cas, la putréfaction s'étant faite avant la livraison de la marchandise, les fonds de la boîte bombent, un trou minuscule pratiqué dans la boîte livre passage aux gaz et le pertuis est aussitôt oblitéré par une goutte de soude, puis la stérilisation pratiquée à nouveau peut détruire les microbes vivants, mais les poisons élaborés ne sont pas détruits avec la même sûreté (Vaillard et Georges).

Agents microbiens dans les conserves. — Nombreuses sont les conserves qui, malgré la stérilisation à laquelle elles ont été soumises, renferment des microbes vivants. Cette assertion est prouvée par la fréquence des *altérations spontanées* qui se produisent après la fabrication et, en second lieu, par les recherches directes qui ont démontré que 70 à 80 p. 100 des boîtes de conserves contiennent des germes revivifiables (Vaillard) qui peuvent y subsister pendant 5, 6 et même 7 ans. Ces germes sont des aérobies. Ceux-ci ne se développent pas parce qu'ils ont besoin d'oxygène libre pour se développer et parce qu'ils sont dans un milieu acide défavorable à leur biologie. Si, par accident, l'air a accès dans la boîte, ces germes se réveillent et végètent; la température élevée accélérera la pullulation. — Le même événement se produira si la boîte entamée reste ouverte.

Quant aux germes anaérobies, qui trouvent d'emblée dans les boîtes les conditions propices à leur biologie, ils se développent d'abord à loisir ; immédiatement après la fabrication, ils développent des gaz qui font bomber les boîtes. — Cet accident se produisant à l'usine entraîne une élimination immédiate... ou une *représervation*.

L'aspect de la conserve permet de reconnaître les altérations produites par les végétations microbiennes : la gelée devient semi-fluide ou liquide, louche ou laiteuse, quelquefois noirâtre. La viande perd sa coloration rosée et prend une teinte grisâtre ou saumon foncé. Le contenu exhale une odeur de relent, ou bien une odeur aigrelette, butyrique, urineuse, ammoniacale, voire même franchement putride... La réaction acide a fait place à une réaction neutre ou plus ou moins alcaline. Toutefois la conserve peut présenter des apparences normales (Vaillard).

Les germes aérobies rencontrés dans les conserves peuvent être : des moisissures, des cocci, des bacilles sporulés et même des bacilles non sporulés, quoique ceux-ci soient faciles à détruire en toute circonstance par des températures inférieures à 100°. Parmi les bacilles sporulés les plus communément rencontrés sont : le *b. subtilis;* diverses espèces du *mesentericus (vulgatus, ruber, fuseus)*. Le *mesentericus* intervient activement dans les phénomènes de fermentation, transformant l'acide lactique en acide butyrique et l'azote albuminoïde en azote ammoniacal. — On rencontre aussi une bactérie sporulée dégageant une odeur sulfureuse, et un bacille court dont les cultures exhalent une odeur putride. — Parmi les bacilles sporulés il en est qui se rapprochent du proteus vulgaris, d'autres du bactérium termo, tous dégageant une odeur putride, infecte.

Le *B. enteritidis* de Gartner et le *B.* de Van Ermengen,

rencontrés dans les empoisonnements par les viandes *fraîches* altérées, n'ont pas été trouvés par Vaillard dans les conserves.

c) *Mesure contre les altérations des conserves.* — Ces mesures doivent avoir pour objectif de prendre une matière première irréprochable et pure à l'origine, ou s'efforcer de la maintenir telle pendant toutes les phases de la fabrication et la garder en cet état après l'inclusion en boîtes.

1° *Surveillance sanitaire des animaux destinés à la fabrication.* — Les modes de cette surveillance ont été donnés plus haut.

2° *Propreté de la fabrication.* — Chaque usine doit comporter : une écurie pour la mise en observation des animaux à abattre ; des locaux distincts pour l'abatage, l'habillage, le refroidissement des quartiers, avec sol cimenté, parois imperméables, lavages à l'eau et à la lance très fréquents et abondants ;

Des locaux spéciaux, à sol et à parois imperméabilisés pour le désossage, le refroidissement des viandes cuites, le parage des morceaux, le remplissage des boîtes.

Dans tous les locaux les tables doivent être à revêtement métallique ; les claies seront aussi métalliques.

L'atelier d'emplissage des boîtes doit être pourvu de robinets débitant soit de l'eau bouillie, soit de la vapeur d'eau pour le nettoyage des récipients.

Les outils, de même que les tables et les claies, seront lavés chaque jour à l'eau carbonatée bouillante et soumis à un jet de vapeur d'eau.

Les ouvriers seront pourvus d'une blouse changée et aseptisée chaque jour ; ils seront astreints à de fréquents nettoyages des mains et à la propreté corporelle.

3° *Stérilisation.* — Toute substance qui a été portée et maintenue pendant 20 minutes à la température de 115° ou pendant 15 minutes à la température de 120° (vapeur d'eau sous pression) peut être considérée comme stérilisée. Ces températures n'altèrent pas la valeur de la viande et ne compromettent pas la solidité des boîtes.

L'industrie utilise des autoclaves où les conserves sont immergées dans une masse d'eau qu'échauffe un courant intérieur de vapeur sous pression. Il a été établi par Vaillard que, si on porte à 120° la température intérieure de l'appareil, c'est seulement après 1 h. 30 m. de chauffe que le centre des conserves atteint réellement la température de 116°.

A 132°, la durée de l'opération est réduite à 45 minutes, mais la viande subit une cuisson excessive, elle perd de sa consistance, les faisceaux musculaires sont entourés d'une gelée glaireuse, indice d'une gélatinisation très prononcée qui modifie défavorablement l'aspect de la conserve. Les matières azotées sont transformées. Le déchet est considérable (environ 10 p. 100 au lieu de 1 à 2 p. 100 à 115°).

La conserve subit en définitive une détérioration évidente.

En résumé il convient de prolonger pendant 2 heures la stérilisation à 118° et 120°. — De plus, les boîtes doivent être stérilisées dans les 3 ou 4 heures qui suivent leur fermeture. Enfin les boîtes mal soudées et fuitées au sortir de l'autoclave seront éliminées et non soudées à nouveau quelques jours après pour être stérilisées une seconde fois (Vaillard).

4° *Qualité et fermeture des boîtes* (1). — La matière constituant ou recouvrant les parois de la boîte ne doit introduire dans le contenu de celle-ci aucune substance nuisible.

L'étamage des parois internes de la boîte doit être pratiqué à l'étain fin (2). Mais parfois les étamages à l'étain

(1) Ogier et X. Rocques, *Rapport sur les conserves alimentaires. Moyens à employer pour éviter les accidents.* (X° Congrès d'hygiène, Paris, 1900.)
(2) « L'étain employé pour ce bain d'étamage ou de rétamage doit contenir au moins 97 p. 100 d'étain dosé à l'état d'acide métastamique. Il ne doit pas renfermer plus de 1/2 p. 100 de plomb ni plus de un dix

pur sont en couches si minces que la protection du métal sous-jacent est insuffisante. Le fer peut alors s'attaquer au contact du contenu des boîtes et donner lieu à des dégagements d'hydrogène qui font bomber les couvercles et peut faire considérer comme mauvaises des conserves en réalité inoffensives (1).

La fermeture des boîtes de fer blanc est faite soit par soudure, soit par sertissage, ces deux procédés peuvent donner de bons résultats. — Si la soudure est intérieure, elle sera pratiquée à l'étain fin (2). Des accidents attribuables à l'emploi de l'étain arsénifère ont été observés à diverses reprises, notamment en Russie.

Il est bon que la soudure extérieure soit faite aussi à l'étain fin pour éviter toute chance de pénétration accidentelle de gouttes de soudure à l'intérieur.

Pour pratiquer un sertissage hermétique, on a interposé entre les surfaces à rapprocher des anneaux de métal mou (plomb) ou de caoutchouc et, grâce à des dispositions ingénieuses, les surfaces de contact possible entre le contenu de la boîte et l'anneau obturateur sont très minimes. Mais, ce contact étant encore possible, il y a lieu de rejeter les anneaux de plomb et aussi ceux de caoutchouc plombifère contenant jusqu'à 40 p.100 de plomb. L'attaque de ces caoutchoucs par les liquides acides se fait très rapidement, de sorte qu'ils sont plus dangereux que le plomb lui-même.

Les caoutchoucs à base d'oxyde de fer sont sans inconvénients sanitaires, mais n'ont pas les mêmes propriétés obturantes.

---

millième d'arsenic. Voy. Grimaux, *Recueil des travaux du Comité consultatif d'hygiène*, 27 janvier 1900, t. XX, p. 29.

(1) M. Doremus a observé des conserves de poissons, à couvercle bombé, et dont les gaz intérieurs renfermaient 80 p. 100 d'hydrogène provenant de l'attaque du fer.

(2) Voy. Pouchet, *Rec. des travaux du Comité consult. d'hygiène* octobre 1888, t. XVIII, p. 427.

Les mêmes procédés de préparation sont en usage pour les conserves de poissons, de légumes.

b) CONSERVES DE LÉGUMES. — Les additions de substances étrangères sont plus fréquentes dans les conserves de légumes que dans celles de viande. Ainsi les champignons sont souvent additionnés de sels d'étain, pratique très blâmable. Dans les conserves de tomates on ajoute de la cochenille ou d'autres matières colorantes pour suppléer à l'insuffisance de couleur des fruits.

Pour restituer aux légumes verts la couleur qu'ils perdent par la cuisson, on ajoute à l'eau dans laquelle ils sont plongés 3o à 7o gr. de sulfate de cuivre pour 100 litres. Les légumes sont lavés avant d'être mis en boîte et l'eau de cuisson rejetée. Néanmoins ils contiennent de 2 à 27 centigr. de sulfate de cuivre par kilogr., en moyenne 17 milligr. par boîte. Cette habitude est certainement inutile, mais, aux doses où le sel de cuivre est employé, sa toxicité est nulle et il ne constitue pas un danger pour le consommateur. A plus hautes doses il communiquerait aux légumes une saveur insupportable.

c) CONSERVATION DU LAIT. — Le lait est conservé par des méthodes analogues au procédé d'Appert. Additionné de sucre il est réduit par évaporation de 1 litre à 200 gr. environ, versé dans des boîtes qui sont soumises à l'ébullition pendant 10 minutes et soudées aussitôt. On a ainsi le *lait condensé* consommé en si grande quantité dans les pays chauds. Pour s'en servir, il faut l'étendre d'une quantité d'eau égale à celle qui a été enlevée par évaporation.

Le *lait stérilisé*, non condensé, est encore plus complet et plus parfait. Pour certains dyspeptiques, il est parfois préférable au lait frais lui-même. Mais comme conserve transportable il est plus encombrant que le lait condensé.

7. **Poudres, extraits, etc., etc.** — Je ne citerai que pour mémoire les extraits, poudres, soupes diverses que l'industrie multiplie et qui ne constituent que des aliments d'ex-

ception, généralement d'une médiocre valeur nutritive : extrait de Liebig ; potage Maggi ; soupe Tacot (à la purée de pois) ; potage Spont. Quelques-unes de ces préparations méritent une mention spéciale en raison de leur longue conservation et de leur qualité nutritive : *pain-viande* de Scheurer-Ketzner ; *Erbswurtz* ou *saucisson aux pois* des Allemands ; le *Kraft-Zwiebach* qui contient : lard, poudre de viande, froment, épices, sel ; — la *maconachie-ration* composée de mouton aux légumes avec sauce ; l'*emergency-ration* des Anglais, contenant du chocolat et du bouillon solidifié. Ces préparations peuvent rendre des services comme vivres de réserve, de débarquement, de marche.

8. Réfrigération (1). — Le transport et la consommation des denrées périssables (*perishble goods*), viande fraîche, beurre, fruits, légumes, restent toujours subordonnés au temps de leur conservation, très court dans les pays chauds. L'intervention du froid industriel, en permettant leur conservation, peut modifier beaucoup l'alimentation d'une colonie dénuée de ressources ou d'une localité éloignée des centres de production. Les installations frigorifiques nécessaires pour atteindre cet objectif sont de deux ordres :

1° Les entrepôts frigorifiques établis à demeure dans les ports, les villes et destinés à l'emmagasinement des denrées ;

2° Les véhicules, wagons, navires, voitures qui assurent la conservation pendant le transport.

Les viandes congelées à — 20° et conservées dans des chambres frigorifiques à — 4° ont d'excellentes qualités nutritives. Elles ont tous les caractères de la viande fraîche dont elles ne diffèrent que par une légère perte d'eau (0,5 p. 100 du poids total) et de sapidité. Mais à peine sorties de cette atmosphère l'altération se produit avec rapidité dans les milieux à une température supérieure à + 15°; la putréfaction sera donc immédiate dans les pays chauds. Elle

---

(1) E. Pelleray. *les Procédés de conservation par le froid*. *Dépêche coloniale*. 1902.

ne se fait pas aussi rapidement après la décongélation dans les pays tempérés.

Par un nouveau perfectionnement, le refroidissement ne se fait qu'à 2 degrés au-dessous de zéro et la conservation est assurée en même temps que la sapidité est laissée à la viande. La viande est dite alors réfrigérée. La partie extérieure seule est gelée, l'intérieur se maintient frais.

Chaque denrée a une température particulièrement adéquate à sa conservation. Le tableau suivant, dû à M. de Loverdo, résume ces températures :

Nature des produits.	Température.
Viandes congelées	— 3°9
— réfrigérées	— 1°7
Beurre	3°9 à 1°1
Œufs	0°6 à 1°7
Volailles congelées	2°2 à 1°1
— réfrigérées	0°6 à 1°7
Légumes (primeurs)	1°7
Oranges	7°2 à 10°
Citrons	2°2 à 4°4
Bananes	4°4 à 7°2
Dattes	12°8
Figues	

Ce procédé, applicable à tous les produits alimentaires, est utilisable dans les centres où les aliments seront consommés aussitôt après leur sortie de l'appareil frigorifique. Mais le transport hors des centres n'est pas possible dans les pays chauds si ce n'est par bateaux installés spécialement et par petites quantités.

Il ne pourra être utilisé dans les expéditions qu'aux ports de débarquement, aux bases d'opération, où il sera toujours possible d'installer un dépôt frigorifique soit à terre, soit sur un navire en rade. Mais on ne peut songer à faire parvenir aux hommes en marche des denrées ainsi conservées, en raison de leur altération rapide à la sortie des appareils frigorifiques, et quand on les transporte par une température supérieure à 15°.

9. Condiments. — Pour stimuler leur appétit languis-
sant, les Européens, sauf de rares exceptions, ne tardent pas
à user de plus en plus des condiments de toutes sortes :
achards, cannelle, pickles, kari, piment, poivres, sauces
anglaises, entrent en jeu, parfois dès le voyage d'aller.

Le *kari indien* se trouve partout ; servant, dilué dans
une sauce grasse, à épicer les viandes et à arroser le riz
bouilli, il contient une foule d'épices dont les plus connus
sont : la coriandre, le curcuma, le bois d'Inde, le poivre
de Cayenne, et plusieurs piments.

Les *piments* sont les condiments les plus usités par les
créoles blancs ou de couleur qui les mangent crus, en salade
ou en sauces.

Les *poivres blanc* ou *noir* entrent dans toutes les préparations culinaires.

Le *gingembre* fait partie de la plupart des sauces
anglaises. Il est fort apprécié des Chinois.

Le suc de *manioc* laisse, après distillation, un résidu qui,
avec addition de piment, forme une sauce apéritive appelée
cabiou.

Le *curcuma*, qui entre dans la composition du kari indien,
est un condiment agréable et tonique qu'on peut utiliser
avec modération pour épicer légèrement les sauces.

On usera avec réserve de ces condiments pour relever le
goût des aliments sans arriver à l'irritation des voies digestives que l'abus de ces substances ne tarderait pas à provoquer.

V. — Préparation des aliments. — Distribution des repas.

Tout en conservant le genre de nourriture dont il avait
l'habitude en Europe, le colon doit éviter d'avoir des plats
trop nombreux, la surabondance des viandes, des mets excitants et trop gras.

Les aliments mal préparés sont aussi dangereux que les

aliments mal choisis, à cause de la série d'indigestion qu'ils provoquent. Il faut rejeter les parties trop grasses et trop fibreuses qui sont difficiles à digérer, prolonger la cuisson et ne faire entrer dans leur assaisonnement que peu de matières grasses, acides ou irritantes. Il faut manger peu de ragouts et plus souvent des viandes bouillies ou rôties, assaisonnées de légumes frais et de purées. On s'ingéniera à présenter les mêmes mets sous des formes différentes.

Plusieurs repas légers sont préférables à deux gros repas pour éviter les surcharges de l'estomac. Il est démontré expérimentalement et pratiquement que l'alimentation partielle et fréquente fait augmenter l'assimilation de l'azote dans la proportion moyenne de 2,39 p. 100. Les repas sont donc distribués ainsi qu'il suit :

1er Déjeuner..................	à 7 h.	matin.
2e —	12 h.	— ou midi.
Souper....................	7 h. 1/2 soir.	

1er *repas*. — Ce premier repas composé de café au lait ou de chocolat au lait ou à l'eau, de lait ou d'un potage léger et de pain grillé, est indispensable avant de sortir, car il est prouvé que l'organisme à jeun est plus apte à absorber les germes infectieux.

Le 2e déjeuner ou repas de midi se composera d'œufs, d'un plat de viande (poisson ou viande de boucherie), d'un plat de légumes, frais autant que possible, avec un dessert dont les fruits forment la principale part. L'association des légumes verts aux viandes produit les meilleurs effets sur la digestion. L'usage adopté par les créoles de manger des brèdes (sommités vertes bouillies) avec leurs viandes est des plus recommandables.

Le *soir* est plus favorable aux invitations en raison de la fraîcheur qui se fait sentir de plus en plus à mesure que la nuit s'écoule. Mais ces repas copieux du soir, lorsqu'ils sont répétés suivant les habitudes coloniales, lorsqu'ils sont arrosés de nombreux vins fins très alcoolisés, sont désastreux pour l'estomac. Ils lui imposent une surcharge dangereuse aggravée par le défaut d'exercice.

En temps normal, il faut se borner à prendre le soir un potage, deux plats dont un de légume, des desserts, et infusion chaude aromatique (ayapana, faam, citronnelle, thé léger, etc.).

CUISINIERS ; CUISINES et USTENSILES. — Aux agréments qu'un cuisinier habile peut apporter dans l'existence coloniale, il joint la qualité d'être le principal collaborateur de l'hygiéniste.

Les fonctions de cuisinier doivent être remplies par des indigènes seuls capables de résister à l'action débilitante des fourneaux. Ils peuvent devenir très habiles, mais il est difficile surtout d'obtenir d'eux la propreté des cuisines et des ustensiles.

De la propreté vulgaire des ustensiles et des cuisines nous n'avons rien à ajouter à ce qui a été dit à l'occasion de l'hygiène de l'habitation.

Mais il est important de ne livrer à l'usage de ces cuisiniers que des ustensiles dont la composition ne puisse pas être une cause de dangers pour les habitants.

Les ustensiles peuvent être en étain pur ; en alliages d'étain et de plomb ; en alliages d'antimoine et d'étain ; en zinc ; en aluminium ; en nickel ; en poterie et en fer émaillé.

Étain pur. —Dans l'état actuel, il n'existe pas de métal usuel présentant moins d'inconvénients que l'étain fin comme base dans la préparation des vases destinés à l'alimentation (A. Riche)(1). Les sels d'étain, particulièrement le chlorure, à peu près seul usité, sont très acides et doués d'une saveur insupportable, déterminant des vomissements limitant donc le danger en avertissant de leur existence et en éliminant le poison.

(1) A. Riche, *Rapport au Xe Congrès d'hygiène.* Paris, 1900.

II.

Il n'en est pas de même des sels plombiques. Les composés plombiques, peu redoutables au point de vue criminel parce que, ingérés à doses massives, ils n'ont pas une toxicité très forte, le sont au contraire beaucoup au point de vue de l'hygiène parce que l'empoisonnement lent, chronique, le *saturnisme*, auquel ils donnent fréquemment lieu, est amené par des doses certainement très faibles, en raison de ce fait incontesté qu'il ne s'élimine pas au fur et à mesure de son passage dans l'économie comme la plupart des autres métaux, mais qu'il s'y accumule pour frapper soudainement à un moment donné. La saveur douce de ces sels ne met pas en garde contre leur présence, ni aucun autre de leurs caractères (A. Riche).

Les alliages de plomb et d'étain entrant dans la constitution de simples couvercles peuvent donner naissance à des proportions de sel de plomb, notables et même fortes sous l'action de vapeurs d'alcool se transformant en acide acétique par oxydations.

Le plomb, dans les divers alliages avec l'étain, s'attaque très peu relativement à l'étain, mais la quantité entraînée dans le dépôt stannique ou dissoute est appréciable.

Le titre d'alliage pour les vases destinés aux substances alimentaires et aux boissons, pour les comptoirs des débitants, pour les sifflets, trompettes et autres objets portés ordinairement à la bouche est fixé à 10 p. 100 de plomb... Cet alliage ne doit pas contenir plus de 1 centigr. d'arsenic pour 100 grammes.

Alliages d'antimoine et d'étain. — A. Riche propose de remplacer l'alliage de plomb et d'étain par celui d'antimoine et d'étain qui, dans la proportion de 5 et même à 2 p. 100 présente une dureté supérieure à l'alliage plombique.

Les couverts formés d'une tige de fer autour de laquelle est coulé un alliage d'étain et d'antimoine à 17 p. 100 de ce dernier n'ont jamais donné lieu à un accident.

Zinc. — D'après l'ordonnance du 15 juin 1862, « l'emploi du plomb, du zinc et du fer galvanisé est interdit dans la fabrication des vases destinés à préparer ou à contenir des substances alimentaires ».

Cependant le zinc ne saurait être considéré comme aussi dangereux que le plomb. Le zinc est altérable, il est vrai, par les acides et les alcalis forts, mais cette action est à peu près nulle à la température ordinaire, avec des acides faibles, comme l'acide carbonique, l'eau, le bicarbonate calcaire.

Il en est de même de l'oxyde de zinc.

Le zinc absorbé ne s'accumule pas dans l'économie, il s'élimine rapidement; l'intoxication chronique est rare et contestée.

Cependant il faut se garder de se servir de vases en zinc ou en fer galvanisé pour faire cuire les aliments et y conserver du cidre, de la bière et du vin. Mais on peut s'en servir pour mesurer et conserver les alcools à fort degré ou les denrées alimentaires conservées dans la glace, ou les abats d'animaux dans les halles. Dans ce cas, le danger réside dans les impuretés de la glace et de l'eau et il faut que les lames de zinc ne soient pas réunies par de la soudure plombeuse.

D'une manière générale le zinc et le fer galvanisé peuvent être autorisés toutes les fois qu'il ne s'agit pas d'y conserver des matières alimentaires ou des boissons *acides ou alcalines.*

Aluminium. — L'aluminium est mat et ne se recouvre pas facilement par les autres métaux (argent, nickel), il ne se soude pas à l'étain, mais on peut l'emboutir, et son exceptionnelle légèreté le rend précieux pour le matériel du voyageur et du soldat, pour les transports des vivres et les ambulances.

L'air, l'eau, le vin, la bière, le cidre, le café, l'huile, le beurre, la graisse, etc., l'urine, la salive ont moins d'action sur lui que sur les autres métaux usuels, fer, zinc, plomb, étain (1). Des expériences concluantes qui ont été multipliées il résulte que le vinaigre l'attaque beaucoup moins que l'étain.

Lorsque ce métal est en contact avec un autre, et même au milieu d'une plaque d'aluminium hétérogène, il se produit une action électrolytique (Moissan) (2).

Les impuretés de l'aluminium ont pour effet de favoriser son attaque.

D'après les rapports faits après la campagne de Madagascar, la substitution des vases en aluminium à ceux de fer blanc a constitué un grand progrès au point de vue de la propreté et du bon entretien, comme à celui de la légèreté : pas de soudures sur lesquelles commence toujours l'altération ; pas d'étamage plombeux, pas de craintes de coups de feu qui détachent l'étamage et mettent le fer à nu, innocuité de l'oxyde d'aluminium.

« Aujourd'hui les estagnons d'aluminium ont remplacé ceux de cuivre ou de fer blanc pour le transport ou la conservation de nombreux liquides employés en parfumerie ou en pharmacie (A. Riche). »

Nickel. — La quantité de nickel qui se dissout dans les divers liquides est si faible qu'il ne peut y avoir aucun inconvénient à se servir de vases en nickel pour la préparation des matières alimentaires ou des liquides pharmaceutiques neutres ou alcalin (A. Riche, Laborde).

Son emploi tend à se répandre, mais il est limité par son prix élevé (3 fr. le kilogr.) et par la propriété qu'il a de donner, lorsqu'il se dissout, une teinte verdâtre à la surface des liquides acides.

Poteries, fer émaillé. — Le directeur du service de santé de la marine à Brest, en 1858, signala de nombreux et graves accidents occasionnés par l'usage de vases alimen-

(1) Balland, *Journal de pharmacie et de chimie* (5), XXVI, 1892.
(2) Voitures-citernes envoyées à Madagascar, caisses d'aluminium supportées par des tiges de fer.

taires en poteries communes, enduites d'un vernis au plomb fabriquées dans le Finistère (1).

Le 19 juin 1898, un arrêté ministériel a proscrit en France la fabrication et la vente des poteries cédant de l'oxyde de plomb aux acides étendus.

On se sert beaucoup, dans les colonies de vases et ustensiles en tôle ou en fonte recouverts à l'intérieur d'un émail, c'est-à-dire d'un verre opacifié par l'acide stannique, ou autres matières, phosphate de chaux, alumine, etc. L'émail est un composé de silice, de soude, d'alumine, de chaux, auquel on ajoute du borax ou de l'acide borique et aussi de l'*oxyde de plomb*. S'il est cuit à une température suffisamment élevée, il peut ne pas céder du plomb aux acides étendus. Mais très souvent il n'en est pas ainsi. L'emploi de tout émail contenant de ce plomb doit être proscrit.

D'ailleurs l'émail n'a pas la dilatabilité du métal qu'il recouvre, il est condamné à se fissurer, à s'arracher, surtout si les objets émaillés sont entre les mains de cuisiniers peu soigneux qui ne le préservent pas des coups de feu ou de l'évaporation des liquides à sec. Des matières impures et des produits plus ou moins dangereux vont se loger dans ces fissures. Le nettoyage le plus soigneux ne parviendra pas à les faire disparaître. Cet inconvénient est très grave pour la santé.

(1) Voy. A. Lefèvre, *Nouveaux documents concernant l'étiologie saturnine de la colique sèche des pays chauds* (*Archives de médecine navale*, 1864).

CHAPITRE IV

ALIMENTATION. — LES BOISSONS

Les boissons introduisent dans le corps de l'homme la quantité d'eau nécessaire à l'économie et, sous forme liquide, des éléments de nutrition ou d'excitation. Le besoin qu'éprouve l'économie de recevoir des boissons se traduit par le sentiment de la soif qu'exaltent des circonstances diverses telles que la chaleur excessive, les sudations abondantes, l'irritation du tube digestif. Dans les pays chauds, la soif devient un impérieux besoin qu'on trouve, plus qu'ailleurs plaisir à satisfaire. De l'abus naît le danger : l'estomac inerte se laisse dilater; ses sucs digestifs deviennent moins actifs; les boissons autres que l'eau déterminent, par leur action irritante, une sudation exagérée, une pléthore du système circulatoire.

Savoir résister à la soif, boire modérément des boissons choisies avec discernement, ce sont là les principes essentiels dont les colons doivent se pénétrer. Les boissons sont dangereuses par leurs qualités et par leur quantité. La recherche d'une bonne eau et la prohibition de l'alcool constituent le commencement de la sagesse aux pays chauds et la sagesse, là plus qu'ailleurs, c'est la santé.

I. — L'EAU.

L'eau, partie essentielle des tissus et des liquides organiques, élément essentiel des mouvements des organes et des humeurs, véhicule de tout ce qui entre et sort des corps organisés, est absorbée par l'homme en notable quantité en plus de celle qui est incorporée aux aliments solides : c'est l'*eau de boisson*. De grandes quantités d'eau sont, en outre, nécessaires pour le nettoyage, du corps, des vêtements, des maisons, des villes : c'est l'*eau de propreté*.

Dans les deux cas elle devra avoir une composition telle qu'elle ne puisse pas nuire par l'apport, à l'intérieur de l'organisme ou à la surface de la peau, d'éléments chimiques ou biologiques dangereux.

Elle joue un rôle considérable dans l'hygiène des pays chauds, comme véhicule de quelques-unes des plus graves maladies endémiques.

I. — Qualités d'une eau potable (1).

L'eau doit être :

1° Fournie en grande quantité ;

2° Appétissante et d'un usage agréable ;

3° Être exempte de substances toxiques et de bactéries pathogènes préexistantes ou incorporées sur son parcours.

1° La QUANTITÉ moyenne suffisante doit être au moins de 250 litres par jour et par habitant pour faire face aux multiples besoins de la balnéation fréquente, de la propreté corporelle et de tous les services d'une maison coloniale (250 litres par habitant à Saint-Denis de la Réunion).

2° Pour être APPÉTISSANTE ET AGRÉABLE, l'eau doit être légère, limpide, aérée, avoir une saveur fraîche. Les sels de chaux, dépassant la proportion totale de 0 gr. 50 par litre, rendent les eaux lourdes, crues à l'estomac, impropres à la cuisson des légumes à la préparation des boissons telles que le thé, le café. Elles ne font pas mousser le savon, forment avec lui des composés insolubles qui les rendent

(1) Voy. Coreil (de Toulon), *l'Eau potable*. Paris, J.-B. Baillière.

impropres aux usages de propreté : ce caractère les fait reconnaître.

Les eaux fades, douceâtres, à goût repoussant, sont lourdes à l'estomac, sont dépourvues d'air et d'acide carbonique, ont une température élevée et sont suspectes de contenir des germes.

La fraîcheur de l'eau est une qualité particulièrement recherchée dans les pays chauds : c'est la qualité qui fait préférer les eaux de puits aux autres eaux. Les eaux fournies par des nappes d'eau situées à une faible profondeur, recevant les infiltrations de la surface, provenant de réservoirs insuffisamment protégés, de conduites d'eau trop superficielles ont une température élevée et variable.

3° SUBSTANCES TOXIQUES ET GERMES DE MALADIES. — a) *Composition normale.* — La composition des eaux varie beaucoup suivant leur nature, eaux de source, eaux de rivière, eaux de pluie et la nature des terrains qu'elles parcourent et d'où elles émergent : « telle terre, telle eau. » Aussi pour une bonne analyse d'eau il faut associer le géologue au chimiste et au bactériologiste (Duclaux).

En bonne règle la proportion des matières dissoutes ne doit pas dépasser *50* à *60 p. 100.000* d'eau (1). Les gaz dissous par litre sont évalués en moyenne à 41 cc. à 42 cc. (oxygène de 6 à 7 cc., azote de 13 à 15 cc. ; CO^2 de 20 à 23 cc.).

b) *Matières gazeuses.* — La diminution extrême de

---

(1) Les éléments minéraux les plus habituels des bonnes eaux de source sont les carbonates de chaux, de magnésie, de fer, la silice et des silicates alcalins et terreux ; les sulfates de chaux et de magnésie : le chlorure de sodium, exceptionnellement les sulfates, chlorures, nitrates d'ammoniaque, de potasse, de soude, de chaux.

La proportion de résidu minéral organique est environ de 500 milligrammes ; la proportion des oxydes de métaux alcalins-terreux de 180 à 200 milligrammes : la proportion des matières organiques, une quantité qui ne réduit pas plus de 8 à 10 milligr. de permanganate de potasse de la solution de caméléon (Gartner).

l'oxygène, l'excès de CO^2 (au delà de 100 cc. par litre) constituent une présomption de souillure. Les eaux qui dégagent de l'hydrogène sulfuré ou phosphorique sont mauvaises et repoussantes.

c) *Matières minérales solides.* — L'arsenic, le plomb, le mercure ne se trouvent qu'accidentellement dans l'eau. L'eau pauvre en sels alcalino-terreux, ou riche en CO^2 libre pourra dissoudre le plomb des conduites d'eau et sera impropre à la consommation. L'eau peut être souillée par les résidus d'établissements industriels dont la surveillance est nécessaire à cet égard. Elle peut aussi recevoir des éléments étrangers en matières organiques. Les chlorures provenant du sol (Grand-Bassam, Kotonou, Région des Chotts en Algérie) ou des urines infiltrées donnent à l'eau un goût salé qui l'a fait rejeter.

Les sels de magnésie, de fer, de chaux donnent à l'eau la lourdeur et la dureté, mais ont été accusés, sans preuves suffisantes, de produire la lithiase urinaire, le goître, le crétinisme. Les nitrates de potasse et de soude exagèrent la sécrétion rénale.

d) *Matières organiques mortes.* — Les matières organiques, surtout celles qui sont dissoutes (albuminoïdes, hydrocarbones, ou leurs dérivés), capables de produire des intoxications non spécifiques, rendent l'eau impropre à la consommation. Elles sont propices à la multiplication des microbes pathogènes.

e) *Organismes vivants.* — L'eau peut véhiculer des *grands parasites* ou des microorganismes. Nous ne citerons que ceux de ces organismes qui engendrent des maladies spéciales.

1° *Grands parasites* : *œufs* d'helminthes (tricocéphales, ascarides, oxyures) ; des embryons entozoaires : douve ou distome hépatique, ankylostome duodénal (agent du mal-cœur des nègres et de l'anémie) ; la bilharzia (agent de l'hématurie d'Afrique) ; larves de filaires, vers de Médine ou

dragonneau ; distome (produisant des hémorragies pulmonaires en Chine).

2° MICROORGANISMES. — Tous les microorganismes peuvent à un moment donné se trouver dans l'eau, mais la
fièvre typhoïde, le choléra, la dysenterie ont, avec prédilection, l'eau comme habitat et véhicule (1).

La propagation du choléra par l'eau n'est pas contestée.
Le nombre des cas de choléra à Calcutta est passé de *21.000*
pendant la période quinquennale qui a précédé l'établissement du service des eaux (1869) à 5.000 dans la période
quinquennale suivante (Simpson). Il a suffi d'établir un
bon filtre Chamberland dans le poste de Soctrang, en
Cochinchine, pour préserver la population européenne du
choléra (Calmette).

La *dysenterie*, qui frappait les troupes du Tonkin lorsqu'elles buvaient l'eau des mares, cessait lorsqu'elles s'ap-
provisionnaient d'eau au fleuve (1884-1885 — 2° bataillon
d'infanterie légère). Depuis l'établissement de puits arté-
siens à Java, la mortalité par dysenterie n'est plus que le
vingtième de ce qu'elle était autrefois. La dysenterie a, à
peu près, disparu de Saïgon depuis que cette ville a une
distribution d'eau puisée en nappe profonde. La ville de
Cayenne est exempte de dysenterie depuis qu'elle a reçu
l'eau du Rorota. Les troupes anglaises ont été préservées
de la dysenterie pendant la campagne des Ashantis, en
1896, parce qu'elles eurent des distributions d'eau bouillie.
Dans les campagnes de 1863-1873 elles avaient été décimées
par cette maladie.

La propagation de la fièvre paludéenne par l'eau a été
admise pendant longtemps.

Enfin il faut signaler le rôle joué par l'eau impure dans
le développement de maladies cutanées, telles que les bou-

---

(1) Voir tome I, chapitre VIII, modes de transmission des maladies
endémiques.

tons de Biskra, d'Alep, du Nil; la verruga (d'où le nom de Aqua-de-Verruga donné à une station).

Analyse sommaire de l'eau. – a) *Limpidité.* — Prendre 2 éprouvettes; remplir l'une d'eau distillée et l'autre de l'eau à examiner; les poser sur une feuille de papier blanc ou une assiette blanche; regarder par l'orifice de chacune alternativement et de haut en bas, par transparence : la surface blanche perd son aspect avec une eau trouble. Les eaux terreuses (fleuves du Tonkin) sont parfois de bonne qualité.

b) *Couleur.* — L'eau de bonne qualité est bleue quand elle est vue en masse; elle est suspecte si elle est d'une couleur bleu foncé, verte.

c) *Odeur et saveur.* — L'eau de mauvaise qualité s'altère rapidement et dégage une mauvaise odeur. Une saveur amère indique des sels de manganèse; la saveur astringente est due à des sels de fer.

d) *Espèces végétales et animales vivant dans l'eau.* — La présence ou l'absence de certaines espèces animales et végétales sont des présomptions de bonne ou de mauvaise qualité. Les animaux (poissons, mollusques) et les végétaux d'une organisation élevée meurent dans une eau infectée. Celle-ci ne peut nourrir que des infusoires, verts ou rouges, de diverses formes (euglènes), en quantité proportionnée à la pollution de l'eau ou des cryptogames.

Parmi les plantes vertes, indices de la bonne qualité des eaux, il faut citer le cresson de fontaine, les épis d'eau, les véroniques. Il faut se garder des eaux où l'on trouve des ciguës, des roseaux, des joncs, des nénuphars.

Les algues des eaux corrompues sont blanches, deviennent petites et sans ramifications. Au contraire, les algues des eaux saines sont volumineuses, vertes, articulées.

e) *Composition.* — 1° Verser une solution concentrée de *nitrate d'argent* dans un peu d'eau à examiner; après une exposition au soleil, comparer cette eau à l'eau distillée : si la première eau est devenue noire, c'est qu'elle est impure;

2° 20 grammes d'une solution concentrée de tannin (réactif de Hagen) étant versés dans un grand verre d'eau à analyser, si elle vient à se troubler après une heure de repos l'eau est à rejeter;

3° 2 ou 3 gouttes d'une solution de permanganate de potasse à 1 p. 1000 étant versées dans un grand verre d'eau, si cette solution perd sa belle coloration rosée et se décolore, l'eau est à rejeter;

4° Pour la recherche des nitrates et des nitrites, on emploiera les comprimés de MM. Hue et Pignet. L'eau potable ne doit pas renfermer d'acide azoteux et peut laisser déceler jusqu'à 10 et 20 milligr. d'azotate par litre.

Recherche des nitrites. — Dans 100 cc. de l'eau à analyser faire dissoudre d'abord un *comprimé d'iodure*, puis *un comprimé acide*. Deux cas se présentent :

1° Le liquide reste incolore après 5 minutes d'attente : *pas de nitrites;*

2° Le liquide se colore en bleu, plus ou moins rapidement : *nitrites.*

Recherche des nitrates. — Si le liquide est resté incolore dans la précédente opération, faire dissoudre un *comprimé de zinc*. Deux cas se présentent:

1° Le liquide reste incolore, après 5 minutes d'attente, *pas de nitrates;*

2° Le liquide se colore en bleu après 5 minutes d'attente, *nitrates.*

Si la teinte est immédiate et foncée; eau mauvaise.

Le matériel nécessaire est : 1 verre de 125 cc.; 1 agitateur; 3 flacons de comprimés. L'opération est terminée en 10 minutes.

f) *Examen bactériologique.* — L'examen physico-chimique et bactériologique complet sera fait dans un laboratoire. Des échantillons seront recueillis dans des tubes effilés en pointe, ou dans un ballon à goulot effilé, ou un flacon d'Erlenmeyer, soigneusement stérilisés, dont on a chassé l'air. On les remplit en les débouchant ou en brisant la pointe sous l'eau pour éviter l'introduction des souillures extérieures. On ferme ensuite les flacons avec un bouchon de ouate recouvert d'un capuchon de caoutchouc ; on ferme les tubes en chauffant l'extrémité effilée ; on conserve et on expédie dans la glace pour éviter la multiplication des bactéries si l'examen n'a pas lieu immédiatement.

En les expédiant, on indiquera les conditions du sol dans un périmètre étendu autour de la prise d'eau.

Une eau contenant de 0 à 50 bactéries par cent. cube est dite très bonne ; une eau contenant de 50 à 500 bactéries par cent. cube est dite bonne ; une eau contenant de 500 à 3.000 bactéries par cent. cubes est dite médiocre ; une eau contenant de 3.000 à 10.000 bactéries par cent. cube est dite mauvaise. Ces indications sont insuffisantes, une eau pouvant être inoffensive avec 3.000 bactéries par cc.,si elles ne sont pas pathogènes, et pouvant être éminemment dangereuses si elle contient seulement quelques rares microbes de choléra ou de dysenterie. C'est la qualité des microorganismes qu'il importe de déterminer.

II. — Origine, collectionnement, captage des eaux potables.

Les qualités d'une eau potable dépendent de sa provenance et aussi des procédés employés pour son collectionnement, son captage et son amenée. Ces procédés varient suivant la nature des eaux : eaux de pluie, eaux des lacs ou des mares, eaux fluviales, eaux souterraines prises à des sources ou dans des puits.

a) Collectionnement d'eaux de pluie. — On recueille l'eau qui ruisselle sur les *toitures* ou sur le *sol* ou l'eau qui tombe sur des toiles tendues.

L'*eau des toitures* ne peut être recueillie qui si elle ruisselle sur des toitures en tuiles, en tôles ou en ardoises. Les premières eaux tombées au commencement de la saison des pluies seront éliminées parce qu'elles ont balayé les saletés qui couvrent les toitures. Il en est de même des premières parties de l'eau d'une averse.

L'eau des toitures sera recueillie dans des citernes à parois imperméables et couvertes d'une épaisse couche de terre la protégeant contre l'échauffement diurne (citernes de Dakar, Sénégal; de l'île Nou, Nouvelle-Calédonie). Les simples caisses en tôle goudronnées devront être mises sous des abris en bois.

Les *eaux qui ruissellent sur le sol* peuvent être collectées au fond d'une vallée étroite et barrée (citernes d'Aden, barrages du Rorota, à Cayenne). La région où sont ces réservoirs ne doit pas être habitée ni fréquentée par les bestiaux ou livrée à la culture. L'eau de ruissellement sera avec avantage recueillie dans un 1er réservoir garni de sable sur lequel l'eau s'épure avant de passer dans le 2e réservoir (voir fig. 30).

Les eaux de pluie, qui forment la ressource des petites stations coloniales, ne sont pas absolument pures, car, en traversant l'atmosphère et surtout en balayant les toitures ou les terrasses, elles se chargent jusqu'à saturation des gaz de l'atmosphère, oxygène, ozone, azote, CO^2 dans une certaine proportion, ammoniaque, et même acides nitreux et minéraux (régions industrielles). Recueillies avec les précautions indiquées ci-dessus elles sont très recommandables.

b) Prises d'eau dans les lacs et les mares. — *Lacs.* — Les eaux des lacs situés en montagne (centre africain, Madagascar), en dehors des périodes d'inondation, celles des lacs ayant de la profondeur, et par suite susceptible d'assainissement spontané par l'agitation, sont les meilleures. La prise d'eau doit être éloignée du rivage, à distance du débouché des égouts.

Lagunes, mares. — Ces nappes d'eau formées par l'élargissement, les diverticules ou le débordement des fleuves,

par le collectionnement d'eau de pluie dans les dépressions
du sol, sont des réceptacles d'une infinité de parasites ou de

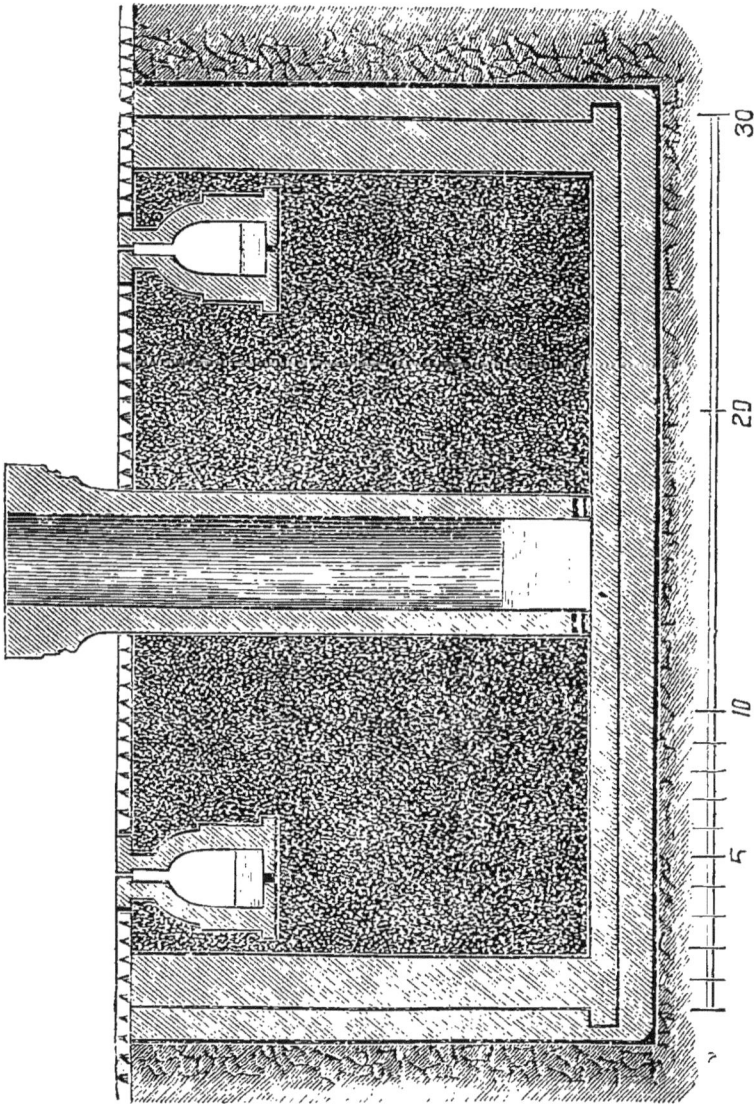

Fig. 3o. — Coupe d'une citerne à eau de pluie, à Venise.

microorganismes pathogènes (vers nématoïdes, trématodes,
dysenterie, choléra, fièvre typhoïde), c'est dire qu'elles ne
peuvent être consommées qu'à défaut d'autres et après correction (mares du Sénégal, du Dahomey, du Tonkin).

c) Prises d'eau fluviale. — Les fleuves sont les grands pourvoyeurs d'eau des populations du Congo, du Gabon, du Sénégal, de l'Inde, de l'Indo-Chine, etc. La valeur des eaux qu'ils fournissent varie suivant leur origine, leur parcours, les saisons. Elles seront suspectes si elles sont originaires d'une grande forêt vierge. Pures à l'origine elles peuvent être souillées dans leur parcours à travers les terres d'alluvions, les marécages, les agglomérations humaines, par les particules détachées des rives, par les déjections humaines, les eaux usées, les cadavres même (Nil, Gange, Meinam, Mé-Kong). Les déjections des populations ravagées par la dysenterie et le choléra sont particulièrement redoutables. Les Annamites appellent le choléra *la maladie qui suit les rivières*.

A l'époque des grandes pluies, les fleuves des pays tropicaux roulent des flots chargés de matières terreuses qui donnent parfois au fleuve une coloration spéciale (fleuve Rouge, au Tonkin) et sont mêlées de matières végétales en grande quantité.

L'assainissement spontané des eaux fluviales, par *précipitation* des matières terreuses ou organiques, par changement d'*attractions moléculaires*, par *oxydations*, par *action de la lumière* destructive des germes, par *épuration bactérienne* ou concurrence vitale, est incertain et n'est, en tous cas, effectué qu'après un parcours assez long de 20 à 30 kilom. en aval du point de souillure. La correction est nécessaire.

L'eau des torrents ou des ruisseaux, parfois insuffisante en quantité pendant la saison sèche, peut être collectée dans des bassins artificiels, par le barrage d'un vallon ; ces bassins seront protégés par des plantations d'arbres.

Les prises dans les grands cours d'eau seront établies en amont des marécages et des agglomérations humaines, à 150 mètres des berges au moins, au milieu du cours d'eau si c'est possible (prise d'eau de Pnum-Penh dans le Mé-

Kong) pour éviter les souillures jetées sur les berges et les vases qui restent à découvert sur les rives du fleuve à l'époque des eaux basses.

d) CAPTAGE D'EAUX SOUTERRAINES. — *Par les puits.* — L'eau souterraine qui sera donnée par les puits sera de qualité différente suivant qu'elle sera empruntée à une nappe superficielle ou à une nappe profonde.

Les *puits superficiels* (puits de Tamatave, de Majunga, de Cochinchine, de Kotonou), ordinairement destinés à l'approvisionnement particulier, creusés dans l'humus, à 5, 6, ou 8 mètres de profondeur, au voisinage des mares, des lagunes, donnent une eau légitimement suspecte, exposée à être infectée par les infiltrations des fosses à fumier, des fosses d'aisances, des puits perdus, des cultures maraîchères. Ils sont très communs dans les agglomérations indigènes. Bien qu'elle soit, en définitive, de l'eau filtrée par le sol, l'eau des puits superficiels contient des bactéries introduites par les parois du puits qui draînent les eaux du voisinage, de l'ammoniaque, de l'hydrogène sulfuré, de l'oxyde de fer. Dans les puits de la Cochinchine, la quantité de matière organique s'élève de 0 gr. 005 à 0 gr. 150 à mesure qu'on se rapproche du delta (Lapeyrère).

Les souillures sont moins considérables, le nombre des bactéries est moins grand si le puits est étroit, creusé en *nappe profonde* et si les eaux sont consommées en abondance.

Les puits sont *creusés, forés* ou en *galeries filtrantes*.

Les *puits creusés,* employés plus spécialement pour l'*approvisionnement particulier*, auront au moins 10 mètres de profondeur, situés dans des terrains non souillés. Leurs parois seront garnies d'une maçonnerie en pierre compacte ou en briques et ciment, ou revêtues de terre glaise.

Le mur de revêtement, formant margelle, s'élèvera à 0 m. 80 ou 1 mètre hors du sol et l'ouverture sera surmontée d'une toiture ou d'un couvercle. L'eau sera aspirée par une

pompe disposée à une distance de 2 mètres. Les eaux d'é-
coulement, celle des bassins voisins seront éloignées par
des conduites imperméables. Il ne doit pas y avoir de bassins servant au lavage du linge près du puits.

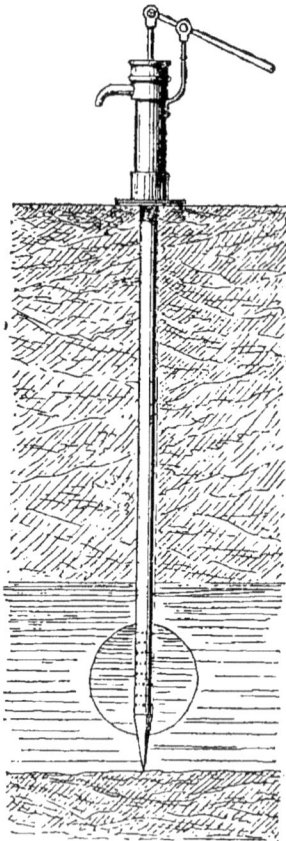

Pour l'*approvisionnement général*, on peut disposer ainsi une série
de puits distants de 20 à 50 ou 100
mètres de distance réunis à une
pompe aspirante unique. La ville de
Saïgon est ainsi alimentée par des
puits dont l'eau, provenant d'une
nappe souterraine profonde reposant
sur un lit de sable, est aspirée par
une machine élévatoire et refoulée
dans toute la ville (voy. PLANCHE VI,
Château-d'Eau de Saïgon).

Les *puits forés* sont plus spécialement employés pour l'approvisionnement en grand, pour les expéditions et les exploitations agricoles.
Ils permettent de pénétrer à une
grande profondeur et sur des points
multiples. Ils donnent plus de sûreté. Ils peuvent être utilement employés pour l'approvisionnement particulier. Ils sont formés essentiellement d'un tube muni à l'une de ses
extrémités d'une pointe ou d'un pas

Fig. 31.— Puits Abyssin.

de vis au-dessus duquel la paroi du tube est percée d'orifices par où pénètre l'eau. Une pompe termine le tube au
niveau de la surface du sol. Les tubes, seuls ou en série,
sont enfoncés profondément jusqu'à la 2ᵉ couche imperméable (puits Abyssins, puits Norton ; voy. figure 31) (1).

_____

(1) La ville de Francfort-sur-Mein est alimentée d'eau de boisson par

La ville de Hanoï est alimentée par une série de 18 puits, pourvus de pompes, disposés en ligne à 4 m. 50 de distance l'un de l'autre, inaccessibles aux souillures extérieures et puisant l'eau d'une nappe souterraine reposant à 49 mètres sur un lit de galets. Le volume d'eau puisée est de 1500 m. cubes par 24 heures. Les voisinages sont mauvais : l'eau est suspecte dès la sortie de l'usine.

Les PUITS EN GALERIE sont, en réalité, des canaux creusés dans le sol, revêtus d'une paroi qui n'est imperméable qu'en partie, de sorte que l'eau souterraine peut s'y infiltrer et s'écouler de là vers un réservoir ou y être aspirée. Les galeries sont ordinairement creusées parallèlement aux rivières dans le but de faire filtrer l'eau de rivière vers la galerie. Les garanties sont insuffisantes (les eaux des galeries de Reims contiennent des germes, de 2000 à 5000 par cc., et de la matière organique, de 12 à 40 milligr. par litre, la fièvre typhoïde décime la population.) (Drs Calmette et Roux).

e) CAPTAGE D'EAU SOUTERRAINE. — L'eau de source est de l'eau pluviale qui a pénétré dans le sol jusqu'à sa rencontre avec une couche de terrain imperméable sur laquelle elle glisse comme un fleuve souterrain. Sa constitution dépend des propriétés physiques, chimiques et biologiques des terrains qu'elle traverse. Elle peut ainsi se charger de CO_2 qui favorise la dissolution des carbonates et même des silicates (eaux de la ville d'Hanoï). Elle peut emprunter du chlorure de sodium, de l'ammoniaque et des acides nitreux et nitrique, aux terrains riches en matières organiques en décomposition et aussi des matières organiques elles-mêmes.

Par contre, l'eau souterraine se débarrasse dans sa marche,

280 tubes-puits disposés par groupes de *10*, formés d'un tube en cuivre de 5 centim. de diamètre muni d'un piston de 3 ou 4 mètres de long. Chaque tube-puits a été enfoncé à l'intérieur d'un premier tube de 15 centim. de diamètre enfoncé jusque dans l'eau souterraine. On a versé ensuite du gravier. Chaque puits fournit 2 litres d'eau par seconde (Gartner).

des matières solubles ou en suspension. *Le sol est*, en effet,

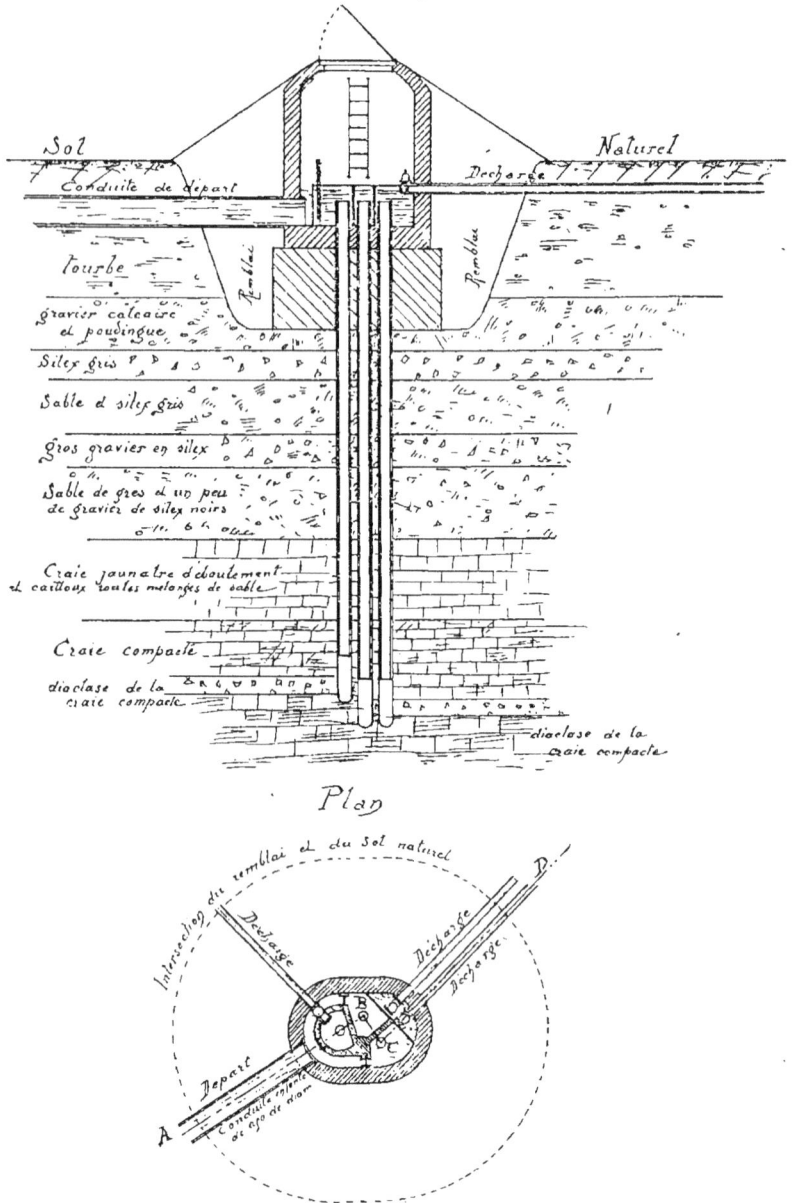

Fig. 32. — Prise de la source des Bignons du Bourron (France)
(pavillon de captage).

le meilleur des filtres et cette filtration sera d'autant plus parfaite que les couches du sol traversées seront plus épaisses et plus nombreuses. L'eau la plus profonde est donc la plus pure. Chemin faisant, elle abandonne ainsi ses particules terreuses, une partie de l'ammoniaque et de l'acide phosphorique cédés aux plantes, et aussi une partie de ses acides et de son oxygène. Les microorganismes sont arrêtés dans les pores des couches inférieures : à 3 mètres de profondeur, le sol peut être considéré comme exempt de bactéries à moins qu'il soit fissuré, crevassé. D'une manière générale, les microorganismes ne vivent pas et ne se multiplient pas dans l'eau de source. Aussi cette eau a-t-elle été, en tout temps et en tout pays, considérée comme la meilleure des eaux. La religion druidique prescrivait le culte des fontaines.

Pour qu'elle conserve sa pureté originelle, elle doit être captée, non au point d'émergence même où les souillures peuvent l'atteindre, mais dans son gisement géologique et être amenée à la surface par des puits forés et tubés ou par un puits cimenté à 10 ou 15 mètres de profondeur (voy. figure 32). Si on ne tombe pas immédiatement sur la fissure amenant l'eau, on ira à sa recherche en creusant des galeries horizontales.

Les eaux de source sont exposées à des causes de souillures superficielles et profondes qu'il importe de rechercher et d'éliminer. Les causes superficielles et voisines, mares, ruisseaux, rigoles, lavoirs, abreuvoirs, fosses à fumiers, etc., sont aisément découvertes et faciles à supprimer.

Il n'en est pas de même des causes éloignées de contamination.

La nappe d'eau profonde et la surface du sol peuvent être en communication directe par des entonnoirs, des cheminées, véritables effondrements qui se produisent dans des terrains calcaires où les eaux d'infiltration chargées d'acide carbonique, dissolvant le sol, ont creusé de vastes cavernes. Ces effondrements, connus sous le nom de *mardelles* ou *bêtoires*, suivant qu'ils se sont produits sur les plateaux ou dans les thalwegs, peuvent livrer passage aux sources ; mais, plus souvent, ils livrent passage à des ruisseaux, aux eaux de ruissellement des champs sur lesquels sont répandus des engrais, des fumiers, qui atteignent ainsi directement la nappe profonde. De simples fissures peuvent jouer le même rôle à l'époque de la saison des pluies.

Recherche des infiltrations. — La recherche de ces communications se fait en jetant dans un de ces ruisseaux, entonnoirs ou fissures, une matière colorante inoffensive, la fluorescéine, qui ira apparaître à l'émergence de la source s'il y a communication entre l'entonnoir d'effondrement ou le ruisseau et la nappe souterraine. La solution de fluorescéine sera de 100 gr. pour 1 litre d'eau. La quantité jetée dans le bêtoire variera suivant le débit de la source (environ 400 gr. de fluorescéine, ou 4 litres de solution, par heure et pendant 1 heure et demie ou 2 heures, pour un débit de 5.000 cubes d'eau à l'heure). L'eau est recueillie en divers points dans des puits existants ou forés spécialement dans la région. L'eau colorée apparaît avec une vitesse de propagation variable mais qui peut atteindre 130 mètres à l'heure. Elle peut s'étendre sur une superficie de plus de 80 kilom. La présence de la fluorescéine sera décelée dans l'eau dans la proportion de 1 gr. pour 10.000 mètres cubes, grâce à l'emploi du fluoroscope de Trillot, modifié par M. Marboutin.

La *levûre de bière* peut remplir le même office (Miquel). A cet effet, la levûre est jetée à la dose de 10 à 40 kilogr. dans les bêtoires ou les ruisseaux et on recherche ensuite son existence dans les eaux recueillies. Celles-ci sont réparties dans des matras placés à l'étuve à 25° et renfermant une solution de 200 gr. de saccharose et de 1 gr. d'acide tartrique pour 1000 gr. d'eau. Si l'eau contient de la levûre, une fermentation active se produit en 24 ou 48 heures. L'eau peut fermenter après un parcours de 2 mois dans un aqueduc d'une centaine de kilom. de long.

L'examen bactériologique des eaux souterraines et des eaux de surface complétera ces recherches.

Pour préserver les sources des souillures qui seront ainsi révélées, il y aura lieu de drainer toutes les eaux pouvant être en contact avec les aqueducs, supprimer les arrivées d'eau accessoires suspectes, disposer des galeries de préservation autour des bassins de captage construits près des agglomérations ou habitations; faire le captage par des forages tubés qui atteindront la couche géologique des eaux, assurer l'étanchéité des aqueducs et des petites conduites d'eau, sur toute leur étendue, faire le revêtement étanche des ravins, ruisseaux, etc., supprimer les mares, lagunes et arroyos du voisinage.

Circonscrire la source captée par un périmètre de protection assez étendu pour englober les lieux où se trouvent les causes de pollution et organiser dans ce périmètre un service d'informations qui fera connaître rapidement les manifestations épidémiques capables de souiller les eaux, en même temps que l'existence des fosses, lavoirs, puits perdus, etc., construits au voisinage des habitations de la région.

L'épuration de l'eau donnera des garanties plus grandes et plus facilement réalisables dans les petites localités.

III. — Procédés d'épuration ou de correction de l'eau potable.

Les procédés de correction et d'épuration de l'eau potable, très nombreux, de valeur inégale, sont applicables à l'usage privé ou à l'approvisionnement de petites collectivités ou d'un groupe en expédition.

1. **Abaissement de la température.** — Il s'agit seulement d'un procédé de correction de l'eau tendant à la rendre plus agréable. Sa généralisation et son importance dans les colonies où l'eau est chaude, affadissante, peu excitante de l'appétit, et défavorable à la digestion lui assignent une place en tête des procédés de correction.

Les conduites et les réservoirs d'eau doivent être sous-traits à l'action de la chaleur. Les conduites d'eau seront profondément enfouies dans le sol à plus d'un mètre de la surface, profondeur à laquelle les oscillations diurnes disparaissent. Les réservoirs seront recouverts de voûtes et de couches de terre représentant une épaisseur supérieure à 1 mètre.

Dans les petites localités et dans les colonnes en marche, lorsque la glace et les appareils portatifs à réfrigération font défaut, on se sert avantageusement des alcarazas (gargoulettes), vases en terre poreuse remplis d'eau, que l'on suspend à l'ombre dans un courant d'air. Ces vases laissent suinter sur leur surface de fines gouttelettes d'eau qui, par leur évaporation, amènent le refroidissement de toute la masse.

On enveloppe d'étoffes de laine ou de toile mouillées des récipients quelconques suspendus à une fenêtre ou sous un arbre ; on se sert avec avantage de seaux en toile ou de peaux de bouc (Soudan). Par une brise légère, on peut obtenir ainsi un abaissement thermique de 8 à 10 degrés.

Dans quelques centres il est possible d'avoir un appareil à glace de Carré, soit à l'ammoniaque soit à l'acide sulfurique. L'appareil à ammoniaque a sur l'appareil à acide sulfurique l'avantage de donner des blocs de glace et de ne pas se détraquer.

Dans tous les grands centres coloniaux il y a maintenant des fabriques de glace munies de grands appareils Pictet ou autres, capables de fournir de la glace en abondance et à bon marché.

C'est surtout la glace en blocs, coupée en morceaux et jetée directement dans le verre qui sert à rafraîchir les boissons. Cette pratique a l'inconvénient d'exciter trop vivement la muqueuse de l'estomac et d'engendrer des dyspepsies par son usage prolongé. Elle offre de plus le danger éventuel d'introduire des bactéries dans les boissons, car l'eau, en passant à l'état de glace, n'abandonne pas les bactéries qu'elle contient. — Le nombre des bactéries peut diminuer si la congélation est de longue durée, mais la disparition n'est jamais complète. Le bacille d'Eberth est le plus résistant : il en existe encore dans la glace, avec leur vitalité, après 100 jours de congélation.

Le remède à ce danger est dans l'épuration préalable de l'eau destinée à la fabrication.

Pour prévenir les troubles digestifs consécutifs à l'ingestion directe de la glace il vaut mieux placer les récipients à refroidir dans un baquet ou un seau rempli de glace en morceaux : on a ainsi « l'eau frappée ».

Un excellent appareil est constitué par un tonnelet en bois à fermeture hermétique contenant à l'intérieur deux cylindres en tôle concentriques. Le cylindre le plus intérieur, le plus petit, contient la glace, il plonge dans le grand qui contient l'eau. Ce dernier est séparé du tonnelet en bois par une substance isolante. Un robinet de distribution traversant le bois et la matière isolante pénètre jusqu'au réservoir d'eau. — La partie supérieure de l'appareil est hermétiquement fermée par un couvercle qui permet le chargement d'eau et de glace.

Avec les restrictions qui précèdent et les précautions qu'elles comportent, l'usage de la glace rend de grands services dans les pays chauds par l'excitation qu'elle donne à l'appétit, par l'abaissement de la température qu'elle favorise, par le plaisir qu'elle procure. Elle joue un grand rôle dans la thérapeutique de bon nombre d'affections, dans les fièvres palustres à tous les degrés, dans le coup de chaleur, etc.

2. **Décantation.** — Laisser reposer l'eau qui vient d'être puisée, la transvaser ensuite en laissant au fond du premier récipient les matières solides qui se sont précipitées par le seul effet de la gravitation, c'est là un procédé employé de tout temps, mais tout à fait insuffisant. Il n'a pour effet que de débarrasser l'eau des particules solides les plus lourdes

qu'elle tient en suspension. Il est le complément utile des autres procédés.

3. Précipitation. — Nous laisserons de côté, comme sans valeur, les procédés de clarification par des semences, des feuilles diverses, par l'albumine et la caséine végétale, encore en usage dans l'Inde (fruits du strychnos potatorum), en Nubie (ricin).

L'*alunage* mérite une mention spéciale en raison de sa généralisation, de son application facile pouvant s'adapter à l'épuration particulière où à l'épuration en grand. Il est d'un usage général en Asie. Constamment employé dans l'Inde et d'autres colonies anglaises, il a été utilisé par les Anglais dans leurs expéditions coloniales (Souakim).

« Les Tonkinois, Annamites et Chinois pratiquent l'*alunage* depuis les temps les plus reculés. Leur manière d'opérer est fort ingénieuse. Dans un bambou creux ils percent une ouverture entre les deux derniers nœuds inférieurs et introduisent par là dans la tige creuse quelques cristaux d'alun. (Ils agitent l'eau avec ce bambou.) Dès qu'il s'est formé au centre de la surface une légère pellicule à mousse persistante le bambou est enlevé. Par le repos l'eau devient d'une transparence parfaite et ne renferme jamais que des traces infinitésimales d'alun libre » (Rey). Il faut 10 à 15 centigr. d'alun par litre d'eau.

Pour l'*alunage en grand*, Lapeyrère a proposé d'associer la filtration sur amiante avec addition d'une faible quantité de chaux. A cet effet, on dispose deux réservoirs, dont l'un en contre-bas, séparés par un filtre en amiante. Dans le premier on met le soir 1.500 litres d'eau et 2 bonnes poignées de chaux vive que l'on agite pendant cinq minutes. Puis avec un bâton portant à son extrémité un nouet de linge qui contient 150 gr. à 200 gr. d'alun concassé, on agite vivement le liquide, on laisse reposer et on filtre pour recueillir l'eau dans le second réservoir.

L'eau alunée à 10 ou 15 centigr. par litre ne contient,

après dépôt formé, que 3 à 5 milligr. d'alun. Son usage prolongé entraîne quelques troubles digestifs. Ce procédé ne tue que très lentement, et pas en 24 heures, les vibrions du choléra, laisse intacts les bacilles typhiques et ne diminue les saprophytes que temporairement.

Ce procédé mérite cependant d'être conservé comme complément des autres procédés.

L'addition de carbonate de soude à l'alun (10 centigr. pour 1 litre d'eau) rendrait cette clarification plus rapide. M. Burlureaux (1) prépare une *poudre*, dite *anti-calcaire*, ainsi composée :

1° *Pour les eaux chargées en carbonates :*

Chaux vive	9 parties.
Carbonate de soude	6 —
Alun	1 —

Pour les eaux chargées en sulfate de chaux :

Chaux vive	6 parties.
Carbonate de soude	9 —
Alun	1 —

Pour 10 litres d'eau, on verse 3 gr. de poudre anti-calcaire, puis on ajoute 1 gr. et ainsi de suite jusqu'à ce que l'eau ait une saveur alcaline.

On fait ainsi, en réalité, de la stérilisation par agents chimiques.

4. Stérilisation par agents chimiques. — a) *Chlorure de chaux; chlorure de calcium; oxydes de fer; tannin.* — La stérilisation par le *chlorure de chaux* a le mérite d'une application assez facile et peu coûteuse et, d'après son auteur (Traube), 4 gr. 26 de chlorure de chaux suffiraient pour stériliser 10.000 litres d'eau riche en colonies bactériennes. Il reste du chlore en excès qu'on neutralise avec le sulfite de soude (0 gr. 209 par 1000 litres). Il faut laisser reposer pendant 14 heures.

(1) Burlureaux, *Archives de médecine expérimentale,* 1892.

Le *chlorure de calcium* additionné de sulfite de soude a été présenté sous forme de pastilles de 1 gr. pour stériliser 5 litres ¡d'eau. Son efficacité est incomplètement démontrée.

Il suffit de signaler le traitement des eaux par les oxydes de fer sous forme d'éponge de fer adaptée à des filtres ou de poudre fine projetée dans l'eau contenue dans un cylindre tournant sur son axe pour l'épuration en grand. Ce procédé, employé à Anvers et à Boulogne, donne une réduction de 75 p. 100 de matière organique et abaisse à 50 par centim. cube le nombre des bactéries (1).

Ce système, très compliqué, demandant des opérations très lentes, est d'une application difficile dans une ville coloniale.

Citons seulement l'emploi du *tannin*, du perchlorure de fer (qui embaument les matières organiques) et des sels de baryte (chlorure, carbonate) très dangereux.

b) *Permanganate de potasse ou de chaux.* — Le traitement par le permanganate de potasse ou de chaux mérite une mention spéciale. A la dose de 5 à 10 centigr. par litre, ce sel détruit toute la matière organique contenue dans l'eau et tous les organismes vivants (Schipiloff). Il est nécessaire d'achever l'opération par une filtration sur du charbon pilé (ou du coke ou du sable), qui retient le précipité brun d'oxyde de manganèse. C'est sur ce principe que repose la construction du filtre Lapeyrère, dont nous nous occuperons plus loin.

Le permanganate de potasse a été employé avec succès par le Dr Arren pour désinfecter les caisses à eau des navires et par le Dr Delorme pour la désinfection des puits.

Désinfection des puits. — Le volume d'eau contenu

(1) Dans le procédé Anderson, l'eau est agitée avec de la tournure de fer ou de fonte ; par le battage à l'air on détermine l'oxydation et la précipitation du sel ferreux dissous à l'état d'hydrate et de combinaison organique ferrique ; l'eau est ensuite jetée sur un filtre à sable.

dans le puits étant déterminé par la mesure de la hauteur de l'eau et du diamètre du puits, on projette d'une bouteille graduée une solution de permanganate de potasse (ou de chaux) à 1 p. 100 en quantité suffisante pour introduire 10 centigr. de permanganate par litre d'eau à désinfecter, soit 1 litre de solution par hectolitre.

Quand, au bout d'une demi-heure, un échantillon prélevé indique que l'eau conserve la couleur lie de vin (ou de vin gris), l'oxydation de la matière organique et des organismes vivants est déterminée. On projette alors dans le puits, par poignées, un mélange de charbon de boulanger pilé et de sable fin désinfecté à l'étuve (1/4 de charbon pour 3/4 de sable), qui entraîne le composé brunâtre d'oxyde de manganèse formé par décomposition.

Au bout de 3 à 4 jours la désinfection est assurée et l'eau clarifiée. L'eau est alors épuisée complètement pour faire disparaître les moindres traces de l'antiseptique. Après renouvellement de l'eau, il n'en reste déjà plus que des quantités négligeables. Mais l'usage du puits, d'après Delorme, ne peut être permis que si, après *un mois* de recherches bactériologiques, des examens répétés ont démontré l'absence de microbes pathogènes.

Il est bon, pour faire une désinfection complète, de choisir, si c'est possible, le moment où le niveau des puits est très élevé. Le désinfectant est ainsi mis en contact avec une plus grande étendue des parois du puits. Il ne faut pas projeter une trop grande quantité de braise et de sable qui produiraient l'engorgement des parois filtrantes et l'obturation du tuyau d'aspiration.

Une eau de puits contenant 72.306 microbes par cc. et ayant une odeur repoussante n'en avait plus que 1.026 par cc. après le traitement par le permanganate ; une autre eau contenant 112.160 bacilles par cc. n'en avait plus que 150 après désinfection. Mais les désinfections ne sont efficaces que s'il y a seulement souillure extérieure et non souillure des couches profondes du sol ou de la nappe d'eau souterraine.

Le prix de revient est à peine de 1 franc par puits.

c) *Brome.* Le *procédé de Schumburg* est basé sur la propriété qu'ont 6 centigr. de brome pur de tuer dans l'espace de 5 minutes *tous* les microbes contenus dans un litre d'eau infectée.

Le brome pur, d'une conservation, d'un transport et d'un dosage difficiles, est renfermé dans des tubes de verres fermés à la lampe contenant la solution suivante :

Brome..	6 gr. 00
Bromure de potassium........................	5 — 50
Eau distillée................................	27 — 00

En expédition, on aura toujours une provision de tubes suffisante pour stériliser immédiatement 100 litres d'eau.

L'eau ayant été traitée par le brome, il est nécessaire de neutraliser, en ajoutant à *100 litres* d'eau, une solution (*dans une part d'eau déjà bromée*) du mélange suivant :

Hypsosulfite de soude	9 gr. 5
Carbonate de soude.................	5 — 00
Eau bromée.......................	Q. S

Si l'eau à traiter est trouble elle doit être préalablement débarrassée avec soin des particules étrangères par une filtration grossière.

La dureté excessive de l'eau, une forte proportion de matières organiques dissoutes et d'ammoniaque, une quantité considérable de germes exigent une majoration de la quantité de brome.

Les germes pathogènes détruits par le brome sont les suivants, classés suivant la sûreté de l'effet produit : B. choléra, B. typhus, coli-bacille, B. pyogène. Les germes sporogènes, en particulier ceux du *B. subtilis*, se montrent beaucoup plus résistants.

Il est bon de prolonger la bromisation pendant 10 minutes (1).

Le procédé de Schumburg (brome à 0,06 p. 1000) paraît être un bon procédé de purification de l'eau méritant d'être employé dans la pratique des expéditions coloniales bien que son efficacité ne soit pas absolue et que les résultats de son emploi en Chine par les troupes allemandes n'aient pas été satisfaisants.

Le brome n'a pas encore été employé pour la stérilisation en grand.

d) *Peroxyde de chlore*. — Le peroxyde de chlore a été employé pour la stérilisation chimique en grand. Préconisé par H. et A. Bergé (de Bruxelles), ce procédé a été appliqué, en France, à Lectoure (Gers).

Le peroxyde de chlore, excessivement explosif à l'état gazeux ou à l'état liquide, a des propriétés oxydantes et bactéricides qu'il doit à la facilité de sa destruction en présence des matières organiques. Dans le procédé Bergé, on emploie une solution aqueuse titrée de peroxyde de chlore pouvant être fabriquée et maniée à l'aide de quelques précautions (action du chlorate de potasse sur SO^4, HO étendu et employé après refroidissement).

Les quantités employées pour 1 litre d'eau à stériliser ont été de 5 à 15 cent. cubes de solution titrant de 165 milligr. à 202 milligr. de peroxyde de chlore par litre. En gros, 1 gramme de peroxyde suffit pour stériliser 1 mètre cube d'eau de pureté moyenne. La quantité est variable suivant la souillure de l'eau. Si l'eau contient trop d'impuretés et en particulier des matières organiques, il est nécessaire de faire préalablement une filtration, même grossière, sur du sable ou d'autres substances.

Même avec de faibles quantités de réactifs, on réalise une

(1) Dr Francesco Testi, *Giornale Medico de R$_o$ Esercito*. Roma, 1901, D G. Reynaud, *Annales d'hygiène et de médecine coloniales*, 1902.

diminution colossale du nombre des bactéries (de 192.000 à quelques unités). Les bacilles du genre subtilis ou megaterium sont seuls résistants (Ogier).

Les coli-bacille et le B. typhique sont rapidement détruits (en 3 heures) par le peroxyde de chlore à la dose de 0,00238 par litre d'eau contenant ces germes.

L'eau mélangée au peroxyde de chlore ne peut être livrée à la consommation qu'après qu'elle aura passé, en ruisselant, sur des couches de coke en gros morceaux où elle se débarrassera du peroxyde de chlore en excès : l'action de l'air et de la lumière favorise cette élimination par filtration. Le coke remis à l'air reprend rapidement ses propriétés destructives du peroxyde (Bergé, Ogier) (1).

Le passage d'eaux contenant du peroxyde dans des canalisations en plomb aurait pour effet de dissoudre du métal sous forme de chlorure de plomb dont l'absorption répétée produirait des intoxications.

Le peroxyde de chlore paraît donner naissance à de l'ozone, dont l'action complète celle du composé chloré.

La composition de l'eau n'est pas modifiée de manière appréciable.

Le prix de revient du procédé est très minime puisque la dépense de chlorate de potasse, la seule pouvant entrer en compte, est de 0 fr. 003 à 0 fr. 004 par *mètre cube* d'eau de pureté moyenne à stériliser.

La stérilisation est très énergique et paraît être utilisable pour l'épuration en grand des eaux potables.

e) *Iode.* — Dans le procédé *Vaillard*, l'iode agit à l'état naissant. On se sert à cet effet de 3 comprimés (nos 1, 2 et 3) en forme de pastilles.

_____

(1) Pour vérifier la disparition totale du peroxyde de chlore, il suffira d'ajouter à un échantillon d'eau un peu d'un mélange de solution d'iodure de potassium et d'eau d'amidon. La moindre trace de peroxyde de chlore met en liberté de l'iode qui colore l'amidon en bleu.

Le n° 1 est composé de :

Iodure de potasium...   10 grammes 00 ⎧ *pour 100 comprimés :*
odate de soude sec....   1   —   56 ⎬ chaque comprimé contient :
Bleu de méthylène....   Q.S. pour colorer ⎩ 0 gr. 1156 de la masse.

Le n° 2 est composé de :

Acide tartrique.......   10 grammes   ⎧ *pour 100 comprimés :*
Sulfo-fuschine........   Q.S.pour colorer ⎨ chaque comprimé contient :
                                          ⎩ 0 gr.1 d'acide tartrique.

Le n° 3 est composé de :

                                          ⎧ *pour 100 comprimés :*
Hyposulfite de soude..   11 grammes   ⎨ chaque comprimé contient :
                                          ⎩ 0 gr. 116 d'hyposulfite.

Technique. — Si l'eau est trouble, clarifier préalable-ment en filtrant à travers un seau de campement muni à sa partie inférieure de 2 tamis contenant de la poudre d'amiante (filtre Schuking, de Vienne) ;

Prendre ensuite 1/4 de litre de l'eau à épurer, y jeter un comprimé n° 1 qu'on fait dissoudre ; ajouter un comprimé n° 2. L'iode se dégage et l'eau prend une teinte rougeâtre ;

Verser alors ce 1/4 de liquide dans la totalité (de 1 à 10 litres) de l'eau à épurer qui prend une belle teinte jaune ambré. On laisse agir l'iode pendant 10 minutes, temps suffisant pour la destruction de tous les germes ;

Projeter alors dans la masse une pastille n° 3 pour neu-traliser l'excès d'iode et clarifier. L'eau peut être consommée immédiatement. Elle n'a ni odeur ni saveur désagréables ; — la durée totale de l'opération est de 20 minutes.

Les comprimés n° 1 étant hygrométriques seront conser-vés en flacons bouchés.

Les autres sont inaltérables. Les méprises sont évitées par la coloration différente des comprimés.

Ozone. — Les propriétés stérilisantes de l'*ozone* ont été récemment utilisées pour l'épuration de l'eau.

Ses propriétés microbicides et oxydantes, très énergiques, sont connues de longue date. Leur application à l'épuration de l'eau avait été déjà proposée par MM. Ohlmuller, Siemens et Halske, de Berlin, en 1891 ; plus récemment, en 1893, par MM. Tyndall, Schneller et Van der Sleen, en Hollande. M. Tyndall a même produit, à l'Exposition d'hygiène de Paris, en 1895, un appareil industriel permettant de traiter efficacement 2m,c. d'eau à l'heure.

L'application en grand a été réalisée récemment (février 1898) par MM. Marnier et Abraham qui, avec l'assentiment de la municipalité de Lille, ont installé à l'usine élévatoire des sources d'Emmerin un appareil industriel, producteur d'ozone, pour la stérilisation des eaux de cette localité.

L'installation comprend 3 parties distinctes :

1º Les appareils servant à la production de l'électricité. Le courant produit passe dans un transformateur à haut potentiel pouvant donner 40.000 volts et plus ;

2º L'appareil servant à la production de l'ozone, composé d'un *ozoneur* et d'un *déflagrateur à tige*. Celui-ci a pour fonction principale d'assurer entre les pôles de l'ozoneur un potentiel à tiges. L'ozoneur est constitué ainsi qu'il suit : une *électrode*, une *glace*, un *intervalle*, — une *glace*, une *électrode*, une *glace* et ainsi de suite. C'est dans les intervalles des glaces que jaillit l'effluve d'une belle couleur violette transformant en ozone l'oxygène de l'air. Par un dispositif particulier toutes les particules d'air ont été soumises à une action uniforme et de durée égale de l'effluve ;

3º L'appareil de stérilisation de l'eau : au sortir de l'ozoneur, l'ozone est envoyé dans une colonne en maçonnerie, tour cylindrique, appelée *stérilisateur*. C'est là qu'il va rencontrer l'eau à stériliser. Arrivant par aspiration dans la partie inférieure du stérilisateur il monte à travers une colonne de cailloux vers la partie supérieure d'où il s'échappe dans l'atmosphère. L'eau, au contraire, arrive par la partie supérieure, s'épanche en cascades et en lames minces sur les cailloux, descend vers la base du stérilisateur d'où elle s'échappe pure par un tuyau de sortie qui la conduit dans les réservoirs de l'usine élévatoire de la ville de Lille. Un déversoir calibré, établi sur le parcours de cette eau, permet de mesurer son débit.

Cette eau, prise à quelque distance de l'appareil, est sans odeur, a bon goût et de la fraîcheur.

L'analyse chimique a démontré qu'elle ne contenait aucun élément étranger. Au contraire, par suite de la diminution de la teneur en matières organiques, ces eaux sont réfractaires aux pollutions microbiennes et moins altérables. N'ayant perdu aucun de ses éléments minéraux, cette eau a, de plus, été aérée par l'emploi de l'ozone, qui n'est qu'un état moléculaire de l'oxygène, ce qui la rend plus saine et plus agréable (Buissine et Bouriez).

Les analyses bactériologiques faites par Calmette et Roux ont démontré que les eaux des sources d'Emmerin, qui alimentent la ville de Lille, très chargées de microorganismes avant l'ozonisation, n'en contiennent plus après le traitement. Le seul bacille résistant quelquefois à l'action de l'ozone est le *B. subtilis* (bacille du foin), qui, d'autre part, est capable de résister même au chauffage sous pression à 110 degrés.

L'eau ozonisée, bien que ne renfermant plus de traces d'ozone quelques minutes après sa sortie des appareils, possède cette précieuse qualité de ne plus permettre la pullulation des germes du *bacillus subtilis* qui ont échappé à la destruction. Ce bacille est d'ailleurs inoffensif pour l'homme.

Le prix de revient est moins élevé que dans la stérilisation par l'ébullition. D'après M. Marnier, ce prix s'abaisse à mesure que la quantité d'eau à traiter est plus considérable. Il ne dépasserait pas 1 centime par m. c. si on opérait sur 5 à 6000 m. c. par jour.

En somme le procédé de stérilisation des eaux d'alimentation, basé sur l'emploi des appareils Marnier et Abraham, est d'une efficacité incontestable et supérieure à celle de tous les procédés de stérilisation actuellement connus pour la stérilisation en grand.

La disposition très simple des appareils, leur robustesse, leur fonctionnement donnent toutes les garanties que l'on est en droit d'exiger d'appareils vraiment industriels (1).

5. Filtration. — L'eau de source sans minéralisation excessive représente l'idéal de pureté recherché dans les eaux naturelles. La filtration tend à imiter les procédés de la nature qui donnent à l'eau de source cette pureté.

A cet effet, le filtre sera composé de matières insolubles, poreuses, plus ou moins serrées, superposées en couches plus ou moins nombreuses, réalisant une grande épaisseur ou tassées en un corps de grande densité, qui tiendront lieu du long parcours que l'eau effectue en un temps toujours long dans la filtration naturelle efficace.

On distingue les *filtres simples* où l'épuration est simplement d'ordre physique, et les *filtres à action chimique associée.*

Il y a lieu d'examiner séparément le procédé de filtration centrale pour les villes et les procédés de filtration à domicile.

1° **Filtration centrale**. — Elle s'opère sur des bassins à sable, sur des filtres à pierre ou en porcelaine.

a) *Filtres à sable simples.* — Les installations adoptées en Angleterre en Allemagne et aux Etats-Unis, où la filtration par le sable est d'un usage fréquent, peuvent servir de types.

Constitution des filtres. — L'eau est amenée du fleuve ou du lac, par des canaux souterrains ou à l'aide de ma-

(1) On compte environ 1 germe de B. subtilis pour 15 cc. d'eau traitée avec une concentration d'ozone égale à 6 milligr. par litre d'air. Avec une concentration de 9 millig. le nombre des germes de B. subtilis revivifiables par la culture en bouillon s'abaisse à moins de 1 pour 25 cc. d'eau traitée. Rapport de la Commission nommée par la municipalité de Lille.

chines élévatoires, dans des bassins de décantation ou de dégrossissage, de manière à n'être admise sur le filtre qu'en état de limpidité constant. Elle passe ensuite dans d'autres bassins à parois étanches de 1 à 3.000 ou 4.000 mètres carrés de surface au maximum dont le fond est recouvert de couches filtrantes d'une épaisseur variant de 80 centimètres à 1 mètre 50 et même 2 mètres ; cette épaisseur doit être assez grande pour ne jamais être réduite par les nettoyages au-dessus de o m. 60. Le fond du bassin sera traversé par de grands canaux collecteurs (filtres de Berlin).

La composition des couches filtrantes est peu différente dans les villes diverses ou ce procédé est en usage.

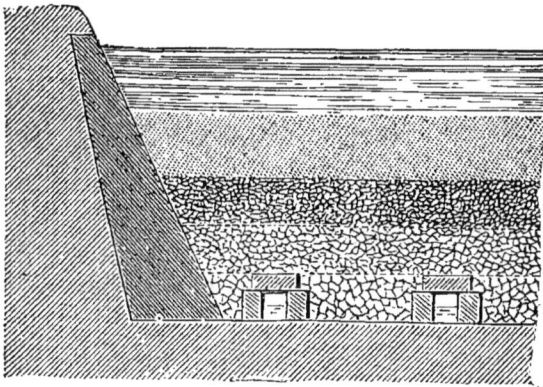

Fig. 33. — filtre de la Cⁱᵉ Lambert, à Londres.

Les couches filtrantes doivent être composées d'éléments homogènes en se servant de tamis gradués dont les mailles varient depuis 60 millimètres jusqu'à 2 millimètres suivant les éléments à tamiser depuis les cailloux jusqu'au sable fin. La grosseur moyenne des grains de sable de la couche filtrante devra être voisine de o mm. 5.

1er TYPE	2e TYPE filtre de la Compagnie Lambeth, à Londres	3e TYPE filtre de la Compagnie Soutwark et Vauxall (Londres)
1re couche inférieure { Cailloux. Gravier à gros grains. Gravier à petits grains. 2e couche moyenne { Gros sable. 3e couche supérieure { Sable fin (60 centimètres).	Sable de la Tamise. Coquilles et ballast. Gros gravier. (Voy. fig. 33), Epaisseur totale : 1m12 à 2 mètres. Filtration très rapide.	Sable d'Harwick, épaisseur........ 0,75 Gravier (dit Heggin)........ 0,30 Gravier fin.... 0,23 Gravier grossier 0,23 Epaisseur : 1m51. Débit : 75 litres par heure et par mètre carré.
Epaisseur totale = 1m5o.	Filtres dits de la Tamise.	

4e TYPE — Filtre de Strolau (Berlin)	5e TYPE — Filtre de Tegel (Berlin) (Voy. figure 34)
mètre Fondations { Grosses pierres. 0,3o5 Petites id... 0,102 Couche { Gravier grossier. 0,076 intermédiaire { — moyen.. 0,127 diaire { — fin..... 0,152 Couche { Sable grossier.. 0.05i filtrante { — fin....... 0,55g	mètre Pierres............ 0,300 Gravier et gros sable. 0,300 Sable fin........... 0,600 Epaisseur totale = 1m.200.
Epaisseur totale = 1m.37i.	

Surface totale des 29 filtres de Strolau et Tegel (à Berlin)

                                   = 87.000 mètres carrés.

Débit total   —   —   —   = 36 millions de mètres cubes.

Fonctionnement des filtres. — L'eau pénétrera du sable fin à la couche grossière mais toujours aussi lentement que possible. La pression qui s'exerce à la surface de l'eau à filtrer sera faible de manière à se rapprocher des procé-

dés de la nature. Le réglage de la pression et de la vitesse
d'apport sera tel qu'en 24 heures le filtre fournisse par
mètre carré de surface 2 et
au grand maximum 3 mè-
tres cubes d'eau, selon que
l'eau est plus ou moins
trouble. La vitesse normale
de filtration pourra être de
12 centim. 5 à l'heure et
de 15 centim. au maxi-
mum; elle sera régularisée
de manière que les quan-
tités d'eau débitées par le
filtre soient égales pour
chaque heure de fonction
nement.

Pour ralentir la vitesse
de filtration, le réservoir
d'eau pure où aboutissent
les collecteurs des bassins

Fig. 34 — Coupe d'un bassin filtrant
de Tegel.

de filtration doit rester à un niveau inférieur seulement de
50 centim. à celui de l'eau impure. La conduite d'eau de
chaque bassin est pourvue d'un registre régulateur de l'é-
coulement. Chaque bassin écoule son produit filtré d'une
manière indépendante.

Membrane filtrante; *épuration biologique.* — La mise
en train doit être précédée par le remplissage avec de l'eau
pure. L'eau à purifier est introduite ensuite. Dans les filtres
où l'eau va du sable fin au gros gravier, il se forme à la
surface du sable fin un dépôt de particules tenues en suspension par l'eau, d'où résulte la constitution d'une couche
limoneuse, pellicule à pores très étroits, mais perméables,
constituant une véritable couche filtrante à laquelle le sable
sert de support. La filtration, imparfaite au début du fonctionnement alors que la couche limoneuse n'est pas formée

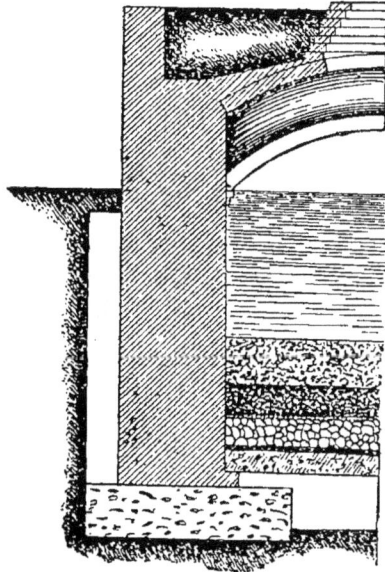

sera d'autant plus parfaite que cette couche sera plus dense et deviendra de plus en plus impénétrable aux germes, sans dépasser toutefois une certaine épaisseur, qui nécessitera l'enlèvement de la couche vaseuse et le nettoyage du filtre.

Le sable ne joue dans le filtre qu'un rôle relativement secondaire d'*épuration mécanique*. Une *épuration biologique* s'accomplit dans ce milieu vivant composé d'algues, de diatomées, de bactéries qui constitue la couche gélatineuse de la surface. Les algues très nombreuses (160 espèces d'après Stromeyer, de Hambourg) se développent, avec une grande régularité suivant les saisons, aux dépens de la matière organique contenue dans l'eau. Il existe probablement près de la surface de la couche de sable d'autres agents d'épuration biologique encore mal connus.

Ainsi, parallèlement à la multiplication des agents de souillures apportés par l'eau, celle-ci devient le siège de la multiplication d'un nombre infini d'agents de purification.

L'air et la lumière ont à intervenir pour produire l'oxydation des matières ou en favorisant les échanges par la vie même des plantes. Mais il est indispensable que l'épaisseur de la membrane gélatineuse ne soit pas excessive parce qu'elle retarde alors la filtration et paraît favoriser la multiplication des bactéries au-dessous d'elle (1).

Il arrive un moment où la résistance progressive à la filtration opposée par cette couche sera telle qu'il faut augmenter la pression de l'eau à filtrer que l'on fait arriver en plus grande quantité jusqu'à constituer une hauteur d'environ 60 centimètres. Il ne faut pas dépasser ces limites parce que la membrane limoneuse serait exposée à se rompre,

(1) Le Dr Reinsch, d'Altona, a trouvé, sur un filtre après un mois de fonctionnement, 36.810 microorganismes dans l'eau brute ; un nombre incalculable à 3 centimètres au-dessous de la membrane filtrante ; ce nombre était diminué jusqu'à 28, à 920 millimètres de profondeur. Howatson. *Société méd. publique*, 24 avril 1901, et Pouchet, *Annales d'hygiène publique*, 1891, t. XXV. Barré. *Manuel de génie sanitaire : la Ville sanitaire*, p. 123.

les couches de sable seraient dissociées et, par les fissures produites, les impuretés passeraient en grand nombre (Gartner). Le filtre sera rendu à son activité normale par l'enlèvement de la couche vaseuse et d'une très mince couche de sable sans que la couche de sable fin soit inférieur à l'épaisseur de o m. 3o. A ce moment il faut ajouter du sable nouveau ou l'ancien sable lavé à l'eau pure. La *période* pendant laquelle le fonctionnement du filtre reste normal est d'autant plus courte que l'eau à filtrer est plus impure.

Il doit y avoir, au minimum, deux filtres de rechange. Les bassins de filtration et les réservoirs sont recouverts de voûtes épaisses en maçonnerie et d'une couche de terre pour être protégés contre les variations de la température et les souillures extérieures. Les grands bassins, trop étendus pour être couverts, sont situés au centre de pelouses (filtres de la Tamise).

L'eau filtrée est conduite, avec ou sans refoulement, dans des réservoirs en passant par des chambres de contrôle et de réglage et distribuée dans les canalisations urbaines.

Une analyse bactériologique, pratiquée chaque jour, contrôlera l'efficacité de la filtration. L'effet du filtre sera satisfaisant s'il réduit d'une façon constante le nombre des germes au minimum sans dépasser la limite de 100 bactéries que l'expérience a montré pouvoir être atteinte. Au delà de cette limite, le filtre est mis en décharge. La durée moyenne de marche est de deux mois.

Modifications des filtres à sable. — Sédimentation et dégrossissements préalables de l'eau filtrée. — Les eaux des fleuves, des marais, des lacs, partout souillées par les eaux résiduaires et recevant, pendant la saison des pluies, une masse énorme de détritus végétaux et de matières terreuses argileuses, apportent sur le filtre une couche épaisse qui entravera l'épuration en diminuant les échanges dans le milieu épurateur.

Pour parer à cet accident et rendre plus longue et plus efficace la *période active* du filtre à sable, il convient de débarrasser préalablement les eaux à filtrer par une sédimentation ou une précipitation des matières terreuses et organiques ou par une préfiltration dégrossissante dans une première série de réservoirs. Des perfectionnements ont été apportés dans ce sens en Allemagne, en Angleterre, aux Etats-Unis d'Amérique.

Le *système anglais primitif* comprenait la clarification dans des bassins de sédimentation pendant trois jours, suivie de la filtration dans des bassins à sable et à gravier : il retenait 90 p. 100 des matières argileuses.

Le *système anglais modifié* comporte l'addition de sulfate d'alumine qui, en présence des carbonates, détermine un précipité floconneux, blanchâtre, gélatineux, d'hydrate d'alumine. Mais cette précipitation nécessite le lavage fréquent des filtres pour les débarrasser de ce précipité graisseux.

Dans le *système américain*, l'addition de sulfate d'alumine se fait pendant la sédimentation qui a une durée de 6 heures. La filtration est faite ensuite sur du sable ordinaire. La rapidité est 30 ou 40 fois plus grande qu'avec le système anglais; les dépenses sont moins élevées, l'entretien plus facile, et l'épuration aussi satisfaisante.

Le procédé appliqué à l'épuration des eaux du Mé-Kong à Pnum-penh (Cambodge) est basé sur le principe de la précipitation préalable. Les eaux du fleuve sont amenées dans un grand bassin de décantation où elles reçoivent une proportion d'alun de 20 grammes par mètre cube. Après sédimentation, l'eau est refoulée sur des filtres à grand débit en silex granulé (système Desruisseaux). Depuis l'installation de ce filtre, la mortalité par dysenterie et par choléra a à peu près disparu dans les établissements publics de Pnum-penh, approvisionnés de cette eau (casernes, hôpital) (1).

(1) D\ Augier. Climatologie du Cambodge (*Ann. d'hyg. et de méd. coloniales*, 1\ trimestre 1901).

Dans le procédé mis à l'essai par la Compagnie de l'Ohio, l'épuration est faite par l'eau de chaux concentrée et suivie de la sédimentation et de la filtration répétée à travers les couches de sable et de polarite. Par ce moyen on arriverait à soustraire : 87 p. 100 de matières en suspension, 65 p.

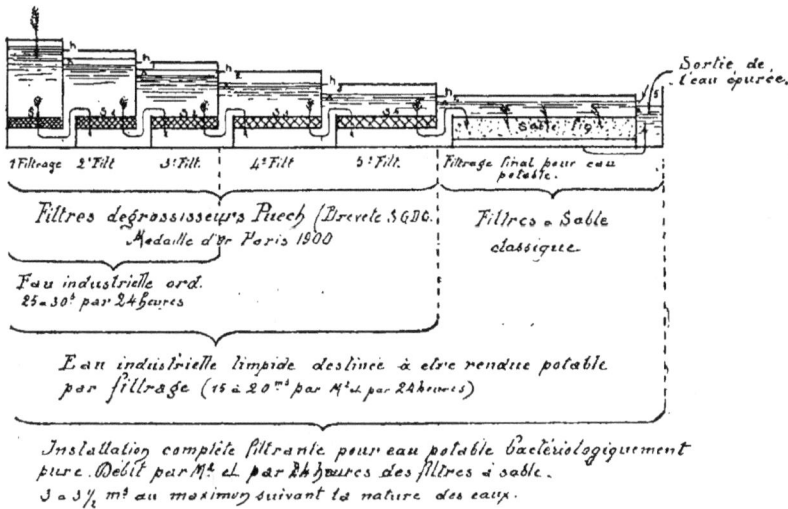

Fig. 35. — Filtre dégrossisseur Puech-Chabal.

100 de carbures, 67 p. 100 de matières azotées organiques, 94,5 p. 100 de bactéries.

Le filtreur-dégrossisseur Puech-Chabal fait subir à l'eau une première épuration, avant la filtration dans un bassin à sable fin, par un dégrossissage dans 5 bassins filtrants disposés en étages et où l'eau filtrée dans un bassin est conduite à la surface du bassin suivant par une conduite latérale (voy. figure 35). L'installation complète filtrante débite 3 mètres à 3 mètres cubes et demi par mètre carré et par 24 heures. Ce procédé a pour but d'envoyer sur le filtre à sable, par filtrages successifs et méthodiques, une eau d'état à peu près constant, quelles que soient les variations d'état des cours d'eau.

L'élimination bactériologique moyenne va de 990 à 995 p. 1000 (1).

PUITS LEFORT. — Les puits Lefort, creusés dans le lit de la Loire et dont les parois en maçonnerie sont entourées d'un remblai très épais de sable et de pierres granitiques et percés de barbacanes, peuvent être rapprochés des filtres à sable simples. Leur filtration est très imparfaite.

Valeur sanitaire des filtres à sable. — La valeur sanitaire des filtres à sable a été fort controversée depuis 1829. La filtration donnait une clarification qui suffisait avant que Pasteur eût révélé l'existence des microorganismes. Des épidémies de fièvre typhoïde observées dans des villes alimentées par des eaux filtrées sur le sable (Berlin, 1889-1890) vinrent ébranler la confiance primitivement accordée à ce procédé d'épuration. Mais ces épidémies étaient antérieures à l'époque où fut connu le véritable mécanisme de l'épuration par le sable et où purent être édictées les règles précises de la filtration par le Comité impérial d'hygiène allemand (1894). La connaissance de l'épuration bactérienne a permis de perfectionner, en Allemagne, en Angleterre, en Hollande, aux Etats-Unis, le fonctionnement des filtres à sable en les plaçant sous la surveillance constante des laboratoires de chimie et de bactériologie annexés au service des eaux.

De la comparaison des villes de France et des villes d'Allemagne, groupées dans un même tableau par M. Chabal d'après le chiffre de la population et le mode d'alimentation d'eau potable, il résulte qu'il y a tendance à une mortalité typhique moindre pour les villes alimentées en eaux de surface *filtrée au sable fin* que pour les villes alimentées en eaux de source (voir fig. 36).

Le rapprochement des statistiques de mortalité typhique,

(1) H. Chabal, ingénieur. Amélioration des eaux d'alimentation, 13 fevrier 1902.

Mortalité due à la fièvre typhoïde (par 100000 habitants)

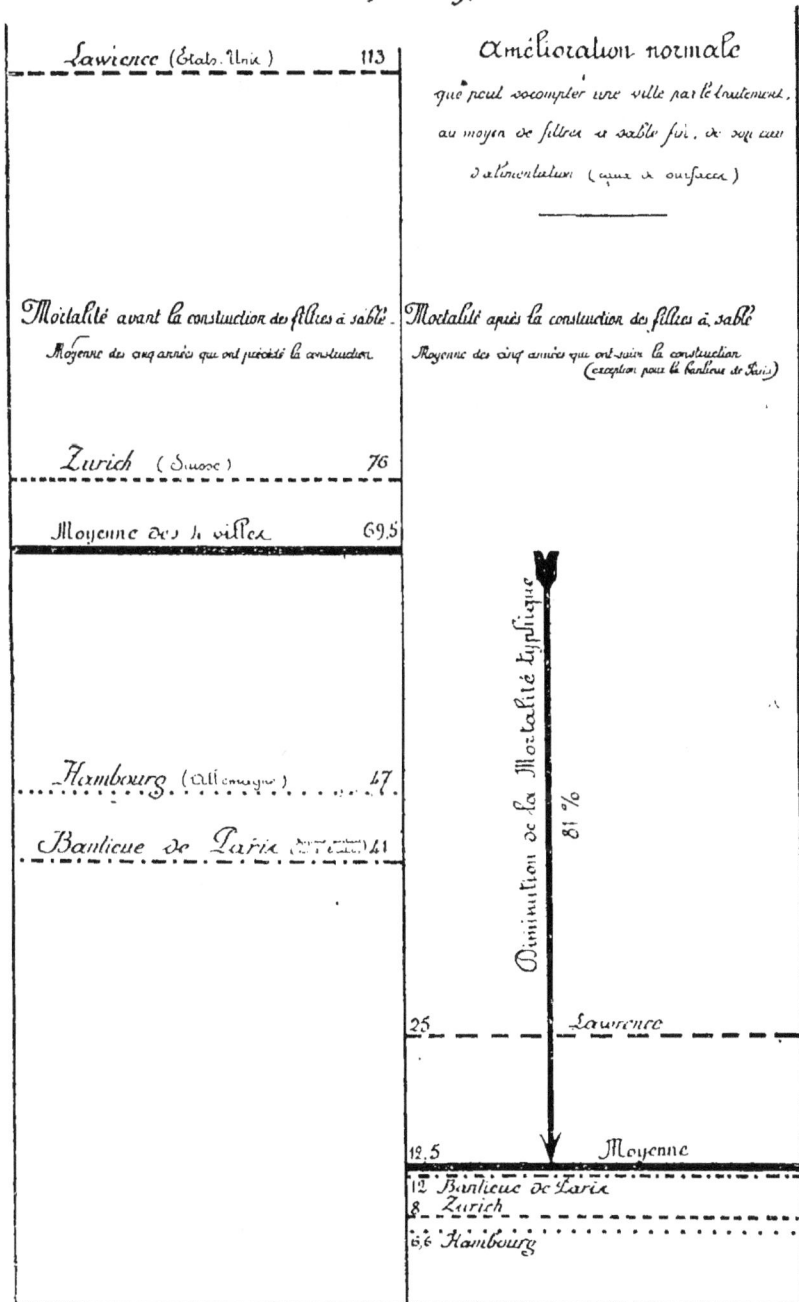

Lawrence (États-Unis) — 113

Amélioration normale

que peut escompter une ville par le traitement, au moyen de filtres à sable fin, de ses eaux d'alimentation (eaux de surface)

Mortalité avant la construction des filtres à sable.
Moyenne des cinq années qui ont précédé la construction.

Mortalité après la construction des filtres à sable.
Moyenne des cinq années qui ont suivi la construction
(exception pour la banlieue de Paris)

Zurich (Suisse) — 76

Moyenne des 4 villes — 69,5

Hambourg (Allemagne) — 47

Banlieue de Paris — 41

Diminution de la Mortalité typhique — 81 %

25 — Lawrence

12,5 — Moyenne

12 — Banlieue de Paris
8 — Zurich
6,6 — Hambourg

Fig. 36. — Amélioration de la salubrité par les filtres à sable.

critérium ordinaire de la valeur des eaux de boisson en Europe (comme les statistiques de mortalité dysentérique ou cholérique devraient être le critérium adopté dans les pays chauds) est encore plus concluant lorsqu'il s'applique à 2 périodes successives de l'existence d'une même ville, l'une pendant laquelle cette ville est alimentée en eaux de surface brutes et l'autre pendant laquelle ces mêmes eaux sont filtrées :

Mortalité typhique (moyenne de 5 années).

Villes.	*Avant* la construction des filtres à sable.	*Après* la construction des filtres à sable.
Lawrence (Etats-Unis)........	113	25
Hambourg (Allemagne)........	47	6,6
Zurich (Suisse)..............	76	8
Banlieue de Paris (20 localités).	41	12
Moyenne............	69.5	12.5

Amélioration. 81 p. 100.

b) *Filtres en pierre à batteries.* — Plusieurs constructeurs ont cherché à condenser dans des pierres artificielles tous les éléments filtrants qui constituent les filtres à sable, de manière à réaliser des appareils d'un volume restreint et d'un nettoyage facile.

Un appareil de ce genre, *dit de Fischer*, a été installé à Worms. L'élément filtrant est formé de sable fin de rivière bien homogène, agglutiné en plaques au moyen d'un silicate. Ces plaques étant réunies deux à deux constituent une espèce de caisse très plate, de 1 mètre de haut et autant de large. L'appareil étant immergé dans l'eau, celle-ci arrive travers les parois dans l'espace vide intérieur, d'où elle est conduite au dehors et collectée. On peut réunir des éléments en batteries aussi considérables qu'il est nécessaire. Pour la ville de Worms, on a construit un bassin de 272 m. carrés de surface contenant 178 éléments. D'après Fraenkel, ni le petit, ni le grand modèle ne possèdent une supériorité

sur le filtre à sable habituel au point de vue bactériologique (1).

Le *système Kurka* (fig. 37) est
analogue au précédent. L'élément filtrant est un tuyau fait d'une pierre à
bâtir, facile à tailler, résistante aux
intempéries. Ce tuyau est à fond fermé, la partie supérieure en chapiteau
est ouverte. Sa longueur est de 1 m.
20. L'âme de l'élément a 9 centim. de
diamètre et l'épaisseur de la paroi filtrante est de 7 centim. Les éléments
sont disposés verticalement, reliés les
uns aux autres par leurs chapiteaux à
l'aide d'un mortier fait de la même
matière. On les réunit par groupes
dans une chambre fermée. L'eau à
filtrer arrive par la partie inférieure
sous la pression d'un mètre, traverse
la paroi des tubes, arrive épurée dans
l'âme des tubes et se déverse par la
partie supérieure dans le bassin découvert à eau épurée placé au-dessus.

Chaque élément, après son curage,
fournit 2 litres d'eau filtrée par minute
pendant les 6 premières heures de
travail et 1 litre par minute après 24
heures, à condition que l'eau à filtrer

Fig. 37.— Filtre Kurka.
Élément en batterie.

ne soit pas trop impure. Ces filtres
sont d'un nettoyage facile, mais sont
sujets à des fissures qui compromettent la valeur de la
filtration.

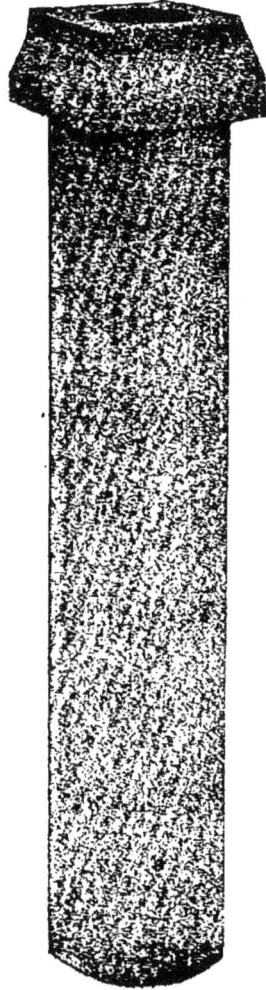

(1) *Hygienische Rundschau*, Band X, 1900, p. 817. Analysé par
E. Arnould, *Rev. d'hygiène*, septembre 1901.

Filtres en porcelaine à batterie. — Les filtres Chamberland peuvent être réunis en batterie pour l'épuration en

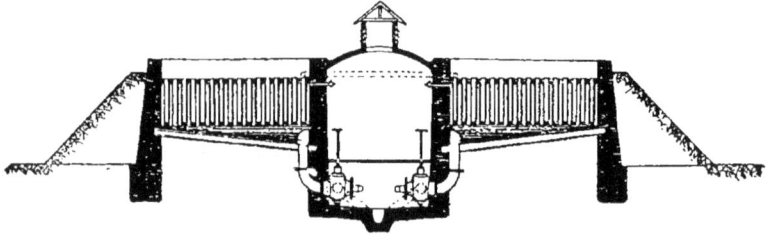

Fig. 38. — Filtre Kurka. Eléments en batterie.

grand. L'installation de Daarjeling (Hindoustan) est un modèle du genre. Nous y reviendrons plus loin.

2° **Filtration individuelle ou à domicile.** — En expédition, dans les établissements agricoles et aussi dans les nombreuses localités coloniales dépourvues d'eau de source authentique et aussi de tout système d'épuration en grand, la filtration à domicile ou individuelle s'impose comme un procédé d'épuration rapide, commode et donnant une suffisante sécurité.

Les filtres employés peuvent être partagés en 2 catégories principales :

a) Appareils à filtration mécanique :

a) A pierre poreuse naturelle ou artificielle ;

b) Au charbon ;

c) En biscuit.

b) Appareils à filtration mécanico-chimique.

Le nombre de ces appareils est considérable. Nous ne citerons que les plus usités.

a) APPAREILS A FILTRATION MÉCANIQUE. — a) *Filtres à pierre poreuse naturelle ou artificielle.* — Les plus connus sont les appareils en pierre volcanique de l'Afrique Occidentale ; les *appareils Duff en pierre siliceuse* donnant une bonne épuration, mais ayant un débit très lent.

Les filtres *Fischer*, les filtres *Kurka* ont été déjà cités.

On peut rapprocher de ces appareils le *filtre Bourgeoise*, formé d'une caisse en tôle contenant 2 boîtes de tôle cylindriques à fond grillagé, sur lequel reposent en couches superposées un feutre, une couche de grès concassé et des éponges fines.

b) *Filtres au charbon.* — Les filtres au charbon et à l'amiante ont joui d'une grande vogue. Une des formes les plus simples est représentée par un cône d'amiante placé la base en bas dans un vase en grès. On verse d'abord de la poudre de charbon d'os finement porphyrisée, puis du noir animal en grains fins au-dessous, plus gros en dessus et en haut. L'eau filtre à travers ce charbon et l'amiante, abandonnant au noir animal les microbes et les sels qu'elle contient.

Les petits filtres portatifs au charbon sont encore très employés. Mais il est reconnu aujourd'hui que les phosphates contenus dans le charbon favorisent la multiplication des microbes.

Le filtre « Marcaire », composé d'une urne en fonte à robinet inférieur, remplie de bas en haut de charbon de bois, de grès concassé, de feutre et d'éponges fines, est un résumé des 2 systèmes précédents.

Ces filtres sont surtout des clarificateurs. Ils s'encrassent rapidement.

c) *Filtres en porcelaine, biscuit, cellulose, etc.* — Le nombre de ces appareils, faits de substances poreuses diverses plus ou moins comprimées, est considérable. Ils sont loin de réaliser tous cette épuration parfaite qui est seulement idéale, mais irréalisable en pratique. Parmi ceux qui donnent une épuration suffisante on peut citer *l'aéri-filtre Mallié en porcelaine d'amiante* (fig. 39), le *filtre Chabrier en porcelaine et charbon*, etc...

Il est trois filtres qui méritent d'être mentionnés comme capables de donner une sécurité suffisante à l'égard des germes pathogènes :

1º Le *filtre Breyer* consiste en une couche d'arbeste (ou d'amiante) très finement pulvérisée, répandue à la surface d'un linge tendu sur une toile métal-lique qui forme le fond d'un récipient.

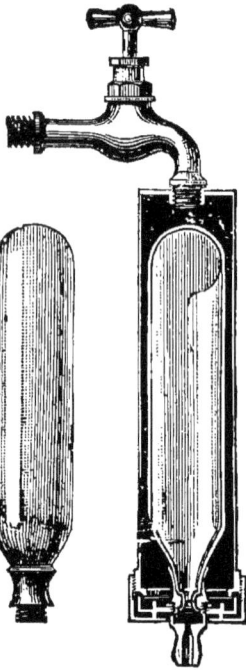

Les pores de cette matière sont assez fins pour retenir les bactéries. Si la couche d'arbeste est renouvelée fréquemment, on prévient l'obstruction par le limon et le débit est maintenu suffisant.

2º Le filtre *Chamberland* (fig. 40) est essentiellement représenté par une bougie en porcelaine (kaolin) dégour-die, creuse et fermée partout. Son extrémité inférieure effilée est percée d'un trou qui est l'orifice de la cavité intérieure. L'eau filtre de dehors en dedans. Les impuretés sont arrêtées à la surface externe. Pour que l'eau puisse pénétrer à travers la porce-laine dure, elle doit être soumise à une certaine pression qui ne doit pas

Fig. 39. — Aéri-filtre
Mallié, en porcelaine
d'amiante (1).

dépasser 2 atmosphères. Pour cela, elle est incluse dans un tube métallique dont la fermeture est hermétique. L'eau arrive dans l'espace laissé libre entre l'armature métallique et la surface externe de la bougie. Cet appareil exige une amenée d'eau sous pression. Si la pression est insuffisante ou nulle, on se sert de bougies en porcelaine moins dure, assemblées en plus ou moins grand nombre, en batteries, reliées à un collecteur commun : l'écoulement continu se fait par un tube qu'on amorce comme un siphon.

La filtration en grand avec des filtres Chamberland a été installée à Darjeeling, ville de l'Inde située au pied de l'Himalaya. L'eau de source venant des montagnes entre

(1) Rue du Faubourg-Poissonnière.

Ghoom et Sonada, à 3 ou 4 kilomètres au Sud, arrive dans 2 réservoirs d'une contenance totale de 15.100 mètres cubes. Sous un hangar, à 4 kilomètres de la ville, on a dis-

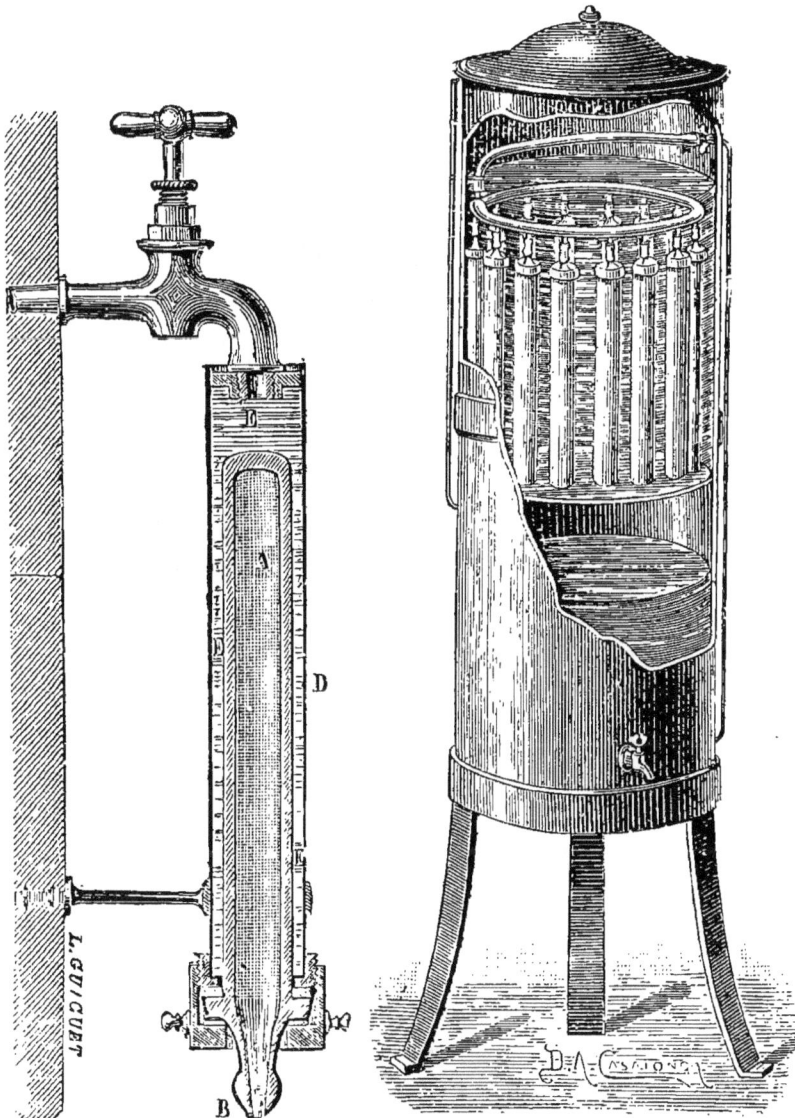

Fig. 40. — Filtre Chamberland.

posé 38 cylindres formant 4 rangées. Chaque cylindre contient 250 bougies Chamberland. Au total 9.500 bougies.

Chaque groupe de bougies peut être isolé pour le nettoyage.

3° Le filtre *Berkenfeld* est construit sur le même principe.

Mais la substance de la bougie est faite de terre d'infusoires calcinée (fig. 41) (1).

Il est bon de faire précéder le passage de l'eau sur le filtre en porcelaine par une décantation et une filtration grossière sur des couches de sable et de gravier.

d) *Nettoyage des filtres.* — Le nettoyage de ces filtres est délicat.

Le procédé le plus simple est l'essuyage ou le brossage des bougies à la main. La stérilisation n'est pas suffisante. S'il est possible, il faut les mettre dans une étuve à vapeur.

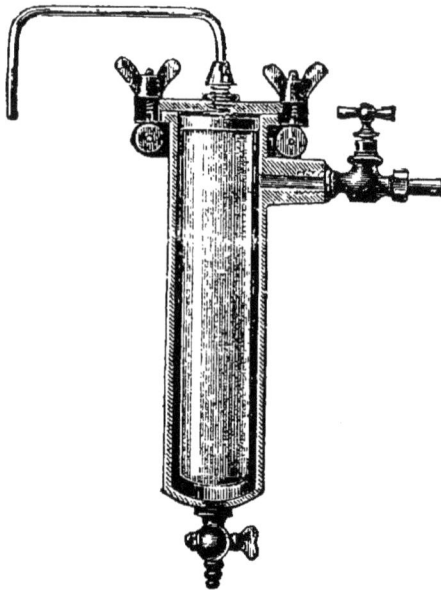

Fig. 41. — Filtre Berkenfeld.

On peut aussi plonger la bougie pendant 5 minutes dans l'eau bouillante et on obtient en 24 heures de l'eau abondante, parfaitement pure, et contenant tous ses sels en dissolution. Cette eau peut être mise en bouteilles et conservée au frais. Cette opération peut être renouvelée aussi souvent qu'il y a besoin.

Toutes les semaines (plus souvent si l'eau est impure) faire une stérilisation à froid avec une solution de permanganate de potasse à 1 p. 1000.

Trois ou quatre fois par an, faire un nettoyage à froid en usant successivement du permanganate de potasse à 5 p. 1.000 et d'une solution de bisulfite de soude à 1 p. 20.

(1) Voy. Arnould, *Nouveaux éléments d'hygiène*, 1902, p. 113.

A Darjeling le nettoyage des bougies se fait à l'aide d'une pompe actionnée par une machine à vapeur. On les lave au savon, puis on les plonge pendant 1 heure ou deux dans

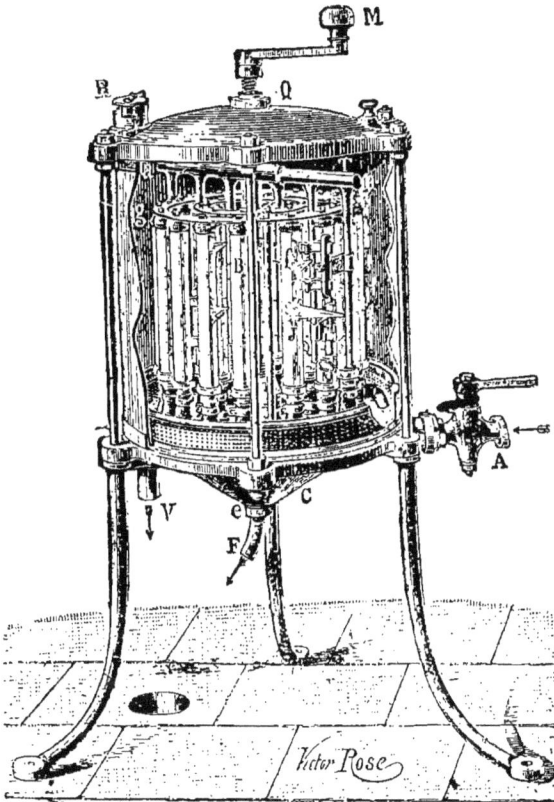

Fig. 42. — Filtre avec nettoyeur mécanique André.

une solution de chlorure de chaux, puis d'acide chlorhydrique à 10 p. 100 (procédé de Gasser et Couton reconnu préférable à la stérilisation à la vapeur).

Pour les appareils formés de bougies en batterie, on se sert du nettoyeur mécanique André. Il est constitué en principe par des brosses en caoutchouc qui, par un mécanisme spécial, viennent frotter la surface des bougies filtrantes. De plus, en introduisant dans le liquide qui baigne la bougie un corps pulvérulent, de la poudre siliceuse (dont

G. REYNAUD. Hygiène coloniale.   II. — 14

le type le plus recommandé est le kiéselgurt) on détache cette couche glaireuse qui forme une sorte d'enduit protecteur.

Ces appareils, ainsi complétés et rendus portatifs, ont été utilisés dans plusieurs expéditions. Au Dahomey (1) les types mis en service ont été.

Les types n° 1 à nettoyeur André à 25 bougies.

— — n° 2 — — 15 —

— — n° 3 (dits de campagne pour troupes en marche à 15 bougies.)

Les filtres n° 1 pesaient de 72 à 75 kilos, poids beaucoup trop élevé pour une marche en pays chaud où le poids d'un appareil ne doit pas dépasser le total de 30 kilos, qui représente la charge d'un porteur. D'autre part, les frotteurs en caoutchouc, du nettoyeur André, ne tardent pas, sous l'effet de la température excessive des régions tropicales, à perdre leur cohésion et leur élasticité et, par suite, n'agissent plus efficacement sur les bougies. Le nettoyeur est, en outre, la partie la plus fragile du filtre ; l'axe supérieur, les petits tubes qui supportent les frotteurs se brisent facilement. Si le nettoyeur avarié est enlevé il n'est plus possible de pomper et de faire arriver l'eau avec pression sur les bougies parce qu'il n'y a plus de matelas d'air.

Les pompes de l'appareil ont été aussi rapidement hors de service.

Enfin le démontage est trop long.

De récentes modifications tendent à corriger ces défectuosités.

Le type n° 2 n'a que la supériorité de la légèreté plus grande. Il peut être porté par un seul homme.

Le type n° 3, du poids de 50 kilos, disposé sur un brancard, est destiné à être porté par 2 hommes. Sa

(1) Remarques sur les filtres Chamberland, par M. Molinier, pharmacien de la Marine. — *Archives de médecine navale et coloniale*, 1894, p. 469.

construction, plus robuste, sa fermeture, très simple, analogue à celle de l'autoclave Chamberland, sa pompe très simple à piston plongeur, son nettoyage simplifié par une brosse spéciale constituent autant d'avantages sur les deux autres types. C'est celui qui devra être préféré pour les expéditions coloniales, lorsqu'il aura subi quelques modifications dans les supports, le mode de suspension et les brancards.

Ces appareils Chamberland ou Berkenfeld réalisent un progrès considérable, mais il reste encore comme défectuosités leur fragilité, la possibilité de fissures, ou une porosité trop considérable par suite d'un défaut dans la fabrication et, par suite, la possibilité de laisser passer des microorga_ nismes dans l'eau filtrée.

D'un grand nombre d'expériences faites avec ces filtres il résulte que le passage direct des germes à travers les bougies, conséquence de quelque fissure ou défaut, devait être soigneusement distingué du *passage indirect*, conséquence du développement graduel des bactéries à travers les espaces lacunaires de la matière filtrante. Les bacilles de la fièvre typhoïde ne sauraient se développer à travers les parois d'une bougie Pasteur-Chamberland, et si les précautions sont prises pour empêcher le passage direct des germes, ce filtre donne de l'eau absolument pure de B. typhique.

Au contraire, d'après le Dr W. Horrocks, le bacille typhique se développerait (1) à travers les parois des bougies Berkenfeld, ce qui est dû probablement aux plus grandes dimensions des espaces lacunaires. Le temps nécessaire pour laisser passer le bacille d'Eberth varie entre 4 et 11 jours et paraît surtout influencé par les éléments nutritifs contenus dans les eaux à filtrer.

(1) Dr W. Horroks., *The British med. journal*, 15 juin 1901, p. 147. Reproduit par *Revue d'hygiène*, septembre 1901.

Les meilleurs filtres se laissent traverser, il est vrai, par les microbes, au bout d'un temps plus ou moins long, suivant la nature de l'eau et sa température. Avec de l'eau à basse température, ce temps peut être de 15 jours et plus. La pullulation des microbes est arrêtée par le froid et accélérée par la chaleur. D'où l'indication de soustraire les filtres à l'action de la chaleur dans les régions tropicales. Mais il faut savoir que, même après un long voyage, si les filtres Chamberland et Berkenfeld peuvent laisser passer des microbes banaux, *dans les circonstances ordinaires, on n'a pas constaté la présence des bacilles typhique et cholérique,* car ces microbes se cultivent difficilement dans l'eau (1).

Avec les appareils à filtration en grand de Darjeling on a constaté qu'avant la filtration l'eau contient 15 colonies microbiennes après 4 jours, 18 après 6 jours. L'eau filtrée après nettoyage ne contenait pas de colonie après 6 jours.

Chaque jour, de nouveaux appareils viennent s'ajouter à ceux déjà connus. Il en est quelques-uns, parmi ceux qui ont figuré à l'Exposition d'hygiène de 1900, qui se sont rapprochés de cet idéal du filtre portatif : stériliser effectivement pendant un temps suffisant, à bon marché et avec un appareil d'un maniement aisé.

Parmi eux, il faut citer le *filtre en porcelaine de cellulose* où la substance filtrante est représentée par une plaque serrée entre 2 calottes de fonte vernissée dont l'une reçoit l'eau à filtrer sous pression, l'autre reçoit l'eau pure. Les plaques sont changées tous les 8 jours, mais peuvent durer davantage; chaque plaque de rechange, parfaitement stérilisée, est conservée dans une enveloppe close. Avec une pression de 30 mètres, le débit est d'environ 3 litres à

(1) G. Sims Woodhead et G.-E. Cartwrigt, in *Bristih med. journal* (1894-1895) ; — F. de Frendenreich (1892) et Dr Miquel (1893). *Annales de micrographie.* Cités par M. Chamberland, *Soc. de méd. publique et hygiène,* 24 avril 1901.

l'heure. L'appareil peut aussi fonctionner sans pression. Il peut être installé en batteries (fig. 43 et 44).

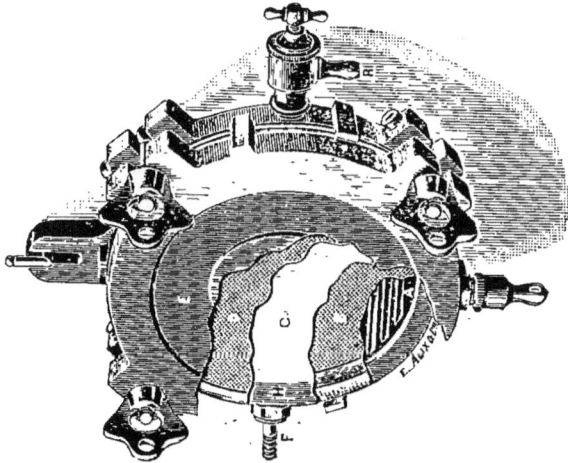

Fig. 43. — Filtre en porcelaine de cellulose. — *A*, Calotte recevant l'eau à filtrer. *E*, Calotte recevant l'eau filtrée. *F*, Arrivée de l'eau à filtrer. *R*, Robinet servant : 1° à chasser l'air contenu dans la calotte *A*, au moment de la mise en marche; 2° à puiser de l'eau non filtrée pour les besoins courants autres que la boisson. *B* et *D*, Grilles portant chacune un bracelet de caoutchouc. *O*, Sortie de l'eau filtrée. *C*, Plaque filtrante imperméabilisée sur sa périphérie. *H*, Diamètre de l'appareil 16 centim. 1/2.

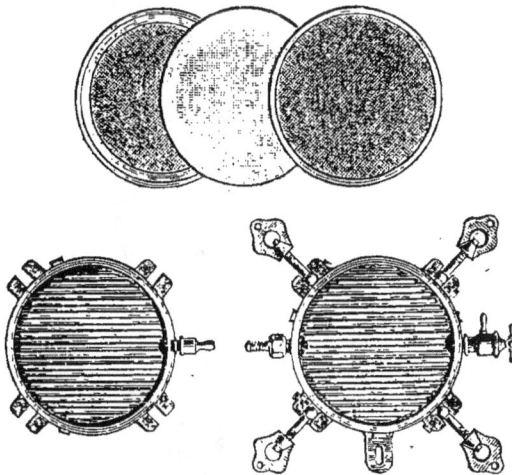

Fig. 44 — Filtre en porcelaine de cellulose.

L'*éden-filtre* a son élément filtrant formé par une pas-

14.

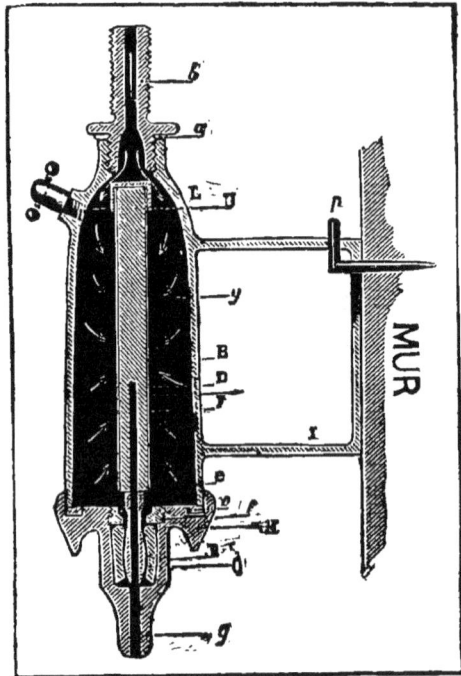

Fig. 45. — Éden-filtre. Grandjean, rue du faub. Poissonnière.

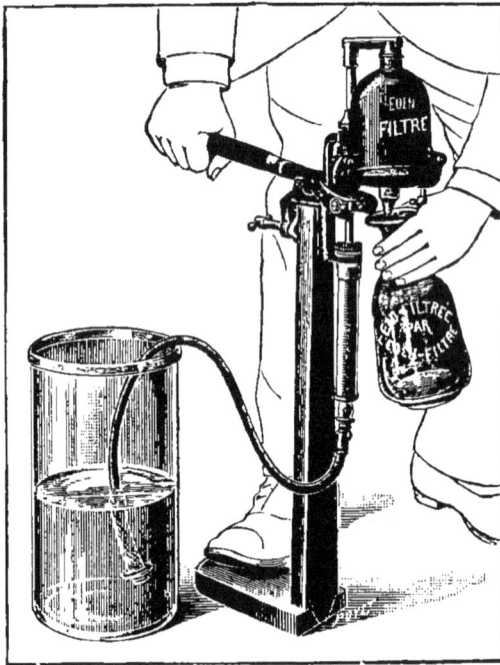

Fig. 46. — Éden-filtre. Filtre de voyage à pression.
(*Grandjean*)

tille de cellulose et de charbon, fréquemment renouvelable
et contenu dans une armature métallique où l'eau arrive
avec ou sans pression (fig. 45).

Les essais pratiqués avec l'un et l'autre filtre ont montré
qu'ils étaient capables d'arrêter les microbes pathogènes
tels que ceux du choléra et de la fièvre typhoïde. Le changement fréquent et facile de l'élément filtrant est un avantage appréciable.

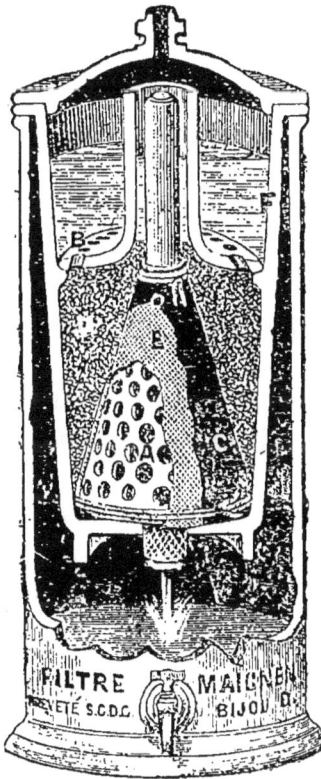

Fig. 47. — Filtre pasteurisant.
1er modèle (coupe).

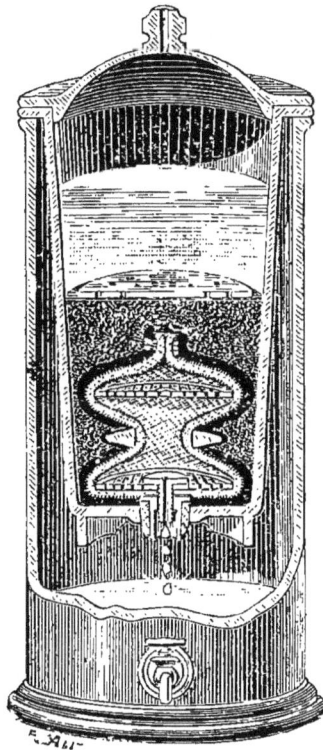

Fig. 48. — Filtre Maignen.
Nouveau modèle (coupe).

b) Appareils a filtration mécanique et action chimique combinées.

Le filtre Maignen peut être rangé dans cette catégorie.
Les matières filtrantes employées sont :

1° L'amiante;

2° Une poudre de charbon et de chaux;

3° Du charbon animal en grains lavé avec de l'acide chlorhydrique.

La disposition de l'appareil est la suivante :

Dans un récipient quelconque est un châssis filtrant ou un vase percé de trous sur lequel est étalée une couche d'amiante. C'est un diaphragme filtrant. Dans la première eau à filtrer on verse un paquet de poudre carbo-calcis qui vient s'appliquer d'elle-même sur le tissu d'amiante. L'eau passe à travers le diaphragme et la poudre reste à la surface. C'est sur cet ensemble que vont s'arrêter les impuretés de l'eau (fig. 47).

Les formes et les dimensions des appareils varient suivant les usages auxquels ils sont destinés. On a ainsi :

1° Les filtres à grand débit;

2° Les filtres utilisables pour un groupe d'individus (filtres à baquets (1), filtres cylindriques);

3° Les filtres individuels, filtres touristes, filtre-bidon, filtre-montre, fort usités par les Anglais (Stanley, Woolseley, colonel Buttler).

Les filtres Maignen ont comme avantages de donner une eau limpide, d'être d'un débit rapide, d'un nettoyage facile, de ne pas contenir de substances susceptibles d'altération; mais la stérilisation est imparfaite.

Le filtre Lutèce est la mise en pratique du procédé de purification des eaux par le permanganate de potasse associé au manganèse, proposé par MM. Bordas et Girard. Le filtre portatif se compose de 2 récipients en tôle émaillée de forme cylindrique qui s'emboîtent l'un dans l'autre, de telle sorte que l'eau ne puisse passer d'un récipient dans l'autre

(1) Le filtre à baquet a été utilisé par les troupes du général Woolseley en Egypte, sur le Nil. Chacun des 800 bateaux du convoi avait un filtre à baquet pour 15 ou 20 hommes; le poids était de 8 kilogr., le débit de 40 litres environ par heure.

sans traverser un bloc de bioxyde de manganèse et de charbon aggloméré et comprimé. L'eau mise dans le récipient supérieur est additionnée de quelques gouttes de solution de permanganate de chaux pur et tend par son poids à passer dans le récipient inférieur, à travers le bloc de manganèse (fig. 49).

Le récipient inférieur est le réservoir d'eau pure.

Le filtre Lapeyrère, plus simple, pouvant s'adapter au bidon ordinaire des soldats, se compose d'un morceau de laine imprégnée d'oxyde de manganèse, sur laquelle on verse l'eau en même temps qu'une mesure de poudre alumino-calcaire au permanganate de potasse.

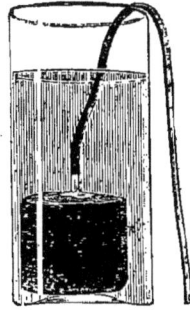

Fig. 49. — Filtre Lutèce (Trouette). Composé d'un cylindre-épurateur Lutèce et d'un tube de caoutchouc, le tout dans une boîte en carton.

FILTRES IMPROVISÉS. — A défaut de ces appareils perfectionnés de filtration, on peut improviser des filtres capables de rendre des services en réduisant le danger ou en faisant un dégrossissage de l'eau avant l'ébullition.

Une *pièce de toile* ou mieux une *couverture de laine* dont les coins sont fixés à 4 pieux plantés en terre constituent un filtre dont l'action sera complétée efficacement par une couche de sable qui garnira le fond du cône formé par la pièce de toile ou la couverture.

On peut avantageusement creuser extemporanément sur le bord des rivières, à berges sablonneuses, une série de *galeries filtrantes*, à ciel ouvert, dirigées perpendiculairement au cours de la rivière. L'eau arrive dans l'une des galeries qui seule est en communication directe avec la rivière et passe ensuite de l'une à l'autre en filtrant à travers le sable.

Filtre au tonneau. — 1er *procédé.* — Un tonneau ayant contenu des boissons alcooliques est défoncé à une extrémité; l'autre fond est percé de trous et chargé de gravier, sable et charbon sur une hauteur de 20 à 25 centimètres.Le tonneau ainsi disposé est placé dans un cours d'eau de manière que son extrémité supérieure émerge suffisamment. La filtration se fait de bas en haut.

2ᵉ procédé. — Sur un 1ᵉʳ tonneau goudronné à l'intérieur et muni d'un robinet, on dispose un 2ᵉ tonneau dont le fond est perforé de nombreux trous. On étend sur ce fond une couverture de laine à tissu serré au-dessus de laquelle sont disposés :

1º Une couche de charbon de 3 à 4 centim. ;

2º Une couche de graviers tassés et lavés ;

3º Une couche de charbon;

4º Une couche de gravier.

L'eau filtrée à travers ces couches sera recueillie dans le récipient inférieur.

Filtre à l'éponge. — Une éponge neuve bien lavée à l'eau bouillie est bourrée au fond d'un gros entonnoir.

Tous ces procédés ne sont utilisables qu'en cas d'urgence pour dégrossir l'eau de boisson ou pour donner une eau destinée à des infusions.

La filtration privée n'est efficace que si elle est automatique ou si la personne qui se sert du filtre quel qu'il soit est soigneuse, intelligente. Le filtre le plus parfait ne saurait fonctionner indéfiniment, mais quelques soins appropriés suffisent pour lui rendre la puissance d'épuration capable d'éliminer au moins les plus dangereux microorganismes.

6. **Stérilisation par la chaleur.** — a) *Ebullition.* — De tous les procédés de stérilisation par la chaleur l'ébullition est celui qui donne une suffisante sécurité avec le plus d'économie et avec la plus grande simplicité d'appareils. Il a l'avantage d'être à la portée de tous. Il a servi à l'épuration des eaux bien avant les découvertes de Pasteur. Les Chinois l'employaient de temps immémorial. C'est de ce procédé que dérive l'usage qu'ils font de boissons aroma-

tiques si recommandé par les anciens hygiénistes. Quelle·
est sa valeur ?

Une ébullition prolongée à 100° pendant 20 minutes
détruit la plupart des microbes banaux et tous les microbes
pathogènes les plus dangereux ainsi que leurs spores (1).

Lorsque dans une agglomération limitée, école, caserne,
hôpital, maison, camp, l'eau distribuée est suspecte, en
temps d'épidémie ou non, le mieux est, même lorsqu'on
possède une eau filtrée, de faire bouillir l'eau et de la conserver à l'abri des poussières. Les Italiens disent que le
« *remède de la fièvre est dans la marmite* ». C'est là
aussi qu'est le remède du choléra, de la dysenterie, de la
fièvre typhoïde.

b) *Stérilisation à haute température.* — Une température de 100° prolongée détermine des transformations biologiques et aussi chimiques dans l'eau. Les gaz sont expulsés et les sels terreux, tenus en dissolution grâce à l'acide
carbonique, sont précipités en même temps que les matières
argilo-ferrugineuses ou organiques. D'autre part, on a démontré que, si la plupart des bactéries pathogènes périssent
dans l'eau à 100° maintenue pendant 20 minutes à cette
température, il en est quelques-unes, telles que le vibrion
septique, qui résistent à des températures de 110°.

On a donc cherché à soumettre l'eau à une température
supérieure à 110°, sans altérer sa composition chimique.
Tous les appareils imaginés reposent sur le principe de

(1) M. Miquel a montré déjà que 950 germes sur 1000 contenus dans
l'eau de Seine sont détruits par l'ébullition. D'autre part, il est reconnu
que les eaux normales simplement bouillies conservent encore un degré
hydrotimétrique très suffisant ; que cette simple opération améliore les
eaux dures, chargées de sels calcaires ; que le battage, l'écoulement
en filet mince, l'exposition suffisent pour rendre, au bout de 20 heures,
une partie de l'oxygène et de l'azote perdus (Guinard). Ainsi la simple
ébullition dans une marmite donnera des garanties très suffisantes, surtout si elle est précédée d'une filtration au sable et au gravier : c'est le
procédé applicable, partout et par tous.

l'échange de température qui se fait entre une eau sur-chauffée et l'eau froide à stériliser (1).

MM. Rouart, Geneste et Herscher (fig. 5o) ont construit un appareil fort ingénieux qui stérilise l'eau par la chaleur sans pression comme dans un laboratoire. Il se compose de :

1° *Une chaudière* dans laquelle l'eau est maintenue à un niveau constant et à une température de 120° (pendant 15 minutes) ou à 130° (pendant 10 minutes). L'eau est main-tenue à un niveau constant et la température élevée est obtenue par un chauffage quelconque (feu nu, gaz, etc.), sans production de *vapeur sensible* parce qu'on opère sous pression en vase clos, de sorte que la majeure partie de l'air est conservée ; de plus, l'opération est économique parce qu'il n'y a pas à fournir la chaleur latente de vaporisation ;

2° *Un échangeur*, où l'eau stérilisée vient se refroidir et d'où l'eau qui sert à la refroidir va à la chaudière pour y être stérilisée à son tour, d'où économie ;

3° *Un complément d'échangeur*, où l'eau achève de se refroidir si bien qu'elle sort avec 2 ou 3 degrés de différence seulement avec l'eau d'alimentation ;

4° *Un clarificateur* garni de sable qui enlève à l'eau toutes les matières en suspension.

En commençant, on stérilise tout l'appareil en faisant circuler dans toutes ses parties l'eau à 120 ou 130 degrés.

Cet appareil donne une eau parfaitement stérilisée et ayant conservé l'air dissous. Mais comme les autres stérili-sateurs (de Stubel, à Hambourg, de David Grove, à Berlin, de Tellier, etc.), il doit être réservé pour les colonnes expé-ditionnaires, les postes détachés, les habitations collectives, les casernes, les hôpitaux, etc.

c) *Distillation*. — La distillation de l'eau ne peut être qu'un procédé d'exception et d'extrême nécessité, car il entraîne des frais considérables et ne donne qu'une eau

(1) Voy. Pouchet, *Épuration et stérilisation des eaux de boisson* (*Annales d'hygiène*, 1891).

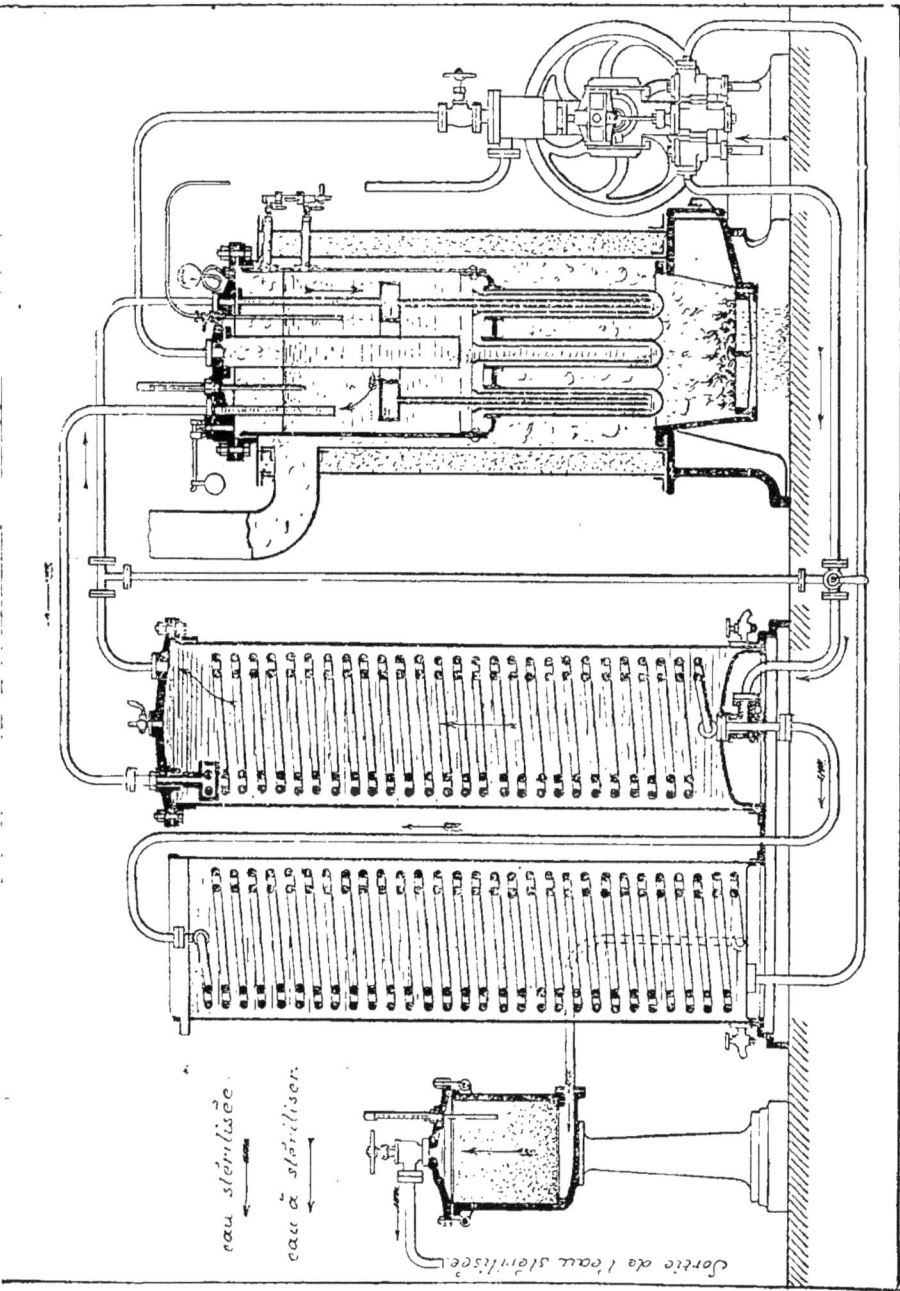

eau stérilisée.

eau à stériliser.

Sortie de l'eau stérilisée

FIGURE 76 ???

Fig. 50. — Stérilisateur d'eau sous pression de Rouart, Geneste et Herscher.

G. REYNAUD. Hygiène coloniale.

II. — 15

privée absolument d'air et de matières minérales, une eau morte. Il est vrai qu'on peut facilement l'aérer au sortir du serpentin. De plus, avec le procédé de distillation qui repose sur l'échauffement de l'eau à stériliser par le passage de la vapeur d'eau surchauffée dans un serpentin, l'eau distillée est dépouillée du mauvais goût que lui donnait son passage dans la chaudière.

C'est néanmoins un procédé difficilement applicable à de grandes agglomérations. Cependant, il s'impose dans les centres coloniaux qui ne disposent que de l'eau de mer ou de l'eau saumâtre (Aden, Djibouti, Kotonou, Iquique). Au cours de l'expédition de Souakim, les Anglais avaient installé pour les besoins du corps expéditionnaire, deux appareils distillateurs pouvant fournir chacun 150 tonnes par jour.

Les circonstances, les dispositions locales, les ressources pécuniaires commanderont le choix de l'un ou l'autre procédé.

II. — LES BOISSONS ALCOOLIQUES

Les boissons alcooliques ont pour but de restituer à l'économie une partie de l'eau qui lui est nécessaire et quelques principes nutritifs ou excitants. Elles contiennent, en effet, des éléments azotés, sucrés, des sels et des principes odorants qui donnent à chacune son bouquet spécial. Leur principe caractéristique et commun est l'alcool.

Les boissons alcooliques doivent être distinguées en 2 catégories :

1º Les liqueurs, eaux-de-vie, spiritueux, tels qu'apéritifs ou digestifs ;

2º Les boissons hygiéniques, vins, bières, cidres.

I. — 1re Catégorie : liqueurs et eaux-de-vie.

Leur variété est considérable suivant les proportions et la combinaison de l'alcool avec d'autres principes. A toutes celles connues en Europe et consommées en grande quantité aux colonies, il faut ajouter les nombreuses boissons alcooliques produites dans les différents pays chauds. Nous ne citerons que les plus usuelles.

a) *Liqueurs diverses.* — En première ligne vient le *rhum*. On donne le nom de rhums et de tafias aux produits alcooliques obtenus par la fermentation et la distillation du jus de la canne à sucre (vesou) ou des mélasses produites par les usines travaillant la canne pour en retirer le sucre (1). Produit autrefois par la distillation du jus de canne, le rhum est produit à peu près exclusivement aujourd'hui par la distillation des mélasses, c'est-à-dire que le tafia s'est substitué généralement au rhum qui est entièrement consommé sur place (2). Le rhum consommé en France et hors des colonies sucrières est simplement du tafia ayant quelques années de fût ou, presque toujours, un mélange de tafia et d'alcool d'industrie, ou encore très fréquemment un composé d'alcools d'industrie et d'essences diverses colorées avec du caramel.

On trouve du rhum partout où l'on cultive la canne à sucre, c'est-à-dire dans la moitié de la zone chaude. On trouve partout dans le commerce une grande variété de tafias, de rhums artificiels colorés et parfumés avec du méthylal, du formiate de méthyle, du girofle, de la cannelle et des infusions de cuir (A. Riche).

Le *guarapo dulce* ou *fuerte* du Brésil et le *cahaca* sont fait avec du jus de canne fermenté.

Les habitants des Antilles fabriquent une sorte de bière appelée *mabi* avec une écorce amère, des copeaux de gaïac,

(1) Pairault, pharmacien principal des colonies. *Annales d'hyg. et de médecine coloniales,* 2° trimestre 1899.

(2) Bien que pour la seule Guadeloupe la production atteigne 1.800.000 litres par an, elle ne suffit pas à la consommation locale, qui est de 2.500.000 litres par an pour 150.000 habitants. La différence est comblée par du tafia.

de l'eau, et de la mélasse. Ils fabriquent aussi de l'absinthe amère.

Les jus sucrés d'un grand nombre de plantes exotiques servent à la fabrication de boissons fermentées.

Dans toute l'Amérique centrale, on consomme le *pulque*, *agua ardiente*, obtenu par la fermentation alcoolique de la sève de certaines variétés d'agave.

L'*arak* de l'Inde et de la Malaisie provient de la fermentation du suc d'un palmier (*Arenga saccharifera*) ou de la sève du *coccos mucifera* (Dr J. Navarre). Les Hollandais nomment *hellwater* (eau d'enfer) une liqueur alcoolique retirée du palmier.

Les *vins de palme* sont très nombreux surtout dans l'Afrique Occidentale ; *vin de rônier* (*borassus flabelliformis*), *sindey* (Indes Orientales), *toc* (Madagascar), *nipa* (Philippines), etc., tous vins plus ou moins alcoolisés suivant le degré de fermentation qu'ils ont subi.

L'*alkmi* ou *lakmi* des Abyssins provient aussi de la fermentation de la sève du palmier associé à des dattes et à un hydromel fermenté.

Le riz fournit un alcool très impur aux Annamites ; il est appelé *choum-choum* par nos soldats.

Dans l'Amérique du Sud, le manioc fournit des breuvages ou liqueurs alcooliques (*eaux-de-vie, bière de manioc, mabi, vicou, cachiri, yaraké* des Indiens). Le suc fermenté du manioc écrasé avec des pommes de terre donne aux Indiens de la Guyane hollandaise un alcool très recherché par eux.

Les Polynésiens préparent le *kava* avec des racines sèches du piper methysticum, broyées avec les dents et brassées dans l'eau.

L'*ananas*, le *letchi*, l'*orange* fournissent des vins et des liqueurs fort appréciés aux Antilles, à Tahiti, à la Réunion.

Le sorgho, seul ou associé à des grains de maïs, de mil-

let, fournit des boissons fermentées.Dans le haut Dahomey
on fabrique le chapalo ou bière de mil.

Si l'on complète cette liste déjà longue d'alcools indigènes
par la liste des alcools importés d'Europe, gin, whisky,
brandy, eau-de-vie de genièvre, de grains, de marc, cognacs,
vermouth, bitter, absinthe, amers, etc., etc., on reconnaîtra
que les moyens d'alimentation et aussi d'intoxication par les
boissons ne manquent pas.

b) *Composition des liqueurs ou eaux-de-vie.* — D'une
manière générale, les *eaux-de-vie* sont obtenues par la fermentation alcoolique de substances végétales contenant du
sucre (raisins, prunes, canne à sucre, betteraves, letchis)
ou de fécules rendues fermentescibles (grains, pommes de
terre) et par la distillation de l'alcool ainsi formé. Ce produit
est composé d'alcool éthylique pour 85 p. 100. Le restant est
représenté par des alcools dits supérieurs qui ne sont que
des alcools de mauvaise qualité (alcools propylique, amylique, butylique), désignés sous le nom de *fusels* (fuselöl,
en allemand). La quantité des alcools supérieurs est évaluée
en agitant dans une burette graduée de l'eau-de-vie à analyser et du chloroforme pur. L'alcool supérieur (fusel)
passe tout entier dans le chloroforme et on lit la quantité
sur la burette (Gärtner).

Les liqueurs ne sont que des eaux-de-vie très sucrées et
chargées d'huiles éthérées ou d'aromates divers.

La proportion d'alcool en volume contenue dans les eaux-
de-vie, liqueurs, etc., du commerce est, en moyenne, la
suivante :

Eau-de-vie commune.................	39	p. 100
Cognac........................	45 à 50	—
Gin-wisky.......................	52	—
Rhum	54 à 70	—
Absinthe commune.............	40	—
— suisse.................	60 à 72	—
Kummel........................	34	—
Curaçao........................	55	—
Spiritueux sucrés (moyenne).........	27 à 69	—

II. — 2ᵉ Catégorié. — Boissons hygiéniques.

a) Le vin. — C'est une boisson alcoolique produite par
la fermentation du suc de raisin pur ou additionné d'eau
et de sucre et parfois de sous-carbonate de chaux si le moût
est trop acide.

A ces procédés normaux sont venus s'ajouter des procédés de fabrication artificielle des vins au moyen d'eau, d'alcool, d'essences de bouquet, de levûres savamment cultivées,
pratiques plus dangereuses que le mouillage et le sucrage.

Composition. — Le vin est, à la fois, la plus louable et
la plus utile des boissons alcooliques. Il constitue un aliment
en même temps qu'une boisson : il contient des alcools dont
le plus important est l'alcool éthylique, des éthers qui lui
donnent son bouquet et sont produits pendant la fermentation, des acides, du tannin, de la glycérine (0,5 à 1,5 p. 100);
des matières albuminoïdes, gommeuses et pectiques, du
sucre, des sels minéraux (de 0,15 à 0,3 p. 100) en particulier des phosphates de potasse, de soude et de chaux.

Les vins français contiennent :

Alcool............	de	9,8 à 11,7
Extrait sec à 100°..	—	19 à 23
Tartre........	—	1,9 à 2,6
Eau..............	—	86,9 p. 100

(Dᵣ J. Navarre; A. Gautier.)

On trouve aussi du bisulfate de potasse dans les vins du
Midi. Ce sel est le produit du plâtrage qui se fait en ajoutant du plâtre aux raisins broyés. Cette substance décompose
le bitartrate de potasse, élément nécessaire du vin, et lui
substitue du sulfate acide de potasse et même de l'acide sulfurique mis en liberté par l'action de l'alcool sur le sulfate
acide (Arnould) (1). Le plâtrage a pour but de donner au
vin une belle couleur et de faciliter sa conservation. La
quantité tolérable ne doit pas dépasser 2 gr. par litre.

(1) Arnould, *Nouveaux éléments d'hygiène*, 4ᵉ édition, Paris, 1900.

La richesse alcoolique moyenne des vins varie entre 6 et 12°. Au delà de cette proportion on peut dire qu'on a ajouté au moins toute la quantité d'alcool dépassant le chiffre supérieur (1).

Les vins consommés dans les pays chauds proviennent à peu près tous de l'Europe.

Le vin doit avoir un an d'âge, être exempt de douceur et bien couvert.

L'addition d'acide salicylique et de toute autre matière étrangère au vin doit être sévèrement proscrite.

Pour que les vins expédiés aux colonies puissent se conserver il est nécessaire qu'ils contiennent plus de 10° d'alcool, car Pasteur a démontré que l'alcool est un ennemi des parasites du vin. Aussi n'expédie-t-on généralement que des vins marquant environ 12° d'alcool. A cet effet, les vins de France marquant plus de 10° étant rares, on leur fait subir l'opération du vinage.

Le procédé le plus hygiénique pour augmenter le degré alcoolique du vin serait d'ajouter du sucre au moût avant la fermentation. De plus, il faudrait aérer le moût et, par suite, le ferment pour qu'il puisse produire tout son effet sur le sucre interverti (Dr Navarre).

Les vins expédiés dans les colonies ont été ordinairement

(1) La teneur en alcool des principaux vins est la suivante, représentée par des chiffres indiquant la proportion p. 100 en volumes :

Roussillon................... 11 à 16° d'alcool p. 100
Bourgogne rouge............ 7,3 à 14°5 — —
— blanc............ 8,9 à 12° — —
Bordeaux rouge............. 6,85 à 13° — —
— blanc........... 11 à 18°7 — —
Rhône rouge................ 8,7 à 13°7 — —
Pyrénées................... 9 à 16° — —
Champagne................. 5,8 à 13° — —
Madère.................... 16,07 à 22° — —
Sherry.................... 16 à 25° — —
Marsala................... 15 à 25° — —
Italie.................... 10 à 14° — —
Samos.................... 13 à 18° — —

additionnés d'alcool jusqu'à titrer 12°p.100 et au delà. Cette opération, appelée le vinage, se pratique de deux façons différentes. L'alcool est mélangé au moût ou est mélangé au vin dans le tonneau. Dans le premier cas, l'incorporation au vin est plus intime que dans la seconde ; mais le résultat inévitable c'est la diminution de la proportion d'extrait sec, c'est-à-dire des éléments nutritifs et aussi l'altération du bouquet.

Là ne sont pas les seuls inconvénients : si l'alcool versé est de l'alcool éthylique, il n'y a que demi-mal ; mais le plus souvent le vinage est fait avec des alcools dits supérieurs, eaux-de-vie de grains, contenant des alcools toxiques. Ces alcools mal incorporés sont comme des alcools libres surajoutés et constituent un danger d'autant plus grand qu'il est plus ignoré du colon sobre qui, renonçant aux liqueurs et apéritifs, croit être prudent en ne buvant que du vin.

Cette pratique dangereuse est inutile lorsque les vins exportés sont de bonne qualité. Bon nombre de vins de France supportent parfaitement l'exportation dans la zone chaude et même s'y bonifient s'ils voyagent dans de bons fûts ou en bouteille. La qualité du vin « retour des Indes » n'est pas de la légende. Ils y vieillissent rapidement et peuvent être consommés dans d'excellentes conditions peu après leur arrivée. L'expédition en tonneaux doubles sou- frés ou, mieux encore, en bouteilles, la pasteurisation préa- lable, c'est-à-dire le chauffage à 55° ou 60°centigrades dans des appareils spéciaux assureront leur conservation.

Parmi les crus loyaux du Rhône, de Provence, de Bor- deaux, du Roussillon, de Bourgogne, de la Moselle, il en est un grand nombre pouvant être transportés en nature et servir utilement à l'alimentation.

Modes d'expédition. — L'expédition en fûts ordinaires expose le vin à des altérations, à des maladies, telles que l'acescence, les moisissures, la pousse, la tourne, l'amertume. La pasteurisation le préserve de la plupart de ces maladies.

L'approvisionnement en vin des postes éloignés des grands centres coloniaux est d'une grande difficulté. La barrique aura un long chemin à parcourir en bateau, en charrette, portée, roulée sous un soleil brûlant, bousculée par les porteurs, exposée à tous les attentats. Arrivée à destination, elle est logée dans des magasins très imparfaits qui le protègent mal contre les intempéries.

Pour faciliter le transport qui se fait le plus souvent à dos d'homme et pour augmenter les chances de conservation il est avantageux d'expédier le vin en bouteilles bien cachetées par caisses de 10 à 12 bouteilles, ou en dame-jeanne de forme cylindrique ogivale avec revêtement en liège d'une contenance de 15 à 20 litres présentant 2 anses où peuvent être passés des bambous. C'est le mode adopté par l'administration coloniale française. L'expérience faite dans les postes du Soudan est bien concluante, car depuis que ce mode d'expédition a été adopté, le vin expédié est arrivé en bon état et le vin n'a jamais manqué. Les frais supplémentaires que ce mode d'expédition entraîne sont compensés largement par la certitude de faire une dépense utile.

Si le vin expédié a subi une des altérations signalées ci-dessus, il faut savoir y remédier. Les vins atteints de la *pousse* ou de la *tourne* sont améliorés par l'acide tartrique; on les soutire ensuite dans un tonneau soufré, sur un peu d'alcool.

Le vin *huileux* est corrigé par le tannin (6 gr. dans un hectolitre). Le vin *aigri* est corrigé par le tartrate de potasse (80 gr. par hectolitre). Le vin *amer* doit être traité par la chaux (250 gr. à 300 gr. par hectolitre).

Pour clarifier les vins, on emploie soit 2 ou 3 blancs d'œufs battus dans un verre d'eau et 25 à 30 gr. de sel marin, soit 15 à 20 gr. de gélatine dissoute dans un hectolitre : on agite le tonneau, puis on laisse reposer.

Bières. — La bière est une boisson alcoolique fermentée préparée avec du malt, du houblon, de la levûre et de l'eau. Son usage est très répandu dans les pays chauds, mais, sauf de rares exceptions, elle est toujours de provenance européenne.

Pour fabriquer la bière, on mouille de l'orge (ou du froment, ou du maïs, etc.) ramassée en tas et qu'on laisse germer. Il se forme de la diastase qui rend l'amidon fermentescible par sa transformation en maltose et en dextrine.

Lorsque la germination est établie, elle est arrêtée par le séchage ou le passage à l'air chaud ; le grain devenu le malt est concassé et brassé avec de l'eau chaude.

Le moût qu'il fournit est mis à bouillir avec le houblon qui donne ses principes amers et aromatiques. Le moût est alors brusquement refroidi pour empêcher la fermentation lactique ; la levûre est ajoutée et le moût est livré à la fermentation. Si la levûre agit à *basse température*, on aura une bière de conservation facile ; si elle agit avec une température élevée, la fermentation est plus rapide, mais la conservation est difficile.

Après la mise en tonneaux, il s'y produit une fermentation secondaire.

La bière normale contient environ 2 à 6 p. 100 d'alcool, 4 à 8 p. 100 de matières extractives formées principalement par la dextrine et la maltose (cette dernière fournit la plus grosse part de l'acide carbonique contenu dans la bière) ; de la glycérine (0,5 p. 100) et à peu près autant d'albumine ou peptone ; des traces d'acides lactique ou succinique (Gartner).

Parmi les bières consommées dans les pays chauds il en est peu qui aient cette composition normale. Les bières anglaises ont jusqu'à 7° et 9° d'alcool (pale-ale) ; les bières françaises sont moins riches, mais ont encore 2 et 3 degrés de plus qu'en France.

Une bonne bière ne doit contenir ni glycose, ni succé-

dané du houblon, ni aucun antiseptique. Elle doit être bril-
lante, sans dépôt, n'avoir aucun goût acide. Un goût amer
décèle la présence d'un succédané du houblon et un goût
douceâtre la présence de la glycérine. Le degré d'acidité
ne doit pas dépasser 4 p. 100 d'acide sulfurique normal.

La bière peut présenter des falsifications résultant de sa
fabrication vicieuse avec des substances autres que l'orge et
le houblon, ou des éléments dangereux introduits pour sa
conservation dans les pays chauds. Quelquefois, l'orge est
remplacée par de la fécule, par une glucose provenant de
fécules, etc., toutes substances donnant des alcools de mauvaise qualité. Quant au houblon, il est remplacé par du
quassia, de l'aloès, du menganthe trifolié, des coques du
Levant, de l'acide picrique, etc...; quelques-unes de ces
substances sont toxiques.

Parmi les substances substituées à l'orge dans la
fabrication de la bière, le sucre de fécule employé peut
être l'origine d'empoisonnements mortels par l'arsenic
qu'il introduit dans la bière consommée (41 décès à
Manchester en 1900, Dr Kirkby). Cet arsenic provient
du sucre interverti, ou glucose, remplaçant le malt
dans les bières communes. On sait, en effet, que l'amidon
est transformé en glucose par l'ébullition dans une solution
d'acide sulfurique souvent obtenue de pyrites très riches en
sels arsénicaux. On a trouvé de 30 à 50 centigr. d'acide
arsénieux par kilogr. de sucre de fécule, et 2 à 4 milligr.
d'acide arsénieux par litre de bière. Il y a donc lieu d'être
mis en garde contre la glucose fabriquée de cette manière
et qui sert, en France, à la préparation de sirop, con-
fitures (1), etc.

Les substances employées pour la conservation des aliments sont souvent toxiques. L'acide salicylique est de ce
nombre. Son emploi pour la conservation de la bière n'est

_____

(1) E. Vallin, *Revue d'hyg.*, décembre 1900.

pas moins condamnable que pour les autres aliments.

Depuis 1890 l'Académie de médecine a considéré comme illicite l'addition de toute quantité d'acide salicylique qui est capable de troubler et d'empêcher les fermentations digestives.

Les bières anglaises de grande marque contiennent parfois de fortes quantités d'acide sulfureux correspondant à plus de 3 gr. de sulfate neutre de potasse par litre (Ch. Girard)·

Ces bières sont nuisibles par l'acide sulfureux lui-même et aussi par la formation lente d'acide sulfurique qui, n'étant pas saturé, forme des bisulfates alcalins en proportion supérieure à la dose de 2 gr., qui est tolérée pour le plâtrage des vins.

Le soufrage intensif par l'emploi des bisulfites alcalins et calcaires (au lieu du soufrage du tonneau par la mèche, pratique ancienne à laquelle on substitue avantageusement l'acide carbonique) employé pour la conservation d'un grand nombre de substances alimentaires constitue un danger parce que ces sulfites sont fréquemment impurs et contiennent même parfois de l'arsenic.

L'anhydride sulfureux *libre* exerce une action plus rapide sur l'organisme que l'acide combiné avec les matières organiques, les sucres, aldéhyde, etc... La limite de tolérance ne devrait pas dépasser 200 milligr. par litre, car cette quantité suffit pour assurer l'antisepsie. C'est la limite de tolérance adoptée en Allemagne, en Suisse, en Belgique(1).

CIDRE. — Le cidre est à peu près inusité dans les pays chauds.

III. — Effets favorables des boissons alcooliques.

a) STIMULATION. — Les boissons alcooliques l'emportent sur toutes les autres substances d'action similaire par la

---

(1) A. Riche, *Comptes-rendus du Conseil d'hygiène de la Seine*, 4 janvier-1er mars 1901.

rapidité et l'intensité de la stimulation qu'elles déterminent. Mais leur action est suivie d'une dépression non moins marquée ; de telle sorte qu'elles doivent être données au moment même de l'exécution d'un travail à effectuer. Dans ces conditions, elles peuvent rendre des services.

b) ALIMENTATION. — L'alcool est-il un aliment? C'est la première question à résoudre, puisque l'alcool est l'élément caractéristique des boissons alcooliques.

L'alcool s'élimine en partie de l'organisme (3 à 10 p. 100 d'après Bodlander). Le reste serait oxydé dans les tissus.

Son action sur les échanges respiratoires est fort controversée. Les uns (Baer, Rumpf, Bodlander) concluent à une diminution des échanges respiratoires ; les autres (Zuntz et Wolpert) estiment que la modification en plus est à peine appréciable. L'alcool pourrait donc être considéré comme un aliment respiratoire au titre de la graisse des hydrocarbures. Il est une source d'énergie utilisable, mais la substitution de l'alcool au sucre dans l'alimentation est désavantageuse à tous les points de vue, car elle a pour conséquence une diminution de la valeur du travail fourni et un plus faible entretien de l'individu (Chauveau) (1).

L'alcool brûlé épargne peut-être une quantité équivalente de graisse (Zuntz, Rosemarie, Henri Jean) qui permet à son tour d'épargner l'albumine (Munck, Neumann). Quoi qu'il en soit, l'alcool ne peut pas être employé comme aliment, car si, ne considérant plus isolément son action sur les échanges nutritifs, on tient compte de son influence sur la digestion, le système nerveux, les fonctions cérébrales, on voit que ses inconvénients sont de beaucoup plus forts que ses avantages : nous le verrons plus loin. Ceci s'applique à l'alcool pur, aux boissons spiritueuses, eaux-de-vie, etc..., mais ne s'applique pas au vin, à la bière, au cidre.

(1) *Académie des sciences*, janvier 1901.

La *bière* possède une véritable valeur nutritive grâce à son contenu en sucre et en albumine : 1 litre de bière renferme la même quantité d'albumine que 60 gr. de pain et la même quantité d'hydrocarbure que 150 gr. du même aliment. Elle est plus nourrissante que le cidre à cause de sa richesse en extrait, en sels, en matières albuminoïdes et en hydrocarbones. Les individus bileux et nerveux la supportent mieux que le vin. Grâce au houblon elle est diurétique. Elle est de plus tonique, apaise la soif et épargne les sueurs. Son usage fréquent dans la zone torride n'aurait que des avantages si elle était consommée avec mesure et si elle n'était pas frelatée.

Mais le *vin* est encore la boisson préférable. Si, par sa contenance moyenne en matières albuminoïdes, sucrées et grasses ; il représente un aliment un peu moins riche que la bière, il y a dans le vin une complexité de substances toutes utiles que rien ne peut remplacer. Son arome, sa saveur en font le breuvage de choix, à condition qu'on ait affaire à du vin naturel, non surchargé d'alcool et que la quantité nécessaire ne soit pas dépassée.

Les vins du Midi sont forts, généreux et stimulants. Le vin de Bourgogne relève rapidement les forces, mais il porte à la tête. Le vin de Bordeaux agit moins sur la tête ; il est aisément supporté par l'estomac. Le vin de Champagne est très utile aux convalescents ; il excite les fonctions urinaires.

En règle générale, le vin rouge est préférable aux vins blancs. Il est difficile de dire la quantité exacte de vin qu'un Européen peut boire, car elle varie forcément avec l'état des organes, avec l'âge, la race, la profession, le genre de vie, la somme de travail exécuté, etc. Toutes choses égales d'ailleurs la quantité absorbée sera moindre que dans les pays tempérés et froids parce que la somme de travail et de chaleur à fournir est moindre et parce que l'estomac est moins tolérant.

Dans tous les cas, le travailleur, ne peut, sans de sérieux inconvénients, dépasser la dose d'un litre par jour. Pour les autres, gens de bureau à vie sédentaire, la dose moyenne de 1/2 litre est très suffisante. Au delà de ces limites l'usage du vin devient un abus et équivaut à la consommation journalière d'alcool pur. Il conduit aux accidents de l'œnilisme ou de l'alcoolisme.

Dans aucun cas on ne peut suppléer à l'insuffisance de quantités de vin par les distributions d'alcool. Mieux vaut se contenter de deux verres à bordeaux de vin ou ne boire ni alcool ni vin.

Dans ces limites et avec de bonnes qualités, le vin doit faire partie de l'alimentation des Européens dans la zone torride. Il apporte des éléments nutritifs. Il peut être salutaire suivant la maxime de l'Ecole de Salerne :

Meilleur est le vin, meilleures sont les humeurs.

IV. — Dangers des boissons alcooliques.

L'abus et l'usage continu, répété, des eaux-de-vie, liqueurs, apéritifs, l'usage excessif du vin, la consommation de vins ou de bières de mauvaise qualité provoquent des désordres très graves de l'organisme dans tous les climats (1). Mais dans la zone chaude ces désordres se produisent avec une rapidité déconcertante et sont trop souvent irréparables, frappant à la tête et au ventre.

C'est l'alcool, l'élément essentiel et caractéristique de ces boissons, qui est aussi l'agent principal de ces graves désordres dont on peut dire qu'ils font obstacle à la colonisation en détruisant les populations des pays ouverts à l'exploitation européenne. Il décime à la fois les colonisateurs et les colonisés, frappant les têtes qui dirigent et paralysant les bras qui exécutent.

(1) L. F. L. Bergeret, *l'Alcoolisme, dangers et inconvénients pour les individus, la famille, et la société.* Paris, 1889 (Bibliothèque scientifique contemporaine).

Il y a lieu d'examiner successivement les accidents occasionnés :

1º Par les alcools de toutes sortes (ces accidents constituent l'*alcoolisme*);

2º Par les spiritueux additionnés de substances aromatiques ou d'essences (accidents que nous désignerons, avec Lancereaux, sous le nom global d'*absinthisme*);

3º Par l'abus ou la mauvaise qualité du vin (accidents désignés sous le nom d'*œnilisme*).

a) ALCOOLISME (ou action nocive des alcools de toutes sortes, sans essences). — Le degré de toxicité des boissons alcooliques varie avec la nature des alcools et la quantité des impuretés qu'ils contiennent. Les eaux-de-vie provenant de la distillation de moûts sucrés préalablement fermentés contiennent :

De l'alcool éthylique;

   —   —   propylique;

   —   —   butylique;

   —   —   amylique.

Les eaux-de-vie de grains, de riz, de fruits, etc., ne sont qu'un mélange de ces alcools additionnés d'un certain nombre de substances dites secondaires, mais dont quelques-unes, telles que le *furfurol* (aldéhyde pyromucique), l'aldéhyde salicylique, le salicylate de méthyle, l'éther acétique, etc., sont fort nocives.

La forme chronique des accidents de l'alcoolisme nous intéresse plus particulièrement.

Prises en bloc ces différentes substances, associées en proportions variables, déterminent des troubles multiples atteignant tous les appareils organiques. Leurs principaux effets portent sur le système nerveux et se manifestent par l'analgésie symétrique, un léger tremblement musculaire auquel succède plus tard l'impuissance musculaire.

L'équilibre des facultés est troublé par des insomnies, des cauchemars, des accès de délire, des hallucinations. Les

accès de délire maniaque, mélancolique ou stupide se pro-
longent et tendent à la dépression mentale. Le malade, s'il
ne succombe pas à la phtisie, à la dysenterie, au coup de
chaleur ou à l'accès pernicieux qui le guettent, tombe dans
un état d'abrutissement progressif. Le moindre degré est
l'affaiblissement de la puissance intellectuelle, la dépression
morale, l'inaptitude au travail, la mélancolie, l'hypocon-
drie, l'amertume et l'aigreur dans les relations rendues
chaque jour plus difficiles, au grand préjudice des affaires
publiques et privées.

Il en est qui deviennent des délirants persécutés ou persé-
cuteurs. Après le système nerveux, c'est le système digestif
qui est le plus menacé dans toutes ses parties. Déjà troublée
par la seule action du climat chaud, la digestion devient
très laborieuse, s'accompagne de pyrosis. L'action topique
de l'alcool sur la muqueuse de l'estomac se traduit par de
la congestion dont l'intensité est proportionnelle à la concentration en alcool du breuvage absorbé. Elle est accom-
pagnée d'une sécrétion abondante de mucus provenant
principalement de la région pylorique. Cette couche de
mucus isole les aliments et diminue l'action du suc gastrique. D'autre part, la pepsine est contractée par l'alcool et
les peptones sont précipités. La digestion, déjà entravée par
la diminution de l'acide chlorhydrique, conséquence du climat, se trouve diminuée par l'altération de tous les sucs
digestifs. Il en résulte une fatigue causée par l'acte de la
digestion, du ballonnement de l'estomac, de l'anorexie, des
borborygmes, des vomissements pituiteux au réveil : les
intestins, recevant des aliments mal digérés, traduiront
leur fatigue par de l'embarras gastrique, de la diarrhée,
ou, très souvent, par de la constipation.

Le foie est augmenté de volume, congestionné; la polycholie s'accentue : le foie et le pancréas, rapidement insuffisants, tendent à la dégénérescence graisseuse. La même
dégénérescence envahit aussi le système artériel. Une dysen-

terie accidentelle sera facilement le point de départ d'une hépatite suppurée dans le foie ainsi altéré.

« L'abus ou simplement l'usage intempestif habituel des boissons alcooliques, causes avérées d'inflammation sclé- reuse du foie dans nos pays, ont été considérés par tous les auteurs comme des éléments morbifiques d'une redoutable puissance en matière de dysenterie et d'hépatite suppura- tive dans les régions intertropicales. Les exemples cliniques ne manquent pas. . . . . Peu d'Européens font un séjour prolongé dans les pays chauds sans y subir, sous l'influence du climat, de l'infection malarienne, d'un régime vicieux ou d'*un certain degré d'alcoolisme*, une ou plu- sieurs attaques de congestion hépatique aiguë qui finissent par aboutir à une stase chronique des systèmes sanguin et biliaire du foie avec ou sans stéatose.

« Cet état, auquel les médecins du commencement de ce siècle donnaient le nom exact d'engorgement, peut aussi s'établir insidieusement, sans grand tapage sympomatique, être en un mot chronique d'emblée (1). »

La prédisposition des alcooliques aux abcès du foie est attestée par la généralité des auteurs et observateurs (Kelsch et Kiener, Bristave, Gallard, Morehead, Legrand, etc.,etc.). Waring a constaté des habitudes d'ivresse dans 65 p. 100 des cas d'abcès du foie qu'il a relevés. Le Dᴿ Legrand, en Nouvelle-Calédonie, a établi le parallélisme de courbe d'ac- croissement des maladies du foie et de la consommation de l'alcool.

On a dit, avec quelque raison, que l'alcool est pour l'hé- patite suppurée des pays chauds ce qu'il est pour la cirrhose et le foie gras dans les climats froids.

La situation physiologique troublée du début dans les voies digestives peut favoriser la pullulation des germes

---

(1) L. Bertrand et J. Fontan, *Traité de l'hépatite suppurée des pays chauds*. Paris, 1895, pp. 160 et 184.

microbiens venus du dehors. Les digestions ralenties de l'estomac ont envoyé dans l'intestin un bol alimentaire sur-acidifié qui, par l'irritation qu'il détermine sur la muqueuse intestinale provoque de l'entéralgie. Si la bile, suffisamment alcaline et abondante, n'arrive pas, s'il y a stase biliaire, la digestion intestinale ne se fait pas. La conséquence sera une diarrhée lientérique alternant avec une constipation que favorisent la diminution des sécrétions intestinales et l'accroissement des sueurs. Bientôt les sucs intestinaux s'altèrent, l'alcalinisation du bol stomacal est insuffisante et à la constipation s'ajoute cette irritation chronique de la muqueuse du gros intestin qui porte le nom de colite muco-membraneuse si fréquente chez les coloniaux intempérants.

Les microorganismes infectieux, dont la pullulation a été favorisée par le mauvais état des voies digestives vont trouver une muqueuse altérée et désormais franchissable pour eux : d'où la fréquence des maladies générales infectieuses, fièvre jaune, choléra, fièvre typho-malarienne, fièvre bilieuse hématurique, chez les alcooliques des pays chauds. C'est un fait connu que les plus graves des pyrexies infectieuses des pays chauds frappent d'abord les intempérants.

Ainsi l'alcool est non seulement un obstacle à l'acclimatation par les troubles nerveux et digestifs passagers qu'il détermine, mais encore il expose à des maladies mentales irréparables, aux hépatites, à la dysenterie et prédispose aux plus graves maladies infectieuses (1).

(1) Tous les alcools n'ont pas une action destructive égale. Il y a des degrés dans leur nocivité : accidents légers avec l'alcool vinique *plus intenses* avec l'alcool de maïs, *maximum d'intensité* avec l'alcool de betterave. La rectification des alcools de toute nature réduit leur nocivité au minimum en les ramenant à celle de l'alcool éthylique. La rectification qui produit ce résultat favorable a pour effet principal d'enlever aux alcools dits supérieurs une de ses impuretés les plus dangereuses, le *furfurol* (ou huile de son) qui se rencontre dans les alcools de grain (alcools d'industrie) et accidentellement dans les alcools naturels de vin.

La propriété essentielle du furfurol est épileptisante (Laborde) (Voir *Bulletin de la société de médecine publique*, 1897, pp. 308 et 309).

Si, dans les pays froids ou tempérés, la marche de l'alcoolisme est lente et si plusieurs années s'écoulent avant que
les intoxiqués passent de la phase d'excitation à la phase de
dépression, il n'en est pas ainsi dans les régions tropicales
où l'évolution est rapide, où l'alcoolisme « galope » autant
parce que la masse des boissons ingérées est plus grande
que parce qu'il s'exerce sur des organes dont le fonctionnement et l'intégrité sont compromis déjà par l'action climatérique. L'évolution ne se compte pas par années, mais par
mois (1).

b) Absinthisme. — *Phénomènes morbides de l'absinthisme.* — Les effets occasionnés par l'absinthe et par
toutes les boissons avec essences (amers, apéritifs, liqueurs
diverses, etc.) sont compris sous cette dénomination générale.

Les boissons avec essences vont chaque jour croissant en
nombre et en nocivité. Ce sont les premiers échantillons de
l'industrie européenne qui pénètrent dans les pays colonisés,
servant aux échanges, exaltant l'entrain au travail des ouvriers indigènes, viciant leurs goûts, détruisant la race.

Pour répondre au besoin de liqueurs fortes, créé artificiellement chez les indigènes, l'industrie fabrique des boissons
à essences renforcées qui se débitent couramment dans les
comptoirs des possessions tropicales des nations européennes (2).

Les phénomènes particuliers que ces boissons provoquent
sont différents de ceux que produisent les autres boissons
alcooliques. Ils sont dus aux essences spéciales qu'elles contiennent ainsi qu'on l'a démontré par l'expérimentation

(1) J'ai vu de jeunes officiers, brillamment doués sous tous les rapports, sombrer dans l'alcoolisme quelques mois à peine après leur arrivée à la Guadeloupe ou en Cochinchine.
(2) L'ingestion accidentelle d'un de ces breuvages, vendus au Gabon
(Libreville), causa de graves accidents d'absinthisme aigu parmi les passagers d'un navire d'émigrants « Le Nantes », que je convoyais en
Nouvelle-Calédonie, en qualité de commissaire du gouvernement (1884).

directe. Leurs caractères varient suivant qu'il s'agit de l'absinthisme aigu, de l'absinthisme chronique ou de l'absinthisme héréditaire.

L'*absinthisme aigu*, assez rare, offre le tableau symptomatique d'une crise épileptique ou hystérique.

L'*absinthisme chronique* intéresse la sensibilité, la motilité et les facultés mentales.

L'individu en proie à l'absinthisme chronique passe par deux phases successives : 1° la première, *phase d'excitation*, caractérisée par l'hyperalgésie, les cauchemars, les hallucinations, le délire ; 2° la deuxième, *phase de dépression*, par la paralysie, la diminution des facultés mentales, l'incontinence des matières, l'abrutissement progressif.

La deuxième phase arrive rapidement sous l'effet des désordres nutritifs qu'occasionnent les climats chauds. Les maladies intercurrentes peuvent surprendre l'intoxiqué à tout instant. Une exposition au soleil suffit pour provoquer des accidents rapidement mortels.

Parmi les produits, de provenance végétale ou fabriqués de toutes pièces, qui entrent dans la composition de bon nombre de boissons à essences des plus en vogue (bitters, vermouths, etc., etc.) et qui jouent un rôle dans ces accidents il convient de citer au premier rang : l'*aldéhyde salicylique* (retirée de l'essence de la « reine des prés »), doué d'une odeur aromatique pénétrante, à action épileptisante comme l'essence d'absinthe; le *salicylate de méthyle*, d'odeur forte et assez agréable, à action convulsivante tétaniforme; l'*aldéhyde cinnamique*, à action tétanisante; les *benzoates d'amyle* et de *méthyle*, l'*acétate* et les *butyrates d'amyle*, les *succinates, formiates, malate, valérianate, a œnanthilate d'éthyle*, etc., etc., les *essences-bouquets* de wisky, de gin, de sherry-brandy, de rhum, de cognac, de chartreuse, d'anisette, de bénédictine, etc., etc., les *bouquets ou huiles de vin* ou *huile essentielle de vin*, produit de l'oxydation par l'acide nitrique d'huile de coco, de beurre de vache, d'huile de ricin ou autres matières grasses (Ch. Girard). Ce produit, d'un parfum très pénétrant, détermine rapidement des phénomènes de collapsus et d'asphyxie.

Il y a aussi les poudres d'extraits concentrés d'une activité telle qu'avec un demi-kilog. d'extrait on peut fabriquer de 400 à 500 litres de liqueur.

Ainsi la préparation des liqueurs fines, superfines, etc., a pour base l'alcool avec ses propriétés plus ou moins toxiques additionné des essences ou bouquets qui donnent le maximum de toxicité.

L'absinthe tient une bonne place parmi ces poisons. Les essences qui la composent forment deux groupes :

1er groupe : *épileptisant :* essence d'absinthe, hysope, fenouil ;

2e groupe : *stupéfiant :* anis, angélique, badiane, origan, menthe.

L'essence d'absinthe peut, à elle seule, produire l'attaque épileptiforme. Il en est d'autres, telles que l'*essence de noyau*, l'*arquebuse*, boisson populaire, considérées comme inoffensives, qui ne sont rien moins que des poisons très dangereux. Si les résultats expérimentaux paraissent disproportionnés avec les effets ordinaires produits sur le buveur, cependant il est certain que, sur l'homme, buveur habituel, ces effets s'ajoutent chaque jour, se superposent, et se manifestent après un temps plus ou moins long, suivant le degré de résistance individuelle et la dose journalière absorbée. Des accidents aigus, produits par une cause quelconque, peuvent précipiter le dénouement.

c) *Œnilisme.* — Si un grand nombre de vins naturels, peu acides, peu chargés en alcool et en sels de potasse ne sont pas nuisibles pris modérément, il n'en est pas de même des vins acidifiés plâtrés ou alcoolisés dans le but d'assurer leur conservation tels que le sont les vins d'exportation envoyés dans la zone tropicale. Ces vins pris en excès (de

2 à 3 litres par jour) et d'une façon continue engendrent des troubles nerveux, dépendant de l'action de l'alcool et surtout dans les pays chauds, considération fort importante pour le colon européen, des désordres graves de l'estomac et du foie.

Laissons de côté l'intoxication aiguë, l'ivresse occasionnée par l'ingestion d'une quantité considérable de vin, ivresse plus particulièrement caractérisée par des mouvements de colère et de violence ou de profonde tristesse avec les vins de mauvaise qualité, l'ivresse gaie avec du bon vin.

L'intoxication chronique nous intéresse davantage, car c'est elle qui se présente le plus fréquemment parmi les colons qui, sous le prétexte de combattre l'anémie tropicale ou d'éviter les dangers d'une eau suspecte, absorbent à chaque repas des quantités considérables de vin pur.

Le buveur de vin, avec sa face enluminée, son regard fixe et hébété, ses lèvres tremblantes, a un mauvais appareil digestif. Son appétit est faible, la langue est chargée ; il a du pyrosis, de la brûlure à l'estomac, de la pituite matinale, blanche ou plutôt verdâtre, abondamment bilieuse. Il a les symptômes d'une véritable gastrite. L'intestin résiste quelque temps, mais la dyspepsie stomacale entraîne bientôt la constipation et la colite muco-membraneuse. La rate et le foie se congestionnent ; l'hypermégalie hépatique avec teinte subictérique des téguments se transforme bien vite, sous l'effet du climat et de la sédentarité, en cirrhose hypertrophique, plus souvent encore qu'en cirrhose atrophique.

La peau se colore ; des veinosités sous-cutanées se montrent ainsi que de l'œdème et de l'érythème polymorphe.

Les troubles nerveux sont le plus souvent de l'insomnie, des cauchemars, des bourdonnements, des fourmillements, une légère hyperesthésie, du tremblement se manifestant principalement quand le buveur parle ou rit. Le tableau final est représenté par le délirium tremens plus fréquent chez l'*œnilique* que chez l'*absinthique* ou l'*alcoolique*.

Le délire de l'œnilique peut aller en s'aggravant lentement avec de la loquacité, de la perte de la sensibilité et de la mémoire, des hallucinations terrifiantes.

Dans les pays chauds, la marche de la maladie est souvent interrompue par des affections intercurrentes, par des infections que favorise l'état du tube digestif et qui mettent rapidement fin à l'existence de l'œnilique.

Agents de l'œnilisme. — Les vins de mauvaise qualité produisent plus particulièrement ces effets ; mais il faut bien savoir que le vin naturel pris en excès peut aussi en produire de semblables s'il est pris à jeun. Il n'y a pas d'inconvénient pour un travailleur bien portant, à boire par jour, *aux repas*, une bouteille de 75 centilitres de vin naturel, ou bien 1 à 2 litres de bière non frelatée. Mais il y aura danger à dépasser cette mesure, car celui qui absorbe 1 litre de vin à 12 degrés absorbe journellement *120 centim. cubes d'alcool pur à 100°*, soit l'équivalent de 300 gr. d'eau-de-vie.

Comme l'alcool éthylique le plus pur, le vin surchargé d'alcool peut, à des degrés divers, engendrer l'alcoolisme : c'est surtout une question de quantité. Les alcools impurs et les liqueurs à essences y ajoutent les attaques apoplectiformes, la folie homicide. Les uns et les autres prédisposent aux maladies infectieuses et aux dégénérescences de l'appareil digestif et du système nerveux.

Malheureusement nous avons vu que les alcools et les vins impurs sont les plus nombreux et leur nombre s'accroît chaque jour.

Consommation de l'alcool en France. — Le nombre des consommateurs et des victimes s'accroît parallèlement et aussi la quantité absorbée par chacun.

En Europe, la consommation de l'alcool sous toutes les formes suit une progression terrifiante. De 1 litre et 1/2 par tête et par an, elle dépasse de nos jours la moyenne de

4 litres 1/2 par an. Les ravages de l'alcoolisme se répandent dans toutes les classes sociales, dans les deux sexes, et même dans l'enfance. Le plus souvent, les enfants reçoivent en héritage l'alcoolisme de leurs parents, qui se traduit par des tares de dégénérescence. Dans le Calvados, pays d'alcoolisme, la mortinatalité et la mortalité infantile ont augmenté de 28 p. 100. La moyenne des naissances est descendue de 23 p. 100 en 1880 à 19 p. 100 en 1894 (Barthès). Par contre, celle des décès, au lieu de 22 p. 100 en 1880, atteignait 28 p. 100 en 1896. En somme, le résultat de l'alcoolisme ou des maladies qu'il entraîne se traduit, pour 200 localités visitées par le Dr Barthès, par une diminution de 5000 h. en 15 années.

Le Dr du Hamel prétend que les 2/3 des épileptiques sont issus de parents ivrognes. Sur mille enfants, entrés à Bicêtre pour idiotie, imbécillité, épilepsie, le Dr Bourneville a relevé l'alcoolisme chez les pères de 471 enfants, chez les mères de 84 enfants, chez les pères et mères de 65 enfants.

d) *Consommation de l'alcool dans les colonies françaises.* — Ce fléau ne fait pas de moindres ravages dans les colonies, où il se propage avec la civilisation européenne.

On ne saurait s'en étonner lorsqu'on connaît les habitudes que les Européens avaient déjà, pour le plus grand nombre, dans leur pays d'origine, et qui vont s'aggraver encore dans cette vie coloniale sous l'effet de l'oisiveté, de la chaleur, à la faveur des invitations répétées et de la tentation qu'exerce une boisson fraîche. Il y a mille prétextes pour boire aux colonies. Les débits de boisson se multiplient dans une proportion extraordinaire. Chaque marchand de comestibles, de denrées alimentaires est doublé d'un débitant de liqueurs. Les traitants vendent tous des boissons en gros et en détail. Et quelles boissons (1)!

(1) Elles méritent bien le nom de *tord-boyaux*, celles qui sont vendues en gros ou au détail aux populations indigènes. Combien de fois ai-je

Ces mœurs gagnent les indigènes qu'elles tuent en grand nombre.

Nous avons déjà vu qu'à la Guadeloupe la consommation annuelle de rhum s'élève à 2.500.000 litres par an pour 150.000 hab., soit 16 litres par habitant et par an (1).

En Nouvelle-Calédonie la consommation de l'alcool suit une progression effrayante. « Pour une population européenne de 19.053 habitants libres et forçats (*recensement de 1887*), il a été consommé dans le cours de cette année pour une valeur de 2.045.363 francs de vins et alcools auxquels il convient d'ajouter le rhum produit par la colonie et la quantité de bières fortement alcoolisées dont il se fait un débit considérable dans toute l'île (2). » En 1888 et en 1889, l'importation des boissons a été sensiblement la même avec un léger fléchissement en 1889 par suite de l'interdiction de vendre des boissons alcooliques aux Canaques. Si on élimine du chiffre de 2.045.363 fr. le vin introduit pour la valeur de 1.533.240 frs., il reste encore pour 492.000 fr. d'alcools véritables (gin, cognac, wisky, absinthe, bitter, vermouth, etc.), représentant en quantité un total de 149.344 litres consommés par 19.053 habitants (forçats compris), soit par tête une moyenne de 7 litres 80, de boissons à essences (dont plus de 2 litres d'absinthe), auxquels il faut ajouter environ 150 litres par an et par habitant de vin fortement alcoolisé. Un des résultats de cette énorme consommation, c'est l'extrême fréquence des maladies du foie en Nouvelle-Calédonie qui possède cependant un climat remarquablement salubre. A l'hôpital de Numbo (Nouvelle-Calédonie), du 1er janvier 1888 au

vu, en Nouvelle-Calédonie et aussi au Gabon, les indigènes apporter quelques légumes des tarots, des ignames, en échange de l'eau-de-vie renforcée avec des essences, ou des piments.

(1) En 1879, j'ai compté dans l'hospice des aliénés de Saint-Claude (Guadeloupe), 50 p. 100 d'aliénés alcooliques, hommes ou femmes.

(2) Dr Legrand, *Hépatite suppurative en Nouvelle-Calédonie* (*Archives de médecine navale et coloniale*, nov. 1891).

1ᵉʳ octobre 1890, sur 1835 entrées ayant occasionné 185 décès, le Dʳ Legrand a relevé :

Hépatite avec abcès.... 26 cas donnant 15 décès.
  — sans abcès.. . 34 — — 0 —
Congestion du foie.... 26 — — 0 —
Cirrhose du foie...... 32 — — 10 —

Les autres colonies françaises donnent lieu à des constatations analogues.

A *Madagascar*, en 1897, sur un effectif militaire de 4120 Européens, parmi les entrées aux hôpitaux on en relève :

10 pour troubles intellectuels.
 7 — alcoolisme chronique.
 6 — néphrite.
 4 — épilepsie.
 4 — congestion cérébrale.
51 — congestion du foie.

En 1897, *au Tonkin,* il a été importé pour :

2.300.000 francs de vin ;
 530.000 — de *liqueurs;*
 230.000 — de bière.

La population européenne totale était de 14.000 individus au maximum (8.000 militaires ; 6.000 civils). — Toutes ces boissons étaient consommées par elle. La quantité des boissons à essences (liqueurs) consommée peut être évaluée à 160.000 litres (représentant la somme de 530.000 fr.), soit une consommation de 11 litres de *liqueur* par habitant et par an. — Pour avoir une juste idée de l'alcoolisme chronique qui sévit parmi les Européens de cette colonie, il faudrait ajouter à ces quantités la proportion notable de choum-choum (eau-de-vie de riz) absorbée par les soldats ou ouvriers, la proportion considérable de vin richement alcoolisé et de bière frelatée consommée dans le pays.

V. — Lutte contre l'alcoolisme.

Comment remédier à ce fléau si dangereux pour la colonisation?

Les procédés à mettre en œuvre sont de 3 ordres :

1° Interdire l'usage des boissons spiritueuses;

2° Limiter leur consommation;

3° Améliorer la qualité des boissons livrées à la consommation.

1° *Interdiction de consommation.* — C'est une utopie qui ne saurait être examinée un seul instant en tant que mesure généralisée à tous les colons libres d'un pays. — La fraude, la contrebande auraient bientôt fait de se jouer de toutes les barrières en supposant que les administrations publiques pussent se résoudre à se priver de cette source de revenus.

Mais ce qui ne peut se faire comme mesure générale est parfaitement applicable à des groupes d'individus. On peut et on doit supprimer ce qui peut être appelé l'*alcoolisation réglementaire*.

La ration réglementaire des troupes françaises des garnisons coloniales comporte toujours une distribution journalière de tafia. Elle n'est que de 4 centilitres lorsqu'il y a concurremment distribution de vin (43 centilitres). C'est le « coup de sec » ou le « boujaron » absorbé à *jeun* le matin par les marins et soldats avec le café. Mais cette ration devient plus considérable si la distribution de vin est supprimée pour une cause quelconque : difficultés d'approvisionnement, altérations du vin, ou économie! Alors la ration de tafia s'élève chaque jour au minimum jusqu'à 25 centilitres (1).

_____

(1) Cette ration a été régulièrement distribuée aux soldats des colonnes du Soudan jusqu'en 1886. — A partir de cette époque, la distribution de vin a été assurée dans le haut-fleuve. La mortalité a diminué sous

Cette alcoolisation officielle doit être supprimée absolument. Dans aucun cas, le tafia ne doit remplacer le vin. Dans les cas très rares où le vin, difficilement transportable en gros fûts, ne peut pas être expédié en caisses de 10 à 12 bouteilles ou en dame-jeanne de 15 à 20 litres, il vaut mieux se contenter de boire des infusions de thé ou de café.

La délivrance des boissons alcooliques a été rigoureusement interdite dans la plupart des corps expéditionnaires *anglais*, aux pays chauds. C'est *la plaie des colonnes*. Cet exemple mérite d'être suivi et, dans les casernes comme dans les colonnes, la distribution régulière et aussi la vente des eaux-de-vie et liqueurs à essences doivent être prohibées (1). Malheureusement, les habitudes suivies dans les corps de troupes rendent cette mesure difficilement applicable et parfois la résistance vient de haut.

La distribution et la vente d'eaux-de-vie ou liqueurs doit être aussi supprimée dans les bagnes et prisons, où elle est parfois considérable, si extraordinaire que le fait puisse paraître. M. Legrand a signalé le nombre considérable de maladies du foie constatées chez les forçats par suite d'alcoolisme et j'avais eu à faire les mêmes constatations en 1885-1886, parmi les forçats malades à l'hôpital central de l'île Nou (Nouvelle-Calédonie).

l'influence de cette mesure associée à d'autres mesures d'hygiène générale.

Le tafia a été distribué au lieu et place du vin, au Tonkin, dans les postes de la région montagneuse. La brigade Négrier composée de 3.100 hommes, employée aux travaux de route dans la région de Chu à Langson, n'avait à boire que du tafia.

La colonne expéditionnaire de Madagascar en 1895 a également été soumise au régime régulier du tafia. Le vin a été exceptionnellement distribué aux troupes. Le tafia figurait seul dans la ration de la colonne légère.

(1) Par une circulaire, le général de Galliffet, ministre de la guerre, avait décidé l'interdiction absolue de vendre dans les cantines aucune eau-de-vie, ni liqueur à base d'alcool, ni aucune des multiples préparations connues sous le nom d'apéritifs. Dorénavant devait être seule autorisée la vente du vin, de la bière, du cidre, du thé, du café, du lait, du chocolat.

16.

L'interdiction de la vente des boissons spiritueuses doit être étendue aux écoles, aux lycées, aux ateliers d'Etat, aux asiles, en un mot à tous les établissements publics (1).

Enfin la consommation des boissons alcooliques a besoin d'être limitée même dans les établissements hospitaliers où elle est souvent excessive. Le « coup de sec » est le moteur principal des bonnes volontés mises à contribution pour aider au service de l'établissement. Mais il n'est pas jusqu'aux hôpitaux, principalement dans les pays chauds, où la consommation de l'alcool soit devenue excessive. Sous le nom de toniques, de vins, de potions, on administre chaque jour à la majorité des malades deux verres à bordeaux, au moins, de vins plus ou moins frelatés. Aux quantités régulièrement absorbées, il faut joindre encore celles qui sont données en supplément à certains malades pour des services rendus dans les salles.

Enfin il faut songer à préserver les indigènes qui représentent l'élément indispensable de la prospérité de la colonie. En 1888, une décision du gouvernement de la Nouvelle-Calédonie a prohibé la vente des alcools aux indigènes. Cette prohibition complète n'est pas applicable aux vastes territoires très peuplés tel que l'Indo-Chine où la limitation de la consommation pourra seule être obtenue par l'élévation des tarifs douaniers. Mais il est toujours possible d'interdire la distribution d'alcool aux ouvriers indigènes des chantiers publics, aux coolies qui suivent les armées et de prohiber le marchandage entre les ouvriers indigènes et les tâcherons sous-traitants de travaux publics qui, en vendant de l'alcool à leurs ouvriers, rattrapent l'argent qu'ils

---

(1) Sur l'avis du Conseil supérieur de santé, le ministre de la marine avait décidé, à la date du 14 janvier 1890, que la ration de tafia serait supprimée dans toutes les colonies autres que Saint-Pierre-et-Miquelon. Une des premières mesures prises par le commandant en chef du corps d'occupation de l'Indo-Chine en 1891 fut de faire annuler cette décision par le Gouverneur général.

viennent de leur donner et parviennent ainsi à obtenir, en seconde main, à des prix dérisoires l'exécution de travaux publics.

2° *Limitation de consommation*.—Les procédés les plus efficaces pour la restriction de la consommation sont : 1° la limitation du nombre des débits d'alcool; 2° l'élévation du prix des boissons.

La limitation du nombre des débits d'alcool peut être plus facilement réalisée dans les colonies qu'en France parce que les Gouverneurs ont des pouvoirs fort étendus en ces matières et qu'ils n'ont pas à craindre le mécontentement d'une catégorie très puissante d'électeurs, au moins dans les colonies qui ne sont pas encore en possession de conseils généraux et municipaux.

L'obligation pour tout débitant de boissons d'être muni d'une autorisation et la limitation du nombre des débits proportionnellement au chiffre de la population totale sont les moyens à mettre en œuvre. La fixation des droits d'en_ trée très élevés, l'application d'impôts très élevés aux alcools produits sur place, l'élévation du chiffre des patentes appliquées aux débitants de boissons non hygiéniques forment la base du système de défense.

Ce système sera complété par l'obligation de fermer les débits à 11 h. du soir, par la défense de servir à boire aux individus âgés de moins de 18 ans, par la sévérité exercée contre les ivrognes, par l'internement des ivrognes avérés.

Les entrées de l'alcool de traite au Congo belge sont tombées de 1.236.625 litres en 1900 à 194.865 litres (1) en 1901, par suite de l'élévation des droits d'entrée de 15 à 70 fr. résolue dans un but humanitaire.

(1) Les 194.865 litres entrés en 1901 représentant une valeur de 123.178 francs, il est entré au Congo dans la même année pour 1.303.909 francs de boissons dont :

327.545 fr. 61 de bière.
734.954 — 55 de vin.
118.230 — 46 d'eau-de-vie, liqueurs non de traite.

L'instruction donnée à l'école et à la caserne serviront à la restriction de l'alcoolisme. Par des graphiques, par des images reproduisant les maladies ou les accidents causés par l'alcool par les statistiques faisant connaître la progression de la mortalité et l'accroissement des dépenses des buveurs, on peut espérer qu'on parviendra à éclairer quelques esprits et les sauver d'un naufrage où les entraîne le mauvais exemple donné par les anciens.

L'action morale complète efficacement celle de l'instruction. Dans les corps militaires, les chefs doivent donner le bon exemple, non seulement en se gardant d'élever l'habitude de l'apéritif à la hauteur d'un rite sacré, mais encore en évitant ces orgies incessantes que sont les dîners coloniaux et dont les soldats ordonnances et les domestiques sont les témoins et aussi les acteurs secondaires.

Les chefs doivent s'ingénier à retenir leurs soldats à la caserne en les intéressant par des jeux agréables, par des travaux utiles à tous et lucratifs pour ceux qui les accomplissent, par la création de bibliothèques, de salles de correspondance, par des représentations théâtrales, des concerts, en s'ingéniant en un mot pour que les soldats, sous la direction de chefs bienveillants et sans cesse en relations avec eux, ne considèrent plus la caserne comme une prison.

Une pratique à imiter des Anglais, c'est de ne laisser sortir les hommes des casernes que le soir après souper. De cette façon, les soldats ne vont pas courir les cabarets et prendre l'absinthe ou autres boissons alcooliques à jeun, avant le souper.

Le colon civil est livré à ses propres forces s'il est célibataire ou séparé de sa famille. L'isolement, les regrets, le chagrin de la séparation le poussent à la fréquentation des cafés ou des pires tavernes. S'il est en famille, l'influence salutaire de la femme s'exercera dans une mesure bien plus grande qu'en Europe parce que l'homme a moins d'occasions d'y échapper. Hors de cette influence, il ne reste à l'Européen que le souci de sa propre conservation inspiré par la connaissance des dangers auxquels il s'expose.

3° *Amélioration de la qualité des boissons.* — Il est impossible d'interdire absolument la consommation des alcools, il est possible de limiter un peu cette consommation ; mais, malgré tout, la consommation sera suffisante pour créer de sérieux dangers dans les pays chauds. Donc il faut faire en sorte que la qualité des boissons consommées soit améliorée. La rectification de l'alcool appropriée en vue de la fabrication des boissons spiritueuses donnera ce résultat. Mais cette rectification doit être soumise à un contrôle qui donnera la garantie nécessaire. La loi sur la santé publique qui a été votée par les Chambres françaises a consacré le principe de ce contrôle, mais sans indiquer les moyens à employer. Il n'y en aura qu'un seul réellement efficace, c'est l'intervention directe et immédiate de l'Etat par la monopolisation de la rectification et de la vente.

C'est à cette solution qu'il faut tendre et elle ne peut pas soulever plus de scrupules chez les gouvernants des colonies européennes que le monopole de la fabrication et de la vente de l'opium. La nature du poison diffère, mais le danger à combattre est encore plus grand, car il est plus généralisé.

VI. — Appréciation résumée sur l'usage des boissons alcooliques.

En résumé :

Le vin et la bière peuvent être utiles et leur consommation mesurée sera profitable à l'organisme si ces boissons sont de bonne qualité. La dose de 75 centilitres de vin ou de 1 litre et 1/2 de bière est largement suffisante.

L'alcool sous toutes ses formes doit être proscrit. Tout au plus doit-on consentir à des délivrances exceptionnelles et transitoires dans des circonstances où un surcroît d'efforts est demandé aux travailleurs ou aux soldats.

L'alcoolisme, dans les pays chauds, frappe à la tête et au ventre avec une rapidité inconnue en Europe. Elle atteint surtout ceux qui commettent des excès. Mais, à défaut des excès qui conduisent à de rapides désastres, l'usage continu régulier des alcools, même les meilleurs, amène sûrement, quoique lentement, des lésions organiques, des perturbations fonctionnelles, les troubles cérébraux incompatibles avec la vie coloniale où l'équilibre de la santé est constamment menacé, incompatible avec la vie intensive d'une expédition où toutes les forces de l'être doivent être mises en œuvre. L'alcool ne peut développer les forces. C'est un poison excitant, mais ce n'est ni un aliment ni une boisson normale.

« Les races sémites qui ont établi leur domination en Afrique ne buvaient pas d'alcool. Leur sobriété, qui a permis leur exode et leur adaptation, n'était pas primitivement un don de la race, mais le fruit de prohibitions mahométanes, prescriptions religieuses analogues à celles des religions mosaïstes et brahmaniques, imposées à des peuples entiers, au nom de la révélation divine, par des hommes qu'inspirait le génie. L'Européen, mettant à profit cette leçon du passé, doit renoncer à l'alcool s'il veut braver les pays chauds. » (Kermorgant et G. Reynaud, *loc. cit.*)

Il doit y renoncer pour le salut de sa race qu'il veut implanter et aussi pour sauvegarder l'existence des races indigènes dont dépend la prospérité de son entreprise.

III. — BOISSONS AROMATIQUES

I. — Café.

La zone intertropicale comprend toutes les terres propres à la culture du café et les colonies françaises, en particulier, produisent des qualités justement appréciées (Martinique, Bourbon, Tonkin, Nouvelle-Calédonie, etc.).

Les espèces sont nombreuses désignées d'après leur pays

d'origine et aussi d'après la forme des grains; petit grain roulé de Moka ou de Bourbon; gros et large grain du Brésil, etc.

Le café torréfié contient :

Matière azotée	12,05
Caféine	1,38
Matière grasse	15,63
Sucre	1,32
Matière non azotée	38,41
Cellulose	24,27
Cendres	3,75
Eau	3,19

(Riche.)

La torréfaction développe une huile volatile, la caféone, qui donne au café des propriétés excitantes et aromatiques (1).

On le prépare par infusion (2) ou par décoction (mode arabe) avec de la poudre finiment pulvérisée. Quel que soit le mode de préparation, le café est, par excellence, une boisson hygiénique. Il constitue d'abord un aliment très riche en azote et en matière grasse; et fournit de plus un agent excitant du système nerveux et de l'appareil urinaire. L'infusion de café légère est une boisson parfaitement désaltérante et diminue les pertes par sudation. A tous ces titres, le café mérite d'être recommandé pour le premier repas du matin et après le repas de midi. Si l'excitation qu'il produit ne s'exerce pas trop activement sur le cœur on peut aussi le recommander, en infusion additionnée d'eau pure, au milieu de la journée, en remplacement des autres boissons alcooliques.

C'est d'ailleurs, dans les anciennes colonies, la boisson

(1) Il faut avoir soin de tasser modérément et également la poudre sur le filtre, puis de verser l'eau lentement, par petites quantités et toujours bouillante; la quantité nécessaire est une cuillerée à soupe de poudre pour une petite tasse d'infusion de café.

(2) La décoction doit se faire à petit feu et sans aller jusqu'à l'ébullition.

de prédilection des créoles qui satisfont ainsi aux besoins de l'organisme, entretenant la nutrition tout en modérant les échanges. De tout temps, il a été d'usage en Asie (Arabie, Perse, Inde) d'administrer la décoction de café aux cholériques de même que la médecine européenne l'utilise dans toutes les maladies graves, infectieuses, adynamiques.

II. — Thé.

Le thé est produit en très grandes quantités dans les régions tempérées de la Chine et du Japon, et aussi au Tonkin. On l'a implanté avec grand succès à Ceylan, à Java, à Maurice (1).

Le thé, noir ou vert, est employé en infusion préparée en jetant sur la feuille de l'eau bouillante et par petites quantités. La consommation du thé est généralisée dans l'Extrême-Orient où cette infusion sert de boisson ordinaire à toute la race jaune. Elle est moins usitée dans les autres pays chauds où le café tient, en partie seulement, sa place. Son usage se répand de plus en plus dans les classes aisées en Europe. Sa composition est la suivante :

Caféine................	de 1 à 2 et 5 p. 100.	
Matière azotée.........	17 à 22 (de 6 à 7 p. 100 d'azote).	
Tannin	12 à 20 —	—
Principe aromatique....	0,60 à 0,98	—
Combinaison soluble de		—
fer et manganese....	3,03	—

Par sa richesse en matières azotées et en tannin, le thé a donc une valeur alimentaire très importante. Il ne le cède en rien au café pour la teneur en caféine et il y jouit de qualités précieuses comme reconstituant en raison de sa richesse en composés de fer et manganèse. Comme le café, c'est un tonique du cœur et un excitant du système nerveux et de la

(1) Voy. Ant. Biétrix, *le Thé botanique et culture*, richesse en caféine des différentes espèces. Paris, 1892.

sécrétion urinaire et un excellent agent contre tous les états de dépression.

Son infusion est avant tout une boisson hygiénique parfaite. Prise après le repas et chaude, elle facilite beaucoup la digestion; prise entre les repas ou pendant le repas, elle constitue une excellente boisson désaltérante qui, par l'ébullition que l'eau a subie, présente les garanties d'une asepsie suffisante. La consommation régulière qu'en font les populations de la Chine et de l'Indo-Chine les préserve en partie de la dysenterie, contre laquelle elles peuvent lutter en dépit des conditions hygiéniques les plus mauvaises par ailleurs.

Les soldats anglais en campagne sont habitués à consommer des infusions de thé. C'est la boisson habituelle des soldats américains et russes.

Les porteurs et coureurs annamites ou chinois, après une longue course au soleil, s'arrêtent sous les abris construits le long des routes pour se désaltérer avec une tasse d'infusion de thé bien chaude. Ils peuvent ainsi faire au trot sans fatigue apparente, des courses de plus de 25 kilomètres en 2 ou 3 heures.

III. — Cacao, maté, coca, guarano, kola.

CACAO. — Le cacao, originaire du Mexique, est répandu dans toutes les terres torrides. Les semences du fruit contiennent des substances qui le font considérer justement, non seulement comme un aliment de premier ordre, mais encore comme capable de fournir une boisson hygiénique parfaite. Elles contiennent :

Matière azotée	20 p. 100	
Matière grasse	50	—
Théobromine	2	—
Sels divers	4	—

C'est un bon diurétique et un bon désaltérant.

G. REYNAUD. Hygiène coloniale.   **II**. — 17

Maté. — Le maté, ou thé du Paraguay, fait de feuilles passées à la flamme puis torréfiées, est fourni par plusieurs plantes du Paraguay ou du Brésil. Il donne, par une infusion peu prolongée, une boisson très amère mais aromatique et excitante. Sa composition, dans laquelle entrent

Caféine...............................	de 1,50 à 3 p. 100
Tannin...............................	de 16 à 17 —
Sels minéraux fer manganèse..........	de 3 à 4 —
Huile essentielle.....................	de 3 à 4 —

le rapproche du thé dont il a les principales propriétés. Son infusion présente, par suite, les mêmes avantages, quoique un peu moindres, que l'infusion de thé ou de café et peut servir aux mêmes usages.

Les habitants de l'Amérique du Sud en font une grande consommation. L'infusion de maté est aspirée par eux avec la *bombilla* que l'on passe de bouche en bouche.

Coca. — Les Indiens du Pérou et de la Bolivie mâchent les feuilles de l'arbuste à coca lorsqu'ils ont à faire des marches ou des travaux pénibles. Ils compensent ainsi l'insuffisance d'une alimentation substantielle. C'est un stimulant, mais non un antidéperditeur, car il ne fait qu'anesthésier la muqueuse du tube digestif par la cocaïne qu'il contient. Il ne mérite qu'à ce titre d'être cité à la suite du café et du thé.

Les substances qui suivent ne sont pas davantage des boissons hygiéniques; mais les effets stimulants qu'elles déterminent justifient en partie leur classement à la suite des aliments stimulants tels que ceux que nous venons de passer en revue.

Guarana. — On désigne ainsi une substance assez analogue d'aspect avec le chocolat, se présentant sous l'aspect d'une pâte faite de plusieurs variétés de paullinia et du mucilage du gombo. On fait, en la délayant dans l'eau, une boisson amère, astringente et légèrement stimulante, en usage dans la vallée du fleuve Amazone.

KOLA. — La noix de kola, si généralement employée en Afrique Occidentale par les noirs pour obtenir une excitation nécessaire dans les marches prolongées, pourrait servir, après torréfaction, à faire une infusion analogue à celle du café. Mais c'est surtout sous forme de |noix fraîche que se manifestent ses propriétés dues à la présence simultanée de la caféine, de la théobromine.

C'est un tonique du cœur, un aliment d'épargne, un excitant général et, en particulier, de la nutrition et de l'appétit génésique.

Parmi les diverses boissons hygiéniques en usage chez les habitants des pays chauds, il y aurait lieu de citer encore les infusions d'aya-pana, de citronnelle, de faham, de thé corrosol, toutes boissons stomachiques, diurétiques et plus ou moins stimulantes qui, outre leur action désaltérante, exercent une influence favorable sur la digestion.

CHAPITRE V

LE COSTUME ET L'HYGIÈNE DE LA PEAU

PREMIÈRE PARTIE

LE COSTUME (LES VÊTEMENTS)

I. — Définition.

Le vêtement est une enveloppe qui a pour but de protéger le corps de l'homme contre la chaleur ou contre le froid en le maintenant à une température constante, de le préserver de l'humidité et des souillures extérieures en même temps que de toutes les actions vulnérantes ou irritantes extérieures.

Le vêtement est au premier rang des nécessités que l'homme civilisé doit satisfaire.

S'il ne s'agissait que de protéger le corps contre le froid extérieur, et si, pour s'adapter aux pays chauds, l'Européen devait en tout prendre modèle sur les indigènes, il est certain que le costume ne serait plus qu'une infime préoccupation pour l'hygiène.

II. — Le vêtement chez les indigènes.

Les Canaques de la Nouvelle-Calédonie ont réduit le vêtement à sa plus simple expression. Dans les tribus, les hommes n'ont pour le représenter que des bandes roulées autour de la verge. Les femmes ont le bassin protégé par une ceinture à franges flottantes qui est une manifestation d'un sentiment de pudeur, mais non une protection pour le corps.

Sur la côte de Guinée, dans le pays des Soussous, le costume traduit les effets du voisinage des Européens. Dans les bois et dans leurs villages les Bagahs-Forehs, hommes et femmes sont nus : un morceau d'étoffe, passé entre les cuisses, cache les parties génitales. Il est large de 2 doigts chez les femmes et s'appelle fartâ (1). Sur le littoral, les Soussous sont déjà pourvus d'un costume qui se compose du « bou-bou », longue blouse descendant jusqu'aux pieds, avec de larges manches, d'un petit pantalon s'arrêtant au genou et d'un petit bonnet d'étoffe. Les femmes se drapent le tronc avec des écharpes de couleurs voyantes, et couvrent le bas du corps de pagnes noués à la ceinture. La tête est couverte d'un foulard. Un costume réunissant les 3 couleurs, bleu, rouge et jaune, constitue un luxe recherché, qui est complété chez les riches par des ceintures de perle, de corail ou des boules de bois odorant.

Les habitants de cette région qui s'étend au nord de la forêt de la côte d'Ivoire et qu'on nomme le Baoulé ont dans leurs vêtements la même simplicité primitive des peuplades qui n'ont pas encore été en contact journalier avec les Européens. Ces noirs (nommés Agnis), de la grand famille des Ashantis (appelés Bushmen), n'ont comme costume qu'une ceinture en cotonnade sur laquelle se fixe une bande de même nature passant entre les jambes. Les femmes n'ont pas d'autre vêtement. Cependant, lorsqu'elles ont eu un enfant, elles prennent définitivement un pagne qu'elles fixent à la ceinture. Les hommes ont pour coiffure leurs cheveux, qu'ils laissent pousser très longs et qu'ils ramènent sur la tête en forme de touffe, de cimier, mode qui

(1) Dr Drevon, *le Pays des Soussous* (*Archives de médecine navale et coloniale.* 1894, page 423).

a beaucoup d'analogie avec celle des Canaques. Les femmes sont privées de cet ornement. Elles ont les cheveux coupés courts ou la tête rasée.

Cependant ces Baoulés (Agnis) paraissent avoir un grand soin de leur peau qu'ils lavent, savonnent et frottent plusieurs fois par jour. Habitude étrange, pour travailler aux plantations ils se couvrent de pagnes en écorce de « fou » qu'ils enlèvent au retour (1).

Parmi les peuples indigènes de la zone intertropicale, arrivés depuis longtemps à un degré avancé de civilisation, on trouve encore des différences graduées dans le costume quand on passe des villes aux campagnes ou aux montagnes.

Tous les Malgaches sont loin de ressembler à ces Hovas, portant redingote et chapeau de soie et à ces femmes hovas qui vont aux bals de la cour en robe de soie décolletée. La plupart des habitants, de races si diverses, de la grande île portent un costume plus simple et moins coûteux : une bande de toile (le salaka) passant entre les jambes et serrée autour des reins, une chemise (akanyo), en rabane ou en toile commune et un carré de toile (le lamba) dans lequel ils se drapent avec fierté et non sans grâce. Les pieds sont nus, mais le costume est complété par une toque en joncs tressés ou un chapeau en paille de riz. Les femmes ont un costume semblable complété quelquefois par un jupon très court. Au lieu de coiffure elles portent leurs cheveux tressés et noués de mille manières. Quant aux enfants ils sont nus, ou à peu près jusqu'à l'âge de 10 ans.

En Indo-Chine on trouve encore dans les régions montagneuses et dans les bois (Laos) des tribus sauvages à peine vêtues de quelques pièces d'étoffes sans formes. Mais dans toutes les parties du pays où la domination annamite s'est établie avec sa civilisation raffinée, le vêtement est non seu-

---

(1) Dʳ Lasnet, *Mission du Baoulé* (*Annales d'hygiène et de médecine coloniales*. 3ᵉ trimestre 1898).

lement une obligation, mais est aussi l'objet d'un luxe recherché et varié suivant les saisons et les classes de la société.

D'ailleurs les costumes des Chinois et des Annamites, s parfaitement appropriés aux climats chauds, ont servi de modèles pour la confection des costumes des Européens dans les mêmes pays. Composés essentiellement d'un large pantalon flottant (ké-kouan) en cotonnade ou en soie, d'une veste non ajustée à larges manches, très échancrée au col (le ké-hao), d'une longue blouse fendue sur un côté, d'un large chapeau de forme conique, très évasé (le salako), de sandales, ce costume est des plus commodes pour supporter les fortes chaleurs.

Il suffit de changer la nature des tissus, de compléter par quelques vêtements de dessous ou superposés, comme le font les Chinois dans le nord du Tonkin, pour en faire une excellente protection contre le froid.

Dans l'Inde, le costume des femmes et aussi des hommes présente une complexité, un luxe et une grâce qui excitent l'admiration. Rien de plus gracieux que les costumes de femmes avec leurs pagnes multicolores élégamment drapés autour de la taille, avec leurs vestes courtes brodées de soie, d'or ou d'argent, avec leurs écharpes de soie chatoyante jetées sur le buste. Les hommes, plus sobrement ornés, ont des vêtements qui couvrent tout le corps. Un turban complète ce costume. Faits d'étoffes flottantes, légères, drapées sur le corps, ils protègent assez contre les intempéries et laissent l'air circuler librement.

Ainsi à mesure que les populations natives des pays chauds s'éloignent de l'état sauvage, on les voit se préoccuper de ce besoin nouveau pour elles, l'habillement, et rechercher des vêtements de formes disparates plus encore comme des objets de luxe que comme des moyens de protection contre le milieu ambiant. Puis lorsqu'on pénètre dans ces vieilles civilisations de l'Inde et de l'Extrême-Orient, on trouve alors des peuples dotés depuis de longs siècles des costumes les plus parfaitement appropriés au climat sous lequel ils vivent, immuables dans leurs formes qu'un sûr instinct leur a suggérées, fabriqués, disposés et ornés parfois avec un art merveilleux que l'Européen a pu emprunter et non dépasser.

III. —Règles du costume de l'Européen.

L'Européen ne saurait s'accommoder cependant des costumes même les plus perfectionnés des indigènes les plus civilisés. Il a des mœurs et des habitudes qui le commandent et c'est à chercher un costume qui concilie ces exigences avec les nouvelles exigences du climat qu'il faut s'attacher, exigences variables suivant les saisons, les jours et les heures du jour. Il doit en faire le régulateur économique de sa température.

Des règles président au choix des tissus qui le composent à l'adoption et à la combinaison des couleurs, à la forme des vêtements, à leur agencement, à la composition du costume. Le problème est des plus difficiles, car, l'homme étant lui-même une source de chaleur, il s'agit de vêtir cette source de chaleur de manière à l'empêcher de s'échauffer au contact du milieu extérieur surchauffé, sans permettre l'accumulation de sa chaleur propre.

D'une manière générale, le costume adopté doit :

1° Protéger contre le rayonnement solaire ;

2° Permettre l'émission de la chaleur corporelle par la libre circulation de l'air, par l'absorption facile et constante et par l'évaporation lente de la sueur ;

3° Protéger contre le refroidissement nocturne pendant les saisons fraîches ;

4° Protéger contre l'humidité de l'air et du sol ;

5° Protéger contre les piqûres ou morsures des animaux ; les blessures des broussailles.

Il est évident qu'un même vêtement et un même tissu

ne sauraient répondre à des indications aussi multiples. Le
vêtement du jour ne peut être le même que celui de la nuit,
celui de la saison chaude ne suffit plus pour la saison
fraîche. De plus, certaines parties du corps plus spécialement exposées à l'action des agents extérieurs, la tête plus
menacée par le rayonnement solaire, les pieds et les jambes
contre les actions mécaniques des corps inertes ont besoin
de vêtements spéciaux dont nous nous occuperons en dernier lieu.

1. **Conditions d'équilibre de température.** — Le corps
humain est un corps chaud qui, s'il est placé dans un
milieu extérieur dont la température est plus basse que la
sienne, lui cédera de la chaleur et se refroidira avec une
vitesse proportionnelle à la différence entre sa température
propre et celle du milieu ambiant. Si le corps est enveloppé
de vêtements, la vitesse de refroidissement sera d'autant
moindre que l'épaisseur de l'enveloppe sera plus grande et
que la matière de cette enveloppe est douée d'une faible
conductibilité calorifique.

La vitesse de réchauffement du corps humain est soumise
aux mêmes lois, mais on ne peut pas en conclure que ce
qui protège contre le froid protège aussi contre le chaud
et que les mêmes vêtements conviendront au Gabon et en
Norwège.

C'est que le corps humain est une source de chaleur qui
est la résultante de tous ses processus vitaux et qui s'écoule
incessamment à l'extérieur, si le milieu extérieur a une température inférieure à celle du corps et si l'enveloppe est
suffisamment mince, homogène et bonne conductrice de la
chaleur.

Chaleur. — Si le milieu extérieur est autant ou plus
chaud l'élimination incessante de la chaleur corporelle ne
peut plus s'effectuer librement. Il existe une *température
critique* du milieu extérieur au-dessus de laquelle les sources inertes ne se débarrassent plus de la chaleur qu'elles

produisent. Elle serait comprise entre 26° et 30° pour l'homme considéré comme source inerte de chaleur. Or, les températures extérieures subies par l'homme dans les pays chauds, au soleil, s'élèvent parfois à 60° ou 70° dans la mer Rouge, le Sahara.

Mais l'homme n'est pas *source inerte de chaleur*. Lorsque la chaleur qu'il produit ne peut plus s'éliminer par rayonnement, par conduction, alors interviennent la régulation physiologique du système nerveux qui préside à la thermogénèse et surtout la sudation et l'évaporation cutanée de la sueur qui, passant de l'état liquide à l'état de vapeur, serait capable d'abaisser rapidement la température de plusieurs degrés (1 kilogramme d'eau absorbe 580 calories pour se vaporiser à 37° ; — or, un litre de sueur peut être produit par un homme en 2 heures dans quelques circonstances). — Ce refroidissement par sudation sera d'autant plus actif que la couche enveloppante de l'air extérieur est plus sèche et plus renouvelée.

L'émission par rayonnement et par conduction, régulation par action des centres nerveux de la thermogénèse suffiront à assurer l'équilibre thermique si la température extérieure est suffisamment basse. Mais lorsque l'évaporation cutanée sera nécessaire, elle devra être facilitée par un vêtement possédant une qualité essentielle, la *perméabilité à l'air et à la vapeur d'eau*.

En dépit de ces actes physiologiques préservatifs, on a calculé que, pour chaque élévation d'un degré dans le milieu extérieur, l'émission de calorique du corps baisse dans la proportion d'environ 2,75 p. 100 de la chaleur totale (1).

L'enveloppement du corps par les vêtements a pour effet de réduire encore cette déperdition de chaleur. Lorsque le corps est revêtu d'une chemise de laine il y a 10 p. 100 en moins de calorique perdu, ce qui équivaut à une élévation de

(1) Dr Gartner, *Précis d'hygiène publique*. Bruxelles.

Le blanc possède donc une supériorité considérable comme protection contre la chaleur.

d) *Superposition des couleurs.* — Y a-t-il avantage à superposer des étoffes de différentes couleurs? On sait que les noirs et les Hindous qui ont la peau colorée se revêtent de blanc. Les chevaux arabes et certains chiens des Antilles ont du poil blanc sur une peau noire.

Coulier a montré expérimentalement qu'en superposant un vêtement de toile blanche sur un vêtement de laine on obtenait un abaissement de température d'autant plus marqué que la température extérieure est plus élevée.

D'ailleurs, les Annamites, avec leurs longues blouses de couleurs différentes superposées, les Arabes avec leur burnous et leur manteau blanc et rouge ont réalisé cette superposition des couleurs.

Toutes les couleurs ne peuvent pas être indifféremment employées, car il en est qui seraient toxiques si elles étaient appliquées directement sur la peau surchauffée ayant ses glandes suractivées et son système capillaire dilaté, prédisposée en un mot à l'absorption. Les tissus teints de couleurs arsénicales sont particulièrement toxiques. La loi allemande du 5 juillet 1889 ne permet l'utilisation des macérations colorantes à l'arsenic que si celui-ci ne s'y trouve point à l'état de composé soluble dans l'eau ou si sa quantité ne dépasse pas 0,002 gr. par 100 centim. carré d'étoffe (Gartner).

Des empoisonnements plombiques ont été produits par certains tissus colorés.

Les couleurs obtenues avec l'aniline offrent des dangers que les professeurs Landouzy et Georges Brouardel ont signalés (1), et sur lesquels les docteurs Granjux, Halipré et Bellicaud ont encore appelé l'attention en faisant remarquer

(1) L. Landouzy et Georges Brouardel. *Empoisonnements non professionnels par l'aniline* (*Annales d'hygiène publique*, 3ᵉ série, tome XLIV, page 137).

que le danger, dans l'espèce, provenait surtout des vapeurs absorbées par la voie pulmonaire (1).

D'après Gartner, les propriétés toxiques attribuées aux étoffes colorées avec l'aniline peuvent le plus souvent être rapportées à l'arsenic qu'elles renferment. La production d'éruptions cutanées à la suite du port de vêtements teints avec des couleurs à l'aniline ne s'expliquerait pas bien.

e) *Hygroscopie.* — Les tissus de coton présentent un ensemble d'avantages précieux pour se défendre contre la chaleur. Mais ces avantages ne sont pas sans inconvénients, car ils exposent le corps à des refroidissements en raison de leur imbibition trop rapide par la sueur et l'évaporation rapide qu'ils permettent. La *perméabilité* excessive peut devenir un danger. Pour les combattre, le vêtement doit être *hygroscopique* jusqu'à un certain degré.

Les tissus appliqués sur la peau sont appelés à recueillir et à absorber l'eau des sécrétions cutanées, et ils peuvent aussi être mouillés par l'humidité atmosphérique et par la pluie. Ils jouent un rôle très important dans l'élimination de l'eau de la sueur. Ils se pénètrent de l'eau de la sueur qui entre dans les pores des tissus qu'elle remplit, formant ainsi ce qu'on est convenu d'appeler l'eau d'interposition, puis l'évaporation se produira à la surface extérieure du vêtement, et comme conséquence l'abaissement de température se produira sur cette surface d'abord, allant plus ou moins loin suivant l'activité de l'évaporation et se propageant jusqu'à la surface de la peau.

Ce refroidissement de la peau, par propagation du refroidissement de la surface du vêtement, sera avantageux s'il se produit lentement et si la température extérieure reste élevée.

Il se produira lentement si le vêtement, tout en étant perméable, présente assez d'épaisseur et des mailles assez lar-

(1) *Bulletin médical,* 14 nov. 1900 ; *Revue d'hygiène et de police sanitaire,* sept. 1900 et janvier 1901.

ges entre ses fibres pour être hygroscopique et obliger l'air
de suivre un long chemin avant de parvenir à la peau.L'air
extérieur pénétrant à travers les mailles des tissus s'échauffe
dans ce passage lent jusqu'à 35° et au delà. Il est ainsi apte
à se charger d'une quantité de plus en plus grande de vapeur d'eau. L'eau ainsi évaporée pourra être en assez grande
quantité, si le renouvellement de l'air est continuel, pour
que le degré d'humidité relative entre la peau et le premier
vêtement reste peu élevé (de 3o à 6o p. 100) et qu'il n'y ait
pas formation de sueur proprement dite à la surface de la
peau (Gartner).

Mais, dans les pays chauds, la température n'est pas toujours et partout élevée. Au coucher du soleil, pendant un
orage, l'abaissement de la température peut être brusque.
A ce moment le corps aurait besoin d'être réchauffé, parfois aussi la température ne s'élève dans le corps que pendant la durée d'un exercice violent, une sudation très
courte peut suffire à parer à cet excès de production de
chaleur et le système nerveux rétablit promptement l'ordre.
Cet instant passé, si l'évaporation continue activement, il
y aura tendance à l'abaissement de température. Or, si le
vêtement est imbibé de sueur et a perdu, par suite, par
imbibition, ses propriétés isolantes le corps est, au contraire, refroidi par contact au delà du temps nécessaire.

Le vêtement convenable doit être perméable, modérément épais et hygroscopique, mais jamais imbibé. La puissance de réfrigération par évaporation de la sueur est énorme, comme nous l'avons vu (1). Il en résultera un refroidissement dangereux du corps humain. Le corps sera d'autant
plus sensible qu'il aura été surchauffé pendant la journée,
car la physiologie démontre que les animaux, après avoir
été surchauffés, deviennent très sensibles à des abaissements

(1) Voir *l'Influence des pays chauds sur l'organisme des Européens*,
tome I, ch. vi, page 107.

de température qui, dans d'autres circonstances, ne seraient pas capables d'occasionner un refroidissement.

C'est à ces inconvénients que parent les tissus de laine tissés lâchement, contenant dans leurs mailles une grande quantité d'air, mauvais conducteurs de la chaleur, mais hygroscopiques et cédant la sueur avec une rapidité qui est en raison inverse de leur épaisseur. Les indigènes tels que les Kabyles qui, travaillant tout le jour avec le simple haïck et le sérouel de coton, s'enveloppent de leur burnous, à la tombée de la nuit, savent obéir à cette nécessité.

Des expériences faites pour mesurer le *pouvoir hygroscopique* des différents tissus, il résulte qu'ils peuvent être classés ainsi qu'il suit :

La toile de coton absorbe 7 gr.55 après 24 h. d'immersion.
—   chanvre   9 — 67
—   lin pour doublure 11 — 67
Les draps de 19, 58 à 20, 80.

La puissance hygroscopique va en augmentant de la toile de coton au drap.

Au point de vue de la *rapidité d'assèchement* les différents tissus se classent ainsi qu'il suit :

1000 gr. de lin perdent 511 parties d'eau en 75 minutes.
— de laine   —   456   —

Mais tandis que le lin ne perd plus que 130 parties dans les 30 minutes suivantes et ne perd plus que 44 parties dans les 30 autres minutes, la laine perd encore 148 parties dans les 30 minutes suivantes et perd encore 115 parties dans les 30 autres minutes.

La soie s'assèche encore plus rapidement que le lin (Klaslinroth cité par Arnould, éd. 1895, page 671).

L'hygroscopicité des tissus n'est pas influencée par le vent et par la température. Elle dépend du degré de saturation de l'air : 1000 gr. d'étoffe retiendront par temps de brouillard 200 gr. d'eau de plus que par un temps moyennement humide (de 60 à 70 p. 100). La saturation ne se produira qu'au bout d'une quinzaine d'heures si le temps est très humide. Elle est complète au bout de moins de temps dans le cas contraire.

La perméabilité gazeuse des étoffes diminue quand elles sont saturées de vapeur d'eau (eau hygroscopique) ; elle devient nulle quand elles sont mouillées (eau d'interposition).

La couleur est sans influence.

La toile, le coton et la soie, qui sont le plus rapidement saturées, perdent rapidement leur élasticité, reviennent sur elles-mêmes, s'appliquent étroitement sur la peau, d'où augmentation de la conduction de calorique et dépense exagérée de chaleur.

La laine, et plus encore la laine tricotée (étoffe de Jager), le réform-coton tricoté (flanelle-coton) de Lahman (1) conservant de l'air dans les mailles de leur tissu, bien qu'ils absorbent plus d'eau, ne perdent pas leur élasticité lorsqu'ils sont mouillés et conservent plus longtemps leur eau d'interposition. Le refroidissement est ainsi ralenti et moins vif. Cependant la déperdition de calorique s'effectue quand même : en effet un bras enveloppé d'une bande de flanelle mouillée perd 3 fois plus de chaleur qu'un bras nu et 5 fois plus qu'un bras enveloppé d'une bande sèche (Gartner).

Les tissus de laine ont l'inconvénient d'irriter l'épiderme et de déterminer parfois des eczémas séborrhéiques et l'apparition du lichen tropicus (bourbouilles) et de furonculose·

Vêtements imperméables. — Le danger du refroidissement du corps par l'évaporation de l'eau absorbée par les vêtements impose l'obligation de vêtements moins saturés que les vêtements de toile et de coton très minces, pour se protéger contre les pluies torrentielles accompagnées de

(1) La flanelle-coton (ou « balbriggan » des Anglais) joint à la propriété émissive du coton les qualités hygiéniques de la laine. Elle se feutre moins que la laine et se rétrécit moins au lavage.

bourrasques de vents qui se produisent dans les régions intertropicales.

Les vêtements imperméables répondent à ce but. Les étoffes recouvertes d'un enduit de caoutchouc garantissent bien contre la pluie, mais sont en même temps imperméables à l'air. L'air emprisonné entre le corps et le vêtement se sature d'humidité fournie par la sueur qui se collecte en gouttes et mouille les vêtements de dessous. D'autre part la chaleur altère rapidement les étoffes.

On a cherché à fabriquer des étoffes rendues imperméables à l'eau tout en les laissant perméables à l'air. A cet effet les tissus employés sont à mailles serrées. On les fait bouillir dans une solution d'alun à 2 p. 100 ; on les met ensuite dans un bain de solution chaude de savon de soude. Le savon insoluble d'alumine qui se forme, dépourvu d'affinité pour l'eau, adhère aux tissus. Un résultat analogue est obtenu en immergeant les tissus dans une solution d'acétate acide d'alumine et les exposant à l'air libre. L'acide acétique s'évapore et laisse sur les fibres un acétate basique d'alumine sans affinité pour l'eau.

Ces étoffes offrent assurément l'avantage de laisser libre la circulation de l'air. Mais l'usage qui en a été fait dans les colonies françaises n'a pas donné des résultats bien favorables. L'imperméabilité est insuffisante et de peu de durée.

La solution de *saint* neutre dans l'essence de pétrole proposée par le D'Berthier n'a pas encore été mise à l'épreuve, sur une grande échelle, pour les vêtements des pays chauds.

Protection contre les traumatismes. — Les vêtements qui protègent tout le corps doivent être tels qu'ils le mettent à l'abri, sinon des traumatismes produits par des agents vulnérants, tels que les aspérités du sol ou les branches d'arbustes, mais au moins des piqûres d'insectes véhicules des maladies. — Les parties du corps les plus exposées aux traumatismes, les pieds et les jambes, la tête seront prote-

gées par des pièces de vêtement spéciales, beaucoup plus
épaisses que les autres ne présentant qu'un très faible degré
de perméabilité et d'hygroscopicité : les bambous tressés,
les moëlles d'aloès ou de sureau, le carton et le feutre épais
pour la coiffure, le cuir et la toile épaisse pour les chaussures sont les substances employées.

3. **Provenances des matières vestimentaires.**— Qu'elles soient empruntées au règne végétal, comme le lin, le chanvre, le coton, le jute, le phormium, la ramie, le caoutchouc,
où au règne animal, comme la laine, la soie, les cuirs, les
matières premières vestimentaires se trouvent toutes en
abondance dans la zone intertropicale : lin, jute, abaca,
phormium tenax, communs dans l'Inde; coton, ramie,
phormium également très communs en Amérique, en Algérie, en Chine; le palmier et le caoutchouc à peu près partout. Partout on trouve des moutons qui fournissent de la
laine en abondance; les poils de chèvre de Kashmir, la laine
d'alpaga, le poil de chameau, etc., sont originaires des
pays chauds. Est-il besoin de rappeler que la Chine et
l'Indo-Chine sont les pays producteurs de soie par excellence? que Madagascar, la Nouvelle-Calédonie, l'Australie et les provinces américaines du Sud fournissent à
l'Europe des quantités énormes de cuirs?

Les pays chauds sont donc capables de fournir toutes les
matières premières nécessaires à la confection des vêtements
et dans des régions toujours plus nombreuses des industries,
déjà très développées, sont susceptibles de fabriquer les
tissus et aussi les vêtements (Inde, Australie, Indo-Chine,
Madagascar).

IV. — Composition du costume.

Enfin le costume doit répondre aux exigences des travaux
et du sexe de ceux qui les portent, de la saison, des variations diurnes de la température: c'est-à-dire qu'il y a des

costumes variés suivant les circonstances de la vie aux pays chauds.

Conditions générales de forme. — Il est cependant quelques conditions générales de forme que les costumes doivent remplir. Ils doivent être amples, flottants et n'exercer aucune constriction.

Outre que ces constrictions amènent des déformations et entravent la circulation du sang, elles ont de plus, dans le cas qui nous occupe, le grave inconvénient d'entraver la circulation de l'air nécessaire à l'émission de la chaleur du corps. Certainement l'esthétique moderne du costume civilisé s'accommode mal de ces nécessités, surtout pour la femme; mais la coquetterie cède bien vite devant les exigences du climat et, au moins pendant les heures les plus chaudes du jour, les femmes comme les hommes s'empressent d'abandonner les vêtements ajustés pour se revêtir de vêtements larges et flottants, robes-blouses (gaules), mauresques, etc. C'est seulement pour de courts instants que l'homme européen sera vêtu de ces vêtements trop ajustés que sont l'habit noir, la jaquette. C'est aussi pendant quelques heures seulement de la journée que la femme européenne sera vêtue de robes au corsage serré : le corset lui-même est ordinairement abandonné dans l'intérieur de la maison.

a) **Costumes des hommes.** — Il faut un vêtement de jour et un vêtement de nuit.

Le vêtement de jour, apte à protéger contre la chaleur extérieure, ne protégerait pas suffisamment contre le refroidissement par rayonnement et par contact pendant la nuit.

a) *Vêtement de jour*. — Il doit être composé d'étoffes assez minces pour permettre l'émission de la chaleur corporelle, quoique apte à défendre contre le rayonnement solaire et les piqûres des insectes; être de couleur et de tissus absorbant la chaleur solaire; être d'un tissu capable d'absorber la sueur, et être de forme permettant la circulation de l'air.

Le port de 2 couches de vêtements, vêtements *de dessus* et vêtements *de dessous*, permet de réaliser ces desiderata multiples et *a priori* contradictoires.

Les vêtements *de dessus* seront de couleur blanche, grise ou cachou, de tissu léger en cotonnade ou en toile, de forme ample, ne collant pas sur le corps. — Les étoffes de coton joignent à leur faible pouvoir absorbant de la chaleur, et à leur propriété émissive supérieure la qualité précieuse de retenir mal les poussières et les boues en raison de leur texture serrée et de leur surface assez égale, sans villosités (Nikolski). Les étoffes de chanvre et de soie leur sont inférieures.

Les vêtements *de dessous* ont pour but d'absorber les sueurs et de protéger le corps contre les refroidissements brusques provenant d'une évaporation trop rapide. Ils sont indispensables sur le thorax et sur le ventre. Les tissus de laine douce (flanelle) ou de réform-coton, légers, souples, n'offrant pas d'aspérités capables d'irriter la peau sont les plus recommandables lorsqu'il faut supporter des variations de température accentuées. Dans le cas contraire, les vêtements de coton tricoté suffisent. Le choix sera recommandé par les conditions locales et aussi par les fonctions des individus.

En résumé, le vêtement *de dessus* comprend : une veste et un pantalon en toile (de coton), un casque et des chaussures ; le vêtement *de dessous* comprend : le gilet ou tricot de coton ou de laine ; le caleçon de coton ; le bas de coton, la ceinture de flanelle.

Pièces diverses du vêtement : leurs formes. — *Veston.* — C'est le veston qui remplace partout de nos jours, aux colonies, la jaquette ou la redingote européenne. En forme de sac, ne dessinant pas la taille, lâche, très ample, ne croisant pas sur la poitrine, non doublé, avec des manches très larges, ayant un col à peine marqué, laissant le cou bien dégagé, tel est le vêtement du tronc généralement porté par les hommes européens de toutes les conditions aux colonies.

Le veston de ville sera en toile de coton pour le jour.

Le veston d'exploration, de chasse, de travail sera en toile de couleur grise ou cachou qui est résistante et dissimule mieux les souillures. La toile cachou employée par les Anglais est teinte au moyen d'une combinaison d'un sel de fer et de noix d'arec. Cette teinture résiste mieux au lavage que celle des toiles analogues teintes en France avec le roucou, du campêche, etc.

Le veston de flanelle remplace le veston de toile pendant la nuit et au cours de la saison fraîche ou pendant les périodes de pluie et de brume. — La flanelle dite de Chine, blanche ou bleue, légère, souple, suffisamment hygroscopique, est la meilleure de toutes celles qu'on trouve dans le commerce.

Les vestons de drap ou de molleton, plus épais et plus lourds, sont ordinairement inutilisables. Ils ne peuvent être employés que durant le séjour dans les montagnes, à une grande altitude, ou pendant les saisons froides comme celle qui caractérise le climat du Tonkin.

Gilet. — En dehors des périodes de séjour dans les hauteurs ou dans les pays à saison fraîche très accentuée (Tonkin), le gilet est ordinairement délaissé.

Pantalons. — Les pantalons doivent être amples, non ajustés, sans constriction à la taille par une ceinture qui comprimera douloureusement le foie et l'estomac. Ils seront de tissu de coton ou de toile et assez larges pour permettre la circulation de l'air.

Le pantalon annamite ou chinois (le ké-kouan), très large en bas, répond bien mieux aux nécessités du climat que les ridicules pantalons à la turque. C'est d'ailleurs celui que les Européens ont adopté pour leurs costumes d'intérieur.

Aux heures de repos, en effet, les Européens ont pour coutume de revêtir le costume composé du pantalon et du veston à forme très large appelé « mauresque », qui n'est autre que le costume chinois. Moins souvent ils s'enveloppent de pagnes en cotonnades comme les Hindous.

Le pantalon de flanelle sera réservé pour le soir ou la nuit ; et le pantalon de drap pour les altitudes ou les hivers froids et humides.

Chemise. — La chemise, immédiatement en contact avec la peau ou interposée entre le vêtement superficiel et le tricot. ou la flanelle, est ordinairement délaissée dans les régions *torrides*. Réservée pour compléter le costume du soir ou celui des relations mondaines, elle est supprimée aux heures des affaires. Elle est cependant portée pendant la saison fraîche, dans les altitudes ou sur les confins de la zone tropicale. Faite de toile ou de coton elle doit laisser le cou largement dégagé. Les cols empesés, très hauts, rigides, engaînant le cou, comme dans une cangue, ne sont pas de mise dans les pays chauds.

Gilet de tricot de coton ou de laine. — Il est cependant indispensable de porter sous le veston un vêtement qui, étant immédiatement en contact avec la peau, soit chargé d'absorber la sueur et d'en régler l'évaporation. Le gilet ou la chemise de flanelle, ou de flanelle-coton, large, à col très échancré, descendant assez bas pour couvrir le ventre remplit cet office et protège contre les refroidissement subits ou nocturnes.

La ceinture de flanelle complète la protection des parties du corps les plus sensibles au refroidissement, en recouvrant le ventre. Pour que le gilet de flanelle et la ceinture remplissent efficacement leur rôle protecteur, il faut que le gilet soit fendu sur les deux côtés jusqu'au-dessus des hanches et que la ceinture de flanelle soit taillée en forme de ceinture hypogastrique prenant bien la forme du ventre qu'elle recouvre exactement, très étroite sur les hanches et sur le dos. Si le gilet est assez long pour recouvrir le ventre, il rendra inutile la ceinture de flanelle.

On a reproché aux vêtements de dessous en flanelle de se gommer, de se feutrer, de se rétrécir, d'être d'un contact désagréable à la peau. Mal lavés ils favorisent le développement des bourbouilles (lichen tropicus), des furoncles, de l'eczéma séborrhéique. Le changement fréquent des vêtements de dessous et leur entretien en parfait état de propreté remédient en partie à ces inconvénients indéniables.

La laine tricotée ou la flanelle-coton, ou mieux encore le gilet de tricot de coton n'ont pas les mêmes inconvénients. Le tricot de coton, très mince, est suffisant dans les pays qui n'ont pas des variations très grandes de température. Dans ce cas la ceinture de flanelle est indispensable.

Caleçon. — Un caleçon de coton complétera le costume de jour et de nuit. Il contribue à protéger le ventre contre les refroidissements. Si les tissus de laine sont nécessaires pour les vêtements de dessous appliqués directement sur la poitrine et l'abdomen, on peut faire exception pour le caleçon qui peut être en cotonnade légère. On ne peut s'en dispenser, car il protège les membres inférieurs du contact direct du pantalon qui peut être souillé et aussi contre les insectes, les moustiques en particulier, dont le dard traverse facilement une seule épaisseur de toile.

Le caleçon doit boutonner lâchement à la ceinture et s'appliquer assez exactement sur les chaussettes. Dans les campements il sera conservé pendant la nuit.

Quels que soient les pays, mais surtout dans les régions où le rayonnement nocturne et, par suite, les variations thermiques nycthémérales sont grandes (différences allant jusqu'à 20 et 30 degrés au Soudan, il faut se prémunir contre le refroidissement, cause occasionnelle de tant d'affections. La dysenterie n'a souvent pas d'autre cause et atteint les imprudents qui, ayant très chaud au moment de se coucher, rejettent couvertures et draps et s'endorment ainsi à peu près nus, pour se réveiller, déjà refroidis, au milieu de la nuit. Le matin ils sont pris de dévoiement intestinal, d'affections aiguës des voies respiratoires, de rhumatismes, d'accès de fièvre. Les mêmes accidents menacent ceux qui s'endorment sous la vérandah, dans les camps, ou sur le pont des navires, à la belle étoile, vêtus seulement d'une « mauresque » légère.

Les vêtements de laine douce (flanelle), revêtus dès que le soleil est couché, protégeront contre ces accidents une couverture de coton, et quelquefois de laine, sera mise sur le lit.

b) Gants et chaussures. — Le port du gant est exceptionnel dans les pays chauds. La main n'a pas besoin d'être protégée contre le soleil ou la chaleur. Mais, dans quelques régions cependant, il est nécessaire de protéger la main par des gants de peau contre les piqûres de moustiques (Ouégoa en Nouvelle-Calédonie).

La chaussure est indispensable aussi bien pour protéger contre les piqûres des insectes que contre les traumatismes.

Il faut des chaussures pour la *marche* et d'autres pour le *repos*, chaque espèce de chaussures ayant des qualités spéciales.

Nature des chaussures de marche. — Au soldat et à l'explorateur, il faut, dans les pays chauds comme en Europe, des chaussures dont dépendra leur aptitude à la marche. A la fois résistantes et souples, les chaussures de marche doivent soutenir le pied sans le blesser, le protéger contre les broussailles, les bambous, les insectes (puces-chiques, moustiques), les scorpions, les morsures de serpents, et en même temps laisser échapper le calorique. Des jambières forment un complément de protection souvent nécessaire. La chaussure de marche sera en cuir. Elle consistera en brodequins en peau de chèvre, lacés, pourvus d'œillets et d'un soufflet adhérent aux deux bords libres, avec semelles doubles de 6 à 8 millimètres environ, débor-

dant le soulier de 2 à 3 millimètres, avec bouts carrés et un
talon de cuir de 15 millimètres de hauteur. L'empeigne
sera de cuir et aura 3/10 de millimètre d'épaisseur environ
afin de ne pas entraver la déperdition de la chaleur.

Forme de la chaussure. — Quelle que soit la forme de
la chaussure adoptée, l'essentiel est qu'elle s'adapte à la
forme du pied et qu'elle ne soit pas un moule étroit qui
façonne le pied au prix de compressions et déformations
rendues plus pénibles par la chaleur. Le soulier, tel que la
mode le fait rechercher, a trop souvent pour effet, par sa
forme symétrique, par la coupe de la semelle et l'aplatisse-
ment de l'empeigne vers le bord antérieur, de déterminer
une torsion de la voûte normale du pied, de creuser la plante
du pied en gouttière antéro-postérieure et d'amener le che-
vauchement des orteils. Il en résulte que le point d'appui
que représente l'avant-pied est moins large, plus douloureux,
moins souple et que tout le pied participe au mouvement de
ressort que l'avant-pied seul devrait exécuter. Des déformations persistantes, des indurations s'établissent, sans compter
les blessures accidentelles d'une marche prolongée.

Une chaussure normale doit permettre au gros orteil de
garder sa place. La forme est indiquée suffisamment par la
conformation normale du pied. La plante du pied présente
une voûte qui repose sur le sol par le bord externe courbe,
par le talon et par la tête des métatarsiens. Le bord interne
ne repose sur le sol que par ses deux extrémités, le centre
du talon et la tête du premier métatarsien. C'est par ces deux
points que passe l'axe du pied et c'est cet axe qui doit servir de ligne fondamentale pour les mesures à prendre. Le
bord antérieur de la chaussure doit couper perpendiculairement cet axe. La moitié antérieure du bord interne de la
chaussure doit être parallèle à l'axe du pied ; le bout de la
semelle doit être carré ou arrondi. La ligne transversale
représentant la plus grande largeur sera prise de la racine
du petit doigt à la tubérosité du gros orteil. L'empeigne

doit permettre le placement du gros orteil. Le bord externe
du soulier décrit ainsi une courbe convexe en dehors.

Graissage. — Le *graissage* des chaussures de cuir avec
des onguents spéciaux, du saindoux, ou mieux encore avec
de la suintine (1), a l'inconvénient de diminuer la porosité
du cuir, si utile à l'évaporation de la sueur, mais il a l'avantage de la ramollir et de l'empêcher de durcir lorsqu'il
sèche après avoir été imbibé par l'eau des marécages tra-
versés ou par la sueur. On évite ainsi la formation d'ampoules séreuses ou sanguinolentes très longues à guérir chez
les hommes affaiblis (Drs G. Reynaud et Kermorgant) (2).

Chaussures de ville et de repos. — Pour la ville le
colon peut adopter la forme de soulier découvert en cuir,
laissant les chevilles dégagées, qui réalise mieux que la bot-
tine les desiderata de l'hygiène en ce qui concerne l'émission
du calorique. D'ailleurs le colon citadin peut se servir de
chaussures dites de repos pour la marche en ville. Il lui est
possible, en effet, d'avoir des souliers ou des brodequins
en toile.

La chaussure de repos doit être légère, souple, laissant
passer l'air. Pour le soldat, l'explorateur ou l'ouvrier des
champs les chaussures de repos seront des espadrilles lacées
avec semelles de cuir, empeignes de toile garnies de cuir, d'un
poids maximum de 600 grammes.

Dans la maison le colon se chaussera de pantoufles légères,
de préférence des sandales de paille tressée ou de cuir mince

---

(1) Lanoline impure qui se conserve à l'état mou jusqu'à une température assez élevée.

(2) On a proposé les onguents suivants :

Formule de Machiavelli		Formule de Gréhant	
Huile de poisson	100 gr.	Suif	30 gr.
Graisse de porc	100 —	Térébenthine	30 —
Suif	30 —	Cire	30 —
Térébenthine	25 —	Huile	30 —
		Axonge	120 —

Le beurre de karité, si commun au Soudan, peut remplacer ces formules variables à volonté.

(mule). Dans les régions à moustiques, les chaussures de repos avec tiges sont indispensables.

c) *Chaussettes.* — En outre de cette enveloppe extérieure le pied est revêtu d'une première enveloppe immédiate qui est la chaussette. Son utilité est non moins grande dans les pays chauds que dans les pays froids, quoique pour des raisons différentes. Elles préviennent l'accumulation des sueurs dans les chaussures d'où résulterait, en plus d'une saleté répugnante, une vive irritation de la peau des pieds.

De plus l'interposition de la chaussette a pour effet d'augmenter l'élasticité des chaussures et de diminuer les frottements du cuir sur le pied. Elles seront de fil, de coton ou de laine très lâche. Cette dernière substance augmente, il est vrai, la sueur locale, mais elle rachète cet inconvénient par une notable diminution dans le chiffre des invalidations si nombreuses causées par les blessures du pied (25 à 30 p. 100 de l'effectif blessé au pied dès les premiers jours de marche en Europe ; 60.000 journées d'invalidation par an dans l'armée allemande pour blessures au pied). Les Anglais et les Japonais les ont adoptées pour leurs troupes (guerre Sino-Japonaise, 1894-1895).

COIFFURE. — Dans les pays chauds, la coiffure constitue avant tout une protection contre la radiation solaire directe ou la lumière diffuse. La protection contre les refroidissements est secondaire.

On doit considérer comme insuffisantes sinon nuisibles pendant le jour les coiffures en soie, en feutre, en drap, depuis la chechia, dont les soldats d'Afrique ont éprouvé l'insuffisance au Tonkin, le képi et le chapeau melon jusqu'à l'universel tuyau de poêle que les noirs émancipés arborent si volontiers.

Cependant, le chapeau de feutre mou, souple, léger, à larges bords, avec trous de ventilation, est utilisable dans les régions et les saisons où la température n'est pas excessive, dans les chasses ou les explorations sous bois. Dans ce cas il sera bon d'interposer un linge humide ou des feuilles fraîches entre le crâne et le fond du chapeau.

Le chapeau de paille des marins et surtout le chapeau en paille fine, dit le panama, usité aux Antilles, avec des bords larges et une coiffe élevée, est très recommandable. Avec des formes diverses il est en usage parmi les indigènes de plusieurs contrées intertropicales (Madagascar).

Le casque en liège, en moelle d'aloès, en moelle de sureau, recouvert d'une étoffe en cotonnade blanche, percé à son sommet d'une ouverture que surmonte un opercule

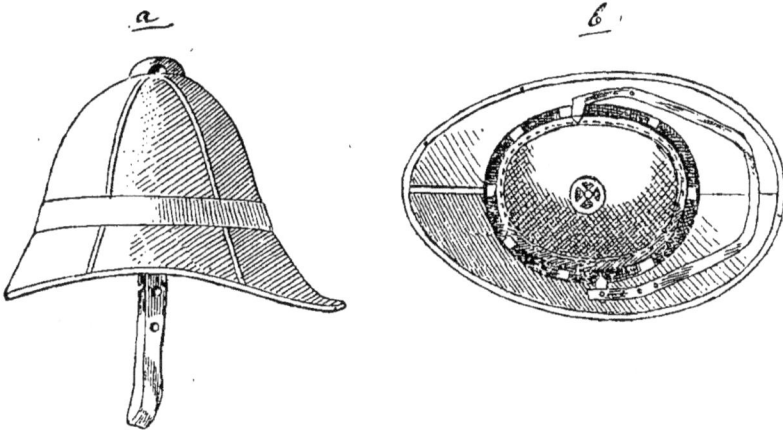

Fig. 51. — Coiffure coloniale.

échancré, ayant aussi des orifices latéraux qui aident à la ventilation, est la véritable coiffure du jour dans les pays chauds. Sa forme est variable; la plus répandue a une bombe élevée au-dessus de la tête, des bords allongés et inclinés en visière et en couvre-nuque, plus étroits sur les côtés. D'autres ont une bombe moins élevée, des bords également larges et couvrant mieux les oreilles. D'autres enfin, très épais, ont des bords fort larges et se prolongeant beaucoup en arrière, c'est la forme « dite tortue », très usitée en Cochinchine surtout parmi les marins.

Dans toutes ces formes, le casque (fig. 51) prend appui sur la tête par un cerceau relié au bord intérieur du casque, à l'union de la cuve et des bords par des rondelles de liège. Grâce à cette disposition, l'air peut s'introduire en passant entre le casque et le cerceau, pénètre de bas en haut, et après avoir emprunté de la chaleur au crâne s'échappe par les orifices de ventilation supérieure. Le casque, dit d'officier, pèse à peine 400 grammes.

Cette coiffure réunit un ensemble d'excellentes qualités pour la protection contre le soleil : épaisseur assez grande des parois faites d'une substance poreuse contenant de l'air interposé; bords larges abritant bien toute la tête, la face et la nuque; légèreté; matelas d'air entre la tête et le sommet du casque et renouvellement constant de cet air; absorption du calorique réduite au minimum par la couleur blanche de l'enduit ou de l'enveloppe de toile qui recouvre la face extérieure du casque (1); protection contre la réverbération du sol par le tissu de couleur verte qui recouvre la face inférieure des bords du casque. De plus, le casque constitue une bonne protection contre la pluie.

Corre a montré, par ses expériences, que, pour une même température extérieure, le casque à coiffe blanche présente à l'intérieur une température inférieure de 2 degrés à celle de la coiffure la plus avantageuse :

	THERMOMÈTRE	
Types de coiffure.	simplement abrité sous la coiffure	enveloppé d'une serviette blanche sous la coiffure
Casque en moelle, avec coiffe blanche et canal ventilateur........	35°6	33°
Ancien chapeau de paille d'infanterie avec coiffe blanche....	37°5	33° (?)
Képi de sous-officier, sans coiffe, avec trous de ventilation.......	39°	36°7
Casquette marine, avec coiffe blanche.....................	40°	38°8
Casquette marine, sans coiffe.....	41°	39°2
Chapeau haut-de-forme.........	42° à 46°	

(1) On badigeonne la surface du casque avec du « blanc français » délayé dans l'eau; ou, mieux encore, on le recouvre de coiffes blanches mobiles.

Il est parfois nécessaire de compléter la protection du casque par un couvre-nuque, ou un voile blanc doublé de vert, en forme de diaphragme, formant visière et retombant sur les côtés et sur le cou. Plus simplement on se protégera pendant les marches au soleil, en se mettant sur la tête, comme un couvre-nuque, une serviette trempée dans l'eau ou aussi, au fond du casque, une petite éponge mouillée, un mouchoir humide, ou des herbes, suivant la mode des cabindas du Congo ou des noirs du Sénégal qui recouvrent leur tête d'une coiffure d'herbes.

Mais le principe essentiel à graver dans l'esprit est celui-ci : *ne jamais sortir sans coiffure au soleil, ne fût-ce qu'un instant.* Sous la vérandah même de l'habitation, si elle n'est pas fermée par des stores épais, il est nécessaire de se protéger la tête par une coiffure. Enfin, au milieu du jour, dans les régions équatoriales, le casque pourra être insuffisant; il faudra de plus la protection d'un parasol. Ceux qui sont dédaigneux de ces précautions s'exposent parfois à la mort et, souvent, à des accidents cérébraux laissant après eux des tares indélébiles. C'est en raison de la gravité de ces accidents que les Anglais ont pour coutume de dire : « Souvenez-vous que si vous êtes frappé d'une insolation, vous l'êtes pour toujours. »

b) **Costume des femmes.** — Des formes du costume on n'en saurait parler avec exactitude et fixer un type, car elles sont essentiellement changeantes. La mode, dans ses variations, est souveraine même sous l'Equateur. Cependant, si les costumes de l'extérieur doivent être composés suivant ses lois, cependant ils doivent être modifiés en vue d'éviter le plus possible les constrictions : le cou sera largement dégagé, les manches assez amples, les corsages seront en forme de blouses, faits d'étoffes légères (foulard, baptiste, soie, percale, etc.). La femme aura la tête couverte d'un chapeau de paille qui, aux heures chaudes du jour, ne sera plus un simple ornement, mais sera assez large, avec des ailes assez vastes pour devenir un objet réellement utile et propre à la protéger contre le soleil. Dans quelques régions équatoriales (Indo-Chine), la femme est même dans la nécessité de porter des casques ronds et légers.

La voilette de couleur, longue, enveloppant toute la tête, complète la protection du visage.

Le port d'une ceinture de flanelle et de vêtements de dessous en coton s'impose à la femme comme à l'homme. On ne peut pas espérer la voir renoncer au corset qui, à ces méfaits ordinaires, ajoute l'inconvénient très sérieux de retenir la chaleur. Mais on doit s'efforcer de le réduire aux dimensions d'une simple ceinture en tissu à peine rigide, ajouré. Il ne doit plus être qu'un soutien léger et perméable.

Les chaussures doivent remplir les mêmes conditions de légèreté, de perméabilité et de souplesse que celles de l'homme. Les souliers découverts ont l'avantage de tenir moins chaud, mais ils laissent plus de prise aux piqûres de moustiques.

A l'intérieur de la maison, le costume est simplifié. Le meilleur est la blouse en cotonnade des femmes créoles, portée sans corset, sans ceintures.

c) **Costume des enfants en bas âge.** — Leur costume est énormément simplifié : pour les nouveau-nés pas de constriction, pas de sangles, pas de maillots serrés ; des sacs de flanelle pour la nuit avec des chemisettes de cotonnade et des linges de même tissu et autre sur les jambes, des robes ou des pantalons de cotonnade ou de flanelle légère pour le jour. L'enfant doit avoir la liberté du mouvement des jambes et ne doit pas éprouver de constriction sur le tronc et sur l'abdomen. Il n'y a pas à craindre, pendant le jour, de le vêtir trop sommairement. Laissé libre à terre sur une natte fine, à la mode des Annamites, il se roule, rampe, s'agite, et se développe sans gêne et sans déformation, bien campé sur ses hanches, cambré, avec cette attitude si droite qu'ont les enfants indiens ou indo-chinois parmi lesquels on rencontre si peu de difformités corporelles. Les enfants plus âgés ont des costumes constitués d'après les principes appliqués aux adultes de leur sexe.

V. — Les vêtements véhicules des germes morbides. — Prophylaxie.

Les étoffes se laissent pénétrer par des molécules organiques et par les germes des maladies lorsqu'ils sont portés par des individus qui en sont atteints ou seulement mis en contact avec eux ou d'autres étoffes déjà souillées.

D'une manière générale, abstraction faite du cas de maladie, les vêtements de dessus sont souillés par les poussières et les germes morbides venus de l'extérieur et qui y adhèrent. Les vêtements de dessous sont imprégnés des souillures venant de la peau. En raison de l'abondance des sudations dans certaines parties du corps il est des pièces du vêtement qui se souillent plus que d'autres : ainsi le caleçon est souillé 4 fois moins vite qu'un gilet de coton et 3 fois moins vite qu'une paire de bas. La laine, se laissant traverser par la sueur et abandonnant les produits d'excrétion aux vêtements qui la recouvrent, reste plus longtemps propre (Gartner).

On sait combien la literie et les vêtements ayant appartenu à des gens atteints de maladies contagieuses contribuent à les propager, surtout quand les souillures ne sont pas apparentes.

Il en est de même des linges ou vêtements ayant appartenu à des individus malades ou morts de fièvres éruptives, de choléra, de fièvre jaune, de peste, de fièvre typhoïde, de diphtérie, d'érysipèle, de lèpre, des affections de la peau (eczéma, herpès, ichtyose, gale, etc., etc.). — Les dangers de contamination sont multipliés par la promiscuité des domestiques indigènes, ordinairement fort sales, et auxquels on abandonne trop facilement et trop fréquemment la garde des enfants.

La prophylaxie moderne a des moyens sûrs de parer à ces inconvénients par la désinfection à l'étuve (voir, tome I, chapitre IX; hygiène urbaine). Dans les maisons; il faut changer fréquemment de vêtements et dès le retour au domicile; ne pas conserver les vêtements imprégnés de sueurs; les soumettre au lessivage, à l'ébullition, les exposer au soleil. La désinfection à domicile par les agents chimiques (pulvérisation au sublimé; vapeurs de formol), au besoin même la destruction par le feu mettront à l'abri de la propagation des maladies infectieuses graves.

Dans les expéditions, dès l'arrivée à l'étape, on enlèvera les vêtements de dessous, on essuyera la peau, on les remplacera par des vêtements secs. On fera sécher les vêtements mouillés après les avoir trempés au préalable dans de l'eau chaude savonneuse et les avoir rincés. On évitera de la sorte les excoriations de la peau consécutives à l'irritation produite par le contact des tissus imprégnés de sueurs et souillés de poussières. — Le savon et le soleil sont des agents stérilisateurs de premier ordre.

DEUXIÈME PARTIE

SOINS CORPORELS. — HYGIÈNE DE LA PEAU

Les vêtements ont pour effet, par les frottements qu'ils exercent sur la peau à la manière d'une étrille et aussi par leurs qualités hygroscopiques, de maintenir les téguments en état de propreté. Mais leur efficacité ne s'étend qu'aux parties couvertes et de plus ils sont insuffisants pour débarrasser complètement la peau de son enduit de graisse et de saleté.

La peau, par les éléments divers contenus dans son épaisseur, forme un organe de protection et de défense contre les agents extérieurs offensifs de tout ordre. Les glandes sudoripares ont pour fonction la respiration cutanée et aussi l'élimination par la peau d'une certaine quantité d'eau et de matières extractives ou principes volatils toxiques. Ces fonctions, compensatrices de la fonction des poumons et des reins, permettent aussi à l'organisme de se défendre contre la chaleur et contre les intoxications funestes au système nerveux. — Elle s'oppose à l'introduction des germes morbides ou des poisons comme l'arsenic ou autres poisons déposés à sa surface, du moins tant que l'épiderme est intact ou peut fonctionner normalement et lorsqu'il est débarrassé régulièrement des substances étrangères qui le souillent.

Les poils qui la recouvrent contribue à sa défense et la sécrétion sébacée normale forme à sa surface un enduit protecteur.

L'intégrité de ces moyens de défense importe au plus haut point, car c'est en permanence que se trouvent à la surface de la peau, au milieu des débris épidermiques, parmi les poils et dans les follicules pileux, de nombreuses espèces microbiennes, leptothrix, schizomycètes, saccharomycès, microcoques, etc., qui n'attendent que la production d'une fissure pour devenir offensifs. — Les causes d'effraction sont fort nombreuses et le but des soins corporels est de les diminuer ou d'en atténuer les conséquences, et aussi d'endurcir la sensibilité de la peau aux influences extérieures.

1. **Barbe et cheveux.** — Quelle que soit la valeur esthétique ou la vertu protectrice de la barbe et des cheveux portés longs, il est utile et commode de tenir les cheveux coupés ras et la barbe très courte dans les pays chauds. La propreté est difficilement assurée sur une tête couverte de longs cheveux et une face couverte de longs poils. L'hygiène a tout à gagner dans la suppression de ces ornements naturels si inégalement distribués entre les sexes et les espèces. — Il n'est pas besoin d'invoquer, pour démontrer l'avantage de cette suppression, l'état glabre de la face parmi les individus

originaires des tropiques pourvus par ailleurs d'une toison laineuse et épaisse sur la tête.

2. **Ablutions**. — L'eau fraîche est l'agent par excellence de la santé dans les pays chauds, soit qu'elle entretienne la propreté corporelle, soit qu'elle diminue la chaleur des téguments, soit qu'elle excite la nutrition de la peau et agisse, par action réflexe, sur le système nerveux régulateur de la circulation, de la respiration et de la nutrition générale.

Mais cette dernière action sur les centres nerveux et les actions biochimiques consécutives sont moins prononcées sous les latitudes chaudes que dans les régions tempérées. Les effets thermogénétiques de l'eau froide sont, en effet, d'autant plus accentués que la température extérieure est plus froide et aussi, bien qu'à un moindre degré, que la température de l'eau est plus froide. Il en résulte que, dans les régions équatoriales, les douches et ablutions faites avec une eau à 24 ou 25 degrés, dans une atmosphère à 30 ou 35 degrés, agissent surtout par action mécanique, en enlevant les souillures de la peau, et en soustrayant de la chaleur. C'est surtout dans les montagnes que l'hydrothérapie aura sa valeur intégrale.

La lotion ou ablution générale faite le matin dans une baignoire, une bassine en zinc, avec de l'eau savonneuse, est le procédé le plus usuel de propreté. Elle suffit pour débarrasser la peau des déchets épidermiques, des matières sécrétées avec la sueur, des matières grasses, des poussières et autres souillures. Les solutions, savons antiseptiques dont les formules sont variées à l'infini (goudron, phénol, thymol, aniodol, etc.), ne sont pas nécessaires. Le savon le plus simple est le meilleur et aucun ne vaut mieux que le savon commun, dit de Marseille, qui, grâce à sa forte alcalinité, a des propriétés microbicides. Il est nécessaire d'avoir de l'eau pure ou purifiée.

Après le savonnage complet du corps, y compris la tête, on fait une lotion complète à l'éponge avec une eau légèrement alcoolisée pour enlever les dernières traces de savon.

Au cours de la journée, après la sieste ou après un exercice, ou après les heures de travail, une seconde ablution avec de l'eau simple enlèvera une partie des souillures de la peau et de la sueur, en même temps que de la chaleur corporelle qui a atteint son maximum, et donnera à l'organisme engourdi une stimulation nécessaire.

3. **Bains.** — Il faut distinguer les bains d'eau pris en baignoire, les bains d'eau courante ou en piscine, les bains de mer.

1º *En baignoire ou dans un bassin.* — Le bain froid (de 20º à 24º), pris le matin ou dans le cours de l'après-midi, doit être complété par un savonnage rapide. Mais il doit être pris avec quelques précautions. Il n'aura qu'une durée de 5 minutes de manière à profiter de son action rafraîchissante et détersive du système cutané en même temps que de l'effet diurétique. Il sera toujours pris une heure au moins avant l'heure des repas.

2º *En eau courante, en rivière ou en piscine.* — Ces bains provoquent des inspirations profondes par l'immersion brusque dans de l'eau froide; par l'exercice de la natation ils procurent un exercice musculaire favorable.

Les bains de rivière sont très usités dans les régions chaudes, surtout dans les petits torrents des régions montagneuses où l'eau est limpide et pure. Les bains de piscine sont particulièrement usités dans tous les grands centres, principalement dans les casernes, collèges, etc. Il est peu de villes coloniales dont les établissements publics ne soient pourvus d'installations de ce genre (Martinique, Guadeloupe, Réunion, etc.).

3º *Bains de mer.* — Ils ne constituent pas une mesure de propreté, mais leur action rafraîchissante, tonique, reconstituante doit être recherchée par les personnes débilitées, n'ayant pas d'éréthisme, de paludisme, de maladies cutanées.

D'une manière générale les individus à tempérament
nerveux, ayant l'intestin susceptible, feront sagement
de s'abstenir du bain froid prolongé quotidien. Ils devront
se borner à une immersion très courte de 1 à 2 minutes
et au savonnage suivi d'une seconde immersion. Il en est
de même des paludéens qui verraient leurs accès de fièvre
réveillés par un bain froid malencontreux. Ces inconvénients
sont très prononcés et peuvent devenir des dangers lorsque
la température du bain descend au-dessous de 20° ainsi que
cela arrive dans les rivières des montagnes. Le bain froid
peut ainsi devenir le point de départ de pleurésies, de rhumatismes, de diarrhées, de retours graves de la fièvre avec
hématurie.

Cependant, sous la direction du médecin, le bain froid
restera une arme précieuse dans quelques fièvres graves,
dans la fièvre jaune, dans les accès pernicieux, bilieux,
dans les coups de chaleur, etc..

Le bain tiède n'est employé qu'exceptionnellement, dans
les régions modérément chaudes, pour des malades, des
convalescents trop débilités pour faire une réaction suffisante.

Dès la naissance, les enfants seront accoutumés à prendre
chaque matin le bain frais. C'est une habitude qu'ils prennent aisément et à laquelle ils renoncent difficilement.

4. **Douches et bains-douches.** — La douche d'eau
froide ou fraîche, administrée en pluie fine ou en jet, produit, outre son action rafraîchissante et de nettoyage, une
action excitante et tonique plus accentuée que celle de l'ablution. Un réservoir quelconque (baril, seau en zinc, etc.) percé
d'un trou, garni d'une pomme d'arrosoir, élevé au-dessus
du sol à 1 mètre au-dessus de la hauteur moyenne d'un
homme, suffit pour constituer un appareil à douche qui
peut être disposé en tous lieux.

La douche d'eau, à 18 ou 22 degrés, est très facilement
tolérée, surtout lorsqu'elle ne dépasse pas la durée moyenne

de 1 minute. Administrée le matin, elle pourra être complétée par un savonnage. Le soir, elle procurera un délassement, une excitation salutaire.

Dans les grands centres, dans les habitations collectives
(casernes, écoles, prisons, ateliers), il est favorable d'installer des *bains-douches* constitués par un réservoir élevé
à une certaine hauteur dont l'eau peut être chauffée au
besoin et d'où elle est distribuée par un nombre déterminé
de tuyaux à différentes cabines disposées en cercle autour et
au-dessous du réservoir. Les hôpitaux coloniaux seront pourvus d'installations hydrothérapiques complètes (voir fig. 52
représentant le pavillon des bains de l'hôpital de Tunis).

La douche a les mêmes contre-indications que le bain
froid.

En résumé, la pratique recommandable est de prendre
une lotion fraîche ou un bain froid au savon le matin et,
après la sieste ou après un exercice le soir, une douche
ou un bain froid si l'état du sujet le permet. Si le sujet est
trop nerveux, ou fébricitant, ou débilité, une simple lotion,
très courte, pourra suivre les exercices ou la sieste.

Si l'eau et le temps font défaut, en expédition, par exemple, on se contentera de lotions savonneuses le matin au
réveil, dans la journée après la sieste, après une marche ou
un exercice, ou d'un *enveloppement humide* avec un drap
mouillé dans l'eau froide ou tiède. Comme les ablutions
abondantes ces lotions seront faites pendant que le corps est
encore échauffé et après l'avoir, au préalable, essuyé à sec.

Toutes ces opérations doivent être faites à l'abri des courants d'air. A la sortie du bain, douche, etc., le sujet doit
s'envelopper d'un peignoir de laine et garder le repos. Il ne
faut pas se livrer à des exercices violents ou des marches
dans le but de provoquer une réaction qui se produit sûrement en même temps qu'un effet sédatif lorsque le corps,
bien enveloppé, est au repos.

Un léger massage de la peau fait avec la main garnie d'un

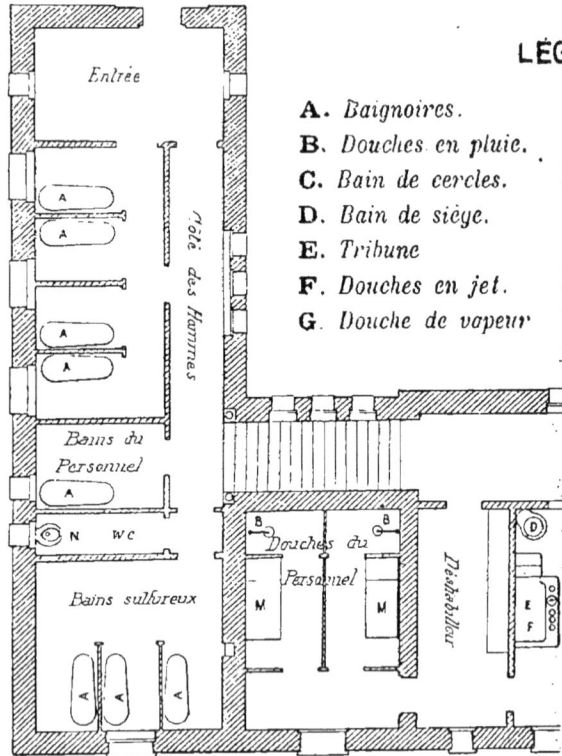

HOPITAL

PAVILI

A

Monsieur PAVILLIER Ingér en Chef des Ponts et Chaussées.

LÉG

A. *Baignoires.*

B. *Douches en pluie.*

C. *Bain de cercles.*

D. *Bain de siège.*

E. *Tribune*

F. *Douches en jet.*

G. *Douche de vapeur*

Entrée

Côté des Hommes

Bains du Personnel

N WC

Bains sulfureux

Douches du Personnel

Déshabilloir

Fig. 52. — Pavillon

(Figure communiquée par

Monsieur RESPLANDY Architecte Principal.

ouche de vapeur
porarium.
stes d'eau.
atteries de chauffe.
adins.
s de repos.
ppareils " Le Sanitaire "

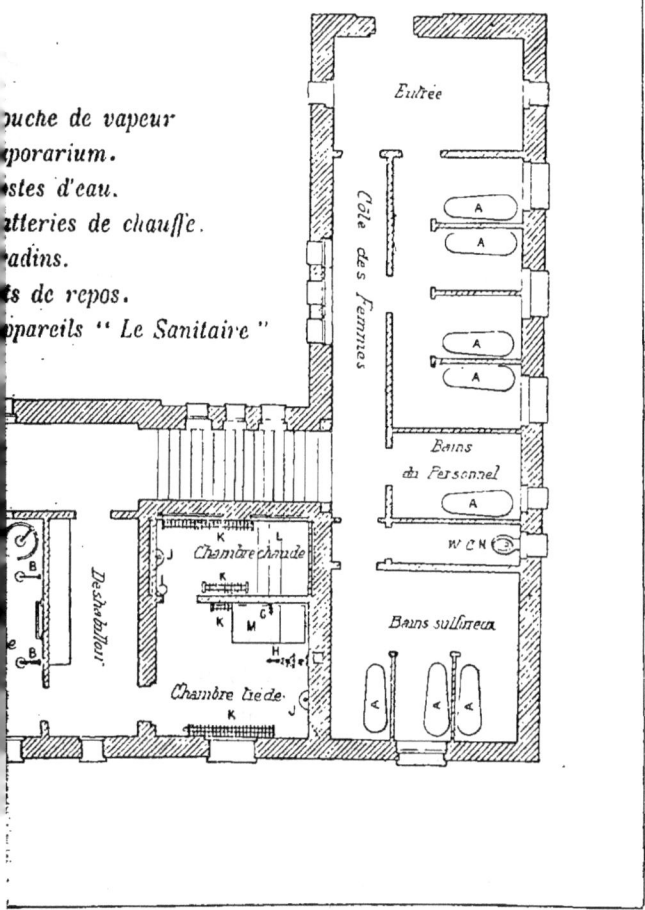

Entrée

Côté des Femmes

A
A

A
A

Bains
du Personnel

A

W C H

Bains sulfureux

A
A
A

Deshabillou

Chambre chaude

Chambre tiède

l'hôpital de Tunis.
oteaux, Borne et Boulet.)

linge de toile ou d'un gant de crin, des tapotements suivis de quelques mouvements communiqués aux articulations, détergent la peau des déchets épidermiques qui peuvent encore s'y trouver et excitent la circulation.

5. **Soins spéciaux pour les parties de la peau irritées.** — Les parties du corps, irritées ou blessées par la marche, par le frottement des pièces de vêtement ou d'équipement, demandent des soins spéciaux. Des lotions chaudes boriquées à 30 p. 1000, bichlorurées à 1 p. 2.000, suivies d'applications de poudres astringentes, tannin, talc, seront des plus utiles pour les parties de la peau irritées par le frottement des pièces d'équipement, aux points de construction des vêtements et au niveau des plis cutanés.

Il sera bon aussi d'appliquer sur les parties blessées de la suintine additionnée d'une petite quantité de sulfate de cuivre, recouverte d'une couche de coton.

Les moindres écorchures doivent être soignées et protégées par une couche de collodion ou une cuirasse de sparadrap après avoir été lavées.

Les mains et les orifices naturels, narines, bouche, etc., doivent être l'objet de lavages réguliers répétés plusieurs fois par jour.

Les pieds seront tenus en un constant état de propreté pour être à l'abri des plaies atoniques, des onyxis, de la puce chique, du dragonneau, etc... La marche dans les mares, la traversée des cours d'eau durcissent le cuir des chaussures et blessent le pied. Il n'est pas possible de se déchausser et on ne saurait d'ailleurs le conseiller, à cause des sangsues, des serpents, etc., qu'on peut y rencontrer. A défaut de lotions générales, l'Européen devra recourir au lavage des pieds à la fin de chaque journée, soit à grande eau, soit avec un linge mouillé.

Pour éviter les *écorchures aux pieds*, on les enduira par frictions, avant la marche, d'un corps gras, suif ou de préférence suintine, qu'on fera pénétrer dans tous les replis et

qui accroît la résistance et la souplesse de la peau. La suintine additionnée de 5 p. 100 de sulfate de cuivre a une action
des plus favorables sur les rougeurs, les ampoules excoriées,
les œdèmes douloureux du pied (Berthier).

Quant aux *ampoules*, le meilleur moyen de les traiter est
de les traverser au moyen d'une aiguille et d'un fil asepti-
sés. Le fil qui forme séton est laissé en place après avoir été
coupé aussi près que possible de la peau. Par tous ces soins
minutieux on évitera, dans les colonnes expéditionnaires,
les invalidations par écorchures du pied qui donnent un
déchet de 25 p. 100 en Europe, et bien plus élevé dans les
pays chauds, en raison de la multiplicité des causes de
traumatisme (Kermorgant et G. Reynaud).

CHAPITRE VI

PROFESSIONS, TRAVAUX ET EXERCICES, EXPÉDITIONS ET EXPLORATIONS. — MODES D'EXISTENCE

I. — Principes généraux réglant le mode d'activité.

Qu'il s'agisse de travailler pour assurer son existence et la prospérité de ses affaires, ou qu'il s'agisse de se livrer à des exercices pour assurer l'entretien des fonctions de son organisme, l'Européen transporté dans les pays chauds est dans l'obligation de conformer et de mesurer son activité suivant des règles qu'imposent les conditions nouvelles créées par le climat et que l'hygiène doit édicter. Rapports entre le monde extérieur et le corps humain, durée du travail, mesure de l'effort à effectuer, qu'il s'agisse du travail utile ou du travail d'exercice, direction des exercices de manière à accroître l'endurance, la puissance et l'aptitude au travail utile sans dépasser l'effet sanitaire cherché, tel est le programme d'action de l'hygiène, action applicable au travail cérébral comme à l'emploi des forces animales, car l'emploi des forces cérébrales exige une réglementation d'autant plus sévère que leur intégrité est rapidement menacée par l'action climatérique chaude.

1. **Influence du travail sur l'organisme.** — a) *Influence sur la calorification.* — Sous toutes ses formes le travail est l'expression d'un mouvement et l'homme ne peut produire aucun mouvement sans accroître sa production de chaleur; fait grave pour l'équilibre physiologique thermique dans les pays chauds.

La chaleur animale, produit d'actions chimiques, principalement d'oxydations, qui s'accomplissent dans tous les tissus, a son foyer principal dans les muscles (1). Ils ne peuvent produire de travail mécanique qu'en augmentant la production de chaleur. La quantité de chaleur produite en 24 heures, qui est évaluée à 2400 ou 2500 calories pour les Européens dans les pays chauds (elle est la même pour les Malais, à Java, d'après Eijkmann), quantité à peu près égale à celle qui est produite, en moyenne, en Europe (2700 calories), s'élève de façon notable pendant le travail musculaire.

Dans les régions tempérées, le nombre des calories produites pendant une journée de repos (repos de 16 heures, sommeil de 8 heures) est de 2.790 calories ; pendant une journée de travail (repos de 8 heures ; travail de 8 heures, sommeil de 8 heures), ce nombre s'élève à 3.724,8, soit 934 calories en plus pendant la journée de travail, chiffre auquel il convient d'ajouter 301 calories représentant, d'après la loi de corrélation des forces, le nombre des calories transformées en un travail effectué de 293.344 kilogrammètres. Au total la somme des calories produites s'élève à 4.425 calories, dont le sixième seulement s'est transformé en mouvement.

La somme de chaleur ainsi produite par le travail musculaire élèverait la température du corps de 5 à 6 degrés si des causes de déperdition, échauffement de l'air inspiré, des aliments et des boissons, rayonnement par la peau, évaporation cutanée, n'intervenaient pas pour compenser cette élévation de température. Ainsi 90 p. 100 de la chaleur produite est éliminé par la peau dans les pays tempérés et la température ne monte guère que de 1 degré environ (sous la langue) pendant l'exercice musculaire. Mais cette éléva-

(1) Les centres nerveux, les nerfs en activité sont aussi des foyers de chaleur. Le cerveau est, après le foie, l'organe le plus chaud du corps.

tion pourra être bien plus considérable dans les pays chauds où la déperdition de calorique est contrariée par la thermalité élevée et la tension excessive de vapeur d'eau du milieu ambiant. D'autre part, le travail entraîne une production de calories considérables en raison de l'exagération des combustions interstitielles, accrues par l'appel du système nerveux, surexcité anormalement chez l'Européen importé, et produisant plus de calories qu'il n'est nécessaire pour le travail utile à effectuer, tant que la transformation physiologique de l'immigrant n'aura pas diminué cette excitabilité nerveuse réflexe pour le rapprocher de l'état de l'indigène.

b) *Pertes par le travail.* — Comme compensation du rayonnement insuffisant l'évaporation cutanée est accrue proportionnellement. Le travail musculaire entraîne donc chez l'Européen une abondante perspiration cutanée qui peut, par sa répétition, être la cause de déperditions excessives que l'indigène ne subit pas au même degré tout en fournissant à poids égal plus de calories pour le même travail (Eijkmann).

Cette déperdition prolongée de sueurs se traduit par une perte de poids qui peut s'élever jusqu'à 6 livres 96 pour des marins travaillant en pleine mer sous les tropiques, pendant une traversée de quelques jours (traversée du détroit de Torrès; Rattray) (1). Les hommes les plus âgés sont les plus éprouvés par ces pertes. Les soldats des compagnies de discipline dans les colonies et les condamnés européens à la Guyane fournissent une mortalité d'autant plus élevée qu'ils travaillent plus (Orgeas).

c) *Fatigue et surmenage.* — Avant d'arriver à produire

---

(1) A. Rattray. *Arch. de médecine navale*, 1872, t. XVII, p. 455.
Delaroche et Berger ont placé dans une étuve sèche un alcarazas rempli d'eau et un lapin du même poids. La température de l'étuve était élevée progressivement jusqu'à 87°5. A la fin de l'expérience, les températures internes de l'alcarazas et du lapin avaient peu varié et le poids de chacun deux avait diminué de 120 gr. environ.

la perte de poids, le travail utile ou d'exercice peut déterminer un état de malaise, ou de fatigue d'autant plus prompt à apparaître que le travail sera exagéré ou effectué aux heures chaudes de la journée. Des mouvements fébriles peuvent se manifester par suite de l'accumulation de certains produits de la désassimilation suractivée des tissus, en particulier de l'acide lactique en excès dans les muscles, d'où résulteront une sorte d'auto-intoxication et les phénomènes du coup de chaleur. Excédent de déchets et excès de chaleur produisent le surmenage lent ou rapide. La résistance aux agents infectieux est diminuée; aussi voit-on les épidémies de dysenterie, de fièvre typho-malarienne, dans les armées en campagne sous les tropiques, les accès de fièvre jaune brusque, les accès pernicieux palustres dans les troupes en marche, ou chez les individus accomplissant un travail pénible au soleil.

En résumé, le travail accompli dans les climats chauds entraîne une déperdition de forces et expose à des dangers provenant de la rétention du calorique et de la diminution de la résistance organique, s'il dépasse une mesure à déterminer suivant les conditions de climat, d'alimentation, d'âge, de nature et de durée du travail.

2. **Repos et inactivité**. — Le repos absolu a aussi des conséquences fâcheuses, car il compromet l'équilibre des fonctions et leur activité nécessaire. Il est vrai que le repos bien réglé, plus encore que la diminution des aliments trop hautement calorifiques, permet à l'Européen de se défendre efficacement contre l'hyperthermie. Aussi, se basant sur cette constatation et sur la manière d'être de certains indigènes qui regardent l'entière inaction comme l'état le plus parfait et donnent au souverain Etre le nom d'*Immobile*, bien des auteurs préconisent le repos et prétendent, avec quelque justesse, qu'à moins d'être dans un milieu tempéré par l'altitude l'Européen doit, dans les plaines basses et voisines de la mer, s'abstenir de tout effort physique et se bor-

ner à gérer des propriétés et des établissements industriels.

Mais ces prescriptions d'une hygiène qui tient peu de compte des nécessités de la vie condamneraient à l'impuissance toute une catégorie d'émigrants, formant une majorité que leur condition sociale éloigne d'une gérance exigeant des capitaux et une culture intellectuelle élevée et qui sont condamnés au travail de leurs mains.

D'ailleurs une activité mesurée est nécessaire pour entretenir l'activité des organes digestifs, de la nutrition musculaire, la puissance et la pondération du système nerveux, l'amplitude de la respiration, pour donner l'endurance, l'équilibre des fonctions et l'harmonie des formes.

Le mouvement a pour effets un besoin de restitution des matériaux dépensés, une hypersécrétion des sucs digestifs accrue par la circulation du sang suractivée; une action mécanique sur les viscères abdominaux massés par l'exercice; la décongestion des poumons, du cœur, du cerveau, du foie; l'accroissement des échanges à la surface du poumon en raison de l'ampleur de la respiration, accroissement de la nutrition et de la masse du tissu musculaire qu'il faut distinguer de l'infiltration graisseuse de certains anciens colons ou de femmes créoles adonnés à l'oisiveté.

L'exercice préserve le système nerveux, en particulier le cerveau, de la torpeur si commune chez les habitants des tropiques et non moins désastreuse pour les affaires que les perversions mentales ou l'impressionnabilité excessive résultant d'un travail cérébral fait sans mesure et sans compensation.

3. L'activité aux colonies. — C'est d'ailleurs se faire une idée inexacte de la vie coloniale que de se représenter le colon toujours abandonné dans une oisiveté et dans une indolence peu productives. Le planteur parcourt ses champs, l'usinier surveille toutes les parties de son établissement, le commerçant court de son comptoir au navire qui charge ses produits, le fonctionnaire lui-même fournit une somme de

travail qui n'est pas inférieure à celle de son congénère d'Europe. Les militaires coloniaux ont une existence qui n'a rien de comparable à la paisible existence que mènent les soldats des garnisons de France.

La « *molle et paresseuse* » existence des pays chauds ne peut être goûtée qu'aux heures de sieste ou par une minorité de privilégiés qu'on trouve en plus grand nombre en Europe où ils sont adonnés à une oisiveté moins contemplative.

Il faut savoir distinguer; il y a colonies et colonies; il y a profession et profession. L'observation des faits est probante.

Les premiers habitants des Antilles anglaises et françaises, travaillant et vivant sur leurs domaines, ont constitué une société vivace. Il en fut de même à la Réunion et à Maurice, dont les premiers habitants blancs firent eux-mêmes les petites cultures des épices, du café, de la vanille jusqu'à l'époque où la grande culture de la canne à sucre eût exigé l'introduction d'une main-d'œuvre abondante. Les « petits blancs », les « pattes jaunes », descendants directs et purs de ces premiers occupants, vivant dans les montagnes, fournissent actuellement de robustes soldats.

Les rares colons libres établis en Nouvelle-Calédonie ont toujours pu cultiver eux-mêmes la terre, et les Européens peuvent y exécuter tous les travaux.

N'y a-t-il pas en Algérie, notamment à Laghouat, à Géryville, des Français et des Espagnols formant une population agricole très laborieuse? N'a-t-on pas vu les Espagnols se livrer aux travaux les plus divers à Cuba, gardiens de troupeaux à pied ou à cheval (Montero et Sabanero), surveillants d'habitation (Mayoral) ou cultivateurs même (Guaziro).

M. Stokvis a cité des exemples de colonies agricoles européennes réussies : celle de Surinam, formée de 200 paysans

_____

(1) La colonisation et l'hygiène tropicale ; *Revue scientifique*, 12 sept. 1890.

européens purs de tout mélange; celle de la Dessa poespo
(résidence de Passaroenan), dans les Indes Néerlandaises,
constituée par des anciens soldats qui y cultivent la terre
avec succès (1).

Cependant, lorsqu'on approche de l'Équateur, dans l'Inde,
au Brésil, sur la côte d'Afrique, les Européens sont éloignés
des travaux de la terre par le climat excessif. Mais ils se
livrent encore avec activité aux labeurs incessants qu'exigent le commerce et l'industrie moderne pour assurer la
rapidité des échanges : travaux de bureau, d'usine et d'atelier; surveillance des transports et des embarquements,
navigation, conduite de machines, explorations, etc..

L'activité de l'Européen se manifeste ainsi sous des formes multiples et diverses suivant les climats; car ce n'est
pas le repos qu'on vient chercher aux colonies où la fortune,
pas plus qu'en Europe, ne surprend l'homme pendant le
sommeil. Ceux qui s'expatrient pour aller à sa recherche
doivent courir après elle.

II. — Classification des professions

1º Dans les pays *chauds* et *salubres*, les plus éloignés de
la zone équatoriale, le travail manuel de toute espèce, mais
réglementé, est possible pour l'Européen. Les professions
que peut exercer l'Européen sont à peu près les mêmes que
celles qu'il exerce en Europe sous la réserve des modifications qu'apporte la climatologie, en particulier l'élévation
plus ou moins persistante de la température. C'est affaire
de conditions locales; mais les règles d'hygiène sont à peu
près les mêmes qu'en Europe.

2 Les autres colonies, de beaucoup les plus nombreuses,
les colonies *insalubres* ou à *climat excessif*, ne permettent
pas à l'Européen de se livrer à toutes les professions indistinctement et, parmi celles qui lui sont accessibles, il en est

(1) Van Gennys, *Algemeen Handelsblad;* 15 août 1895.

dont l'hygiène doit s'occuper plus particulièrement pour indiquer les précautions qu'elles nécessitent.

En règle générale, les professions nécessitant l'effort répété et le séjour prolongé au soleil, le remuement de la terre, sont inaccessibles à l'Européen en tant qu'ouvrier se livrant à un travail manuel. Les professions non manuelles liées aux travaux de la terre, telles que celles de surveillant, de gérant, etc., doivent être soumises à une réglementation salutaire.

Les professions des Européens dans les colonies des régions chaudes peuvent être divisées en 3 groupes principaux :

1° Les *professions exercées à l'air libre*, dans lesquelles les ouvriers ou directeurs des travaux sont exposés aux agents météoriques et qui se subdivisent en :

a) Professions d'ouvriers remuant la terre (agriculteur, terrassier);

b) Professions de militaire ou d'explorateur, de gérant, surveillant ;

2° Les *professions manuelles exercées à l'abri de l'air* exigeant le déploiement de forces physiques (ouvriers d'art, ouvriers d'industrie, domestiques, etc.).

3° Les *professions libérales, ou non manuelles*, s'exécutant généralement à l'abri des agents météoriques (administrateurs, commerçants, industriels, chefs d'atelier, commis, écrivains, etc.).

Professions exercées à l'air libre. — *a*) PROFESSIONS AGRICOLES OU AUTRES, AYANT POUR OBJET LE REMUEMENT DU SOL. — Prophylaxie du paludisme.

Dangers de la profession agricole. — Dans les régions tempérées et salubres, le travail de la terre est la plus salutaire de toutes les professions. S'exerçant à l'air libre et pur, il développe les forces, conserve la santé et n'expose pas l'ouvrier aux multiples contaminations de l'atelier.

Il n'en est pas de même dans les pays très chauds et insalubres. Là, au contraire, l'ouvrier de la terre, agriculteur ou terrassier, est exposé aux atteintes du paludisme, du tétanos et d'autres maladies infectieuses recélées par le sol, au coup de chaleur ou aux insolations, aux conséquences déjà énumérées du surmenage.

Les couches supérieures du sol tropical, imprégnées de matières organiques en voie de décomposition et saturées de germes dont les générations se succèdent sans fin, ont une extrême richesse microbienne. Certaines formes, les espèces sporogènes, plus durables, se trouvent en grand nombre dans les couches superficielles que le laboureur ou le défricheur vont mettre au jour. C'est là que se rencontrent les germes de la peste, du tétanos, du charbon, inoffensifs tant qu'ils étaient enfermés et capables de donner lieu à des épidémies meurtrières au premier bouleversement du sol.

Malaria.—La *malaria* est le grand et principal ennemi du cultivateur colonial : c'est elle qu'il doit apprendre à connaître, à éviter et à combattre.

Les dernières découvertes, en nous révélant la nature du contage paludéen et son mode principal de transmission (1), ont confirmé les anciennes observations qui avaient permis de préciser suffisamment les circonstances principales dans lesquelles on est plus particulièrement exposé à contracter le paludisme. La plus grave de ces circonstances est le remuement des terres alluvionnaires, fréquemment inondées, humides, couvertes de flaques d'eau ou de forêts, jusque-là non défrichées, ou délaissées après avoir été cultivées.

La colonie agricole fondée en 1793 par Ph. Beaver, officier anglais, dans l'île de Boulam, entre deux bras du Rio-Grande (côte occidentale d'Afrique), ne comptait plus, au bout de seize mois, que six Européens sur 91 qui avaient débar-

(1) Voy. *la Malaria*, par le Dr Léon Bertrand, ex médecin de la Cie des chemins de fer du Congo, et le Dr J. Klynens. Paris, 1903. J.-B. Baillière.

qué. Les autres étaient morts de paludisme ou s'étaient enfuis.

Les tentatives de grandes cultures industrielles, faites, sous la Restauration, à 3o ou 4o lieues de Saint-Louis (Sénégal), échouèrent comme avaient échoué les tentatives de colonisation agricole faite par Choiseul, sur les rives désertes du *Kourou* (12.000 morts sur 15.000 colons) ou sur les bords de la *Mana* à la Guyane. Les récentes tentatives de colonisation pénale agricole faites à la Guyane ont été suivies d'insuccès complet.

L'histoire des expéditions militaires coloniales abonde en faits prouvant l'influence funeste du remuement de la terre nécessité par la construction des routes, des fortifications, des casernements. Les épidémies de paludisme qui ont ravagé les garnisons de l'Algérie au début de l'occupation (Bône, Mascara, Sidi-Bel-Abbès, Miliana, Saïda, etc.), la mortalité considérable qui frappa les détachements employés aux travaux de la route de la Chiffa (1.800 malades sur 4.000 hommes) sont des exemples bien connus.

Les troupes françaises employées aux travaux du camp de concentration de Chu et de la route de Langson, au Tonkin (1884), furent décimées par le paludisme, qui ne diminua qu'avec la cessation des travaux de terre.

Les premières troupes françaises débarquées à Nossi-Bé (Madagascar), en 1840, pour y exécuter des travaux de campement et de défense, furent tellement éprouvées par le paludisme que les Malgaches ont donné à la pointe de terre, où ces soldats trouvèrent la mort, un nom qui signifie : « Lieu où il est dangereux de remuer la terre. »

Au cours de la dernière expédition de Madagascar (1895-1896), où les travaux de la route furent en grande partie la cause de la mort de 4.000 Européens combattants, les compagnies du génie, plus particulièrement et plus longtemps attachées à ces travaux de terre, eurent 387 morts sur 600 hommes d'effectif.

Le tableau de la morbidité des différents corps de troupe,

occupant Madagascar en 1897, indique l'influence de la nature des travaux.

CORPS DE TROUPE	Morbidité pour 1000 h. d'effectif.	OBSERVATIONS
Conducteurs auxiliaires d'artillerie.	233	Cadres identiques à l'artillerie, mais soumis aux travaux.
Régiment malgache	193	Cadres identiques à l'infanterie de marine, mais faisant colonne dans les régions insalubres et soumis aux travaux.
— colonial	189	
Génie	184	
Artillerie de marine	166	
Bataillon étranger	168	
Infanterie de marine	163	
Tirailleurs Algériens	142	

Les *terres hautes*, mais incultes, boisées et humides, peuvent être dangereuses lorsqu'elles sont remuées, ainsi que le prouvent les épidémies de paludisme grave qui ont signalé l'installation des postes dans le Haut-Tonkin et la construction du sanatorium de Nosi-comba à Madagascar.

Les hommes de race colorée ne sont pas exempts de ces dangers, car on sait que le chemin de fer de Panama a coûté une vie d'homme par traverse posée sur la voie, que les Chinois qui y travaillaient ont eu une mortalité de 50 p. 100, que les noirs des Barbades employés à la construction du chemin de fer du Congo Belge ont eu une mortalité de 50 p. 100, que 400 Marocains sur 600 engagés ont succombé dans les travaux de terrassement du chemin de fer du Soudan, et que l'exécution du chemin de fer de Langson a causé une telle mortalité par paludisme parmi les coolies tonkinois venus du Delta que leur recrutement devint très difficile.

Hygiène de la profession agricole dans les Colonies. Prophylaxie du paludisme. — L'ensemble des mesures propres à protéger l'ouvrier de la terre aux colonies constitue en réalité la *prophylaxie du paludisme* (1).

(1) Voir tome I, chapitre VII, page 155 ; la description et les modes de transmission de l'hématozoaire, agent du paludisme.

Ces mesures peuvent être classées en 5 catégories :

1° Choix des travailleurs ;

2° Transformation du sol ;

3° Mode d'habitation des travailleurs ;

4° Fixation des saisons et des heures de travail ;

5° Soins donnés aux travailleurs.

1° Choix des travailleurs (1). — Les travaux de défrichement ou d'appropriation du sol doivent être confiés aux indigènes originaires du pays ou de pays similaires. Ils sont moins décimés que les Européens. Les noirs cafres sont les meilleurs travailleurs pour les colonies de la mer des Indes. Les noirs pris sur les rives du continent Africain ont permis la mise en valeur des terres tropicales de l'Amérique. La mortalité et la morbidité des noirs par paludisme est, comme nous l'avons vu, bien inférieure à celle des blancs (2), de telle sorte qu'en raison de cet avantage et aussi de leur résistance à la chaleur, les indigènes constituent l'élément indispensable pour tous les travaux de la terre et surtout pour la période d'appropriation du sol.

2° Transformation du sol. — La transformation du sol est la condition nécessaire de l'assainissement. Elle résultera d'un ensemble de mesures dont la plupart ont été déjà étudiées (3) et que nous ne ferons que rappeler brièvement. Elles ont pour but, en mettant le sol en état d'être cultivé,

(1) Voir tome II, chapitre I, aptitudes physiques pour la colonisation.

(2) Pendant l'expédition de Madagascar, les bataillons Haoussa, Malgache et Bourbonnais ont eu 15 décès pour 100 h. d'effectif, au lieu de 32 décès pour 100 hommes de troupes européennes.

Au Dahomey, les soldats indigènes ont une mortalité par paludisme de 1, 48 p. 1000 ; les soldats européens ont une mortalité par paludisme de 25,7 p. 1000.

Au Tonkin, la morbidité générale est de 525 p. 1000 soldats indigènes, et 1072 p. 1000 soldats européens : la morbidité par paludisme est de 193 p. 1000 soldats indigènes, et 464 p. 1000 soldats européens.

(Dr Grall. *Études statistiques sur l'Indo-Chine.*)

(3) Tome I, chapitre VIII, l'habitation.

de supprimer en même temps les conditions favorables à la pullulation des moustiques, hôtes et véhicules de l'hématozoaire.

Nous avons vu que les moustiques femelles (anophèles) déposent leurs œufs en forme de bateau à la surface des moindres flaques ou nappes d'eau stagnantes, à végétation aquatique, non poissonneuses, non agitées, à bords fangeux. De ces œufs vont naître les larves qui vivent dans l'eau, pendant 1 semaine, jusqu'à la transformation en insectes parfaits. Devenus adultes, lorsqu'ils vivront de la vie aérienne, ces insectes s'éloigneront peu des eaux stagnantes où ils ont pris naissance et se réfugieront le jour dans les bois, dans les fourrés épais, dans les endroits bas, humides, ombreux. Ils y sont très dangereux mais sortent en grand nombre de ces repaires le soir (et aussi le jour dans les pays chauds) pour piquer l'homme qui s'en est approché. Donc le plan à suivre est celui-ci : *Déboisement rationnel et défrichement ; suppression des eaux stagnantes, des bas-fonds humides*, etc. ; *destruction des moustiques et de leurs larves.*

Défrichement et déboisement. — Après avoir fait la part des bouquets d'arbres nécessaires pour former des rideaux de protection contre les vents insalubres ou nuisibles aux cultures, tout en facilitant la circulation de l'air et la décomposition des matières organiques dans le sol (1), on se débarrasse des arbres inutiles en les coupant, et on détruit les sous-bois par le feu qui a l'avantage de faire disparaître une grande quantité de détritus végétaux accumulés sur le sol. Les souches ou racines ne seront arrachées que s'il n'est pas possible de faire autrement.

L'*ameublissement* du sol sera fait autant que possible avec des machines (le *grubber*, employé aux États-Unis pour arracher les arbres ; l'*excavator*, employé par les

(1) Dr Da Silva Amado, Congrès international des médecins des Colonies, là Amsterdam, sept. 1883.

Anglais, à la Guyane, pour creuser des canaux sur lesquels vont circuler des bateaux porteurs de machines qui font mouvoir des charrues à terre).

Drainage. — Le drainage sera fait *superficiellement* par un réseau de canaux, de caniveaux, de fossés d'épuisement, et *profondément,* dans le sous-sol, par des tranchées remplies de pierres brutes, de fascines ou par des tubes en poterie percés de trous. Les uns ou les autres conduiront les eaux collectées à la mer ou au fleuve voisin ou à des puits perdus.

Assèchement des marais. — L'eau des mares sera conduite vers la mer ou vers un cours d'eau à la faveur d'une différence de niveau. Les marais trop bas situés seront desséchés avec des machines élévatoires mues par des moulins-à-vent, ou en perçant le tuf imperméable sur lequel repose la couche végétale de manière à faire écouler l'eau de surface vers les couches poreuses profondes, suivant l'exemple donné par les trappistes dans la campagne romaine.

A l'aide de barrages on maintiendra à un niveau constant l'eau des étangs trop étendus pour être desséchés, on empêchera le débordement des fleuves dans les dépressions du sol (Tonkin) ou le mélange des eaux de mer avec les eaux des fleuves. Dans d'autres circonstances, on favorisera au contraire la formation d'un courant constant dans les lagunes qui ont des seuils trop élevés par le creusement d'un chenal qui les mettra en communication soit avec le fleuve voisin, soit avec la mer.

On supprimera les mares, les marnières, les trous servant de dépotoirs dans les agglomérations indigènes. Le colmatage fait par les cours d'eau, les terres provenant du creusement des tranchées serviront au comblement des dépressions du sol et des mares.

Pour les cultures, telles que celle du riz, exigeant la sub-

mersion du sol pendant un certain temps, l'eau courante
sera, si possible, substituée à l'eau stagnante.

Les cultures intensives utiles, les plantations simplement
assainissantes (eucalyptus, filaos, niaouli, ricin, pin, etc.),
achèveront l'œuvre de transformation du sol.

.3° DESTRUCTION DES MOUSTIQUES. — Dans le cas où les
nappes d'eau ne peuvent pas être supprimées, soit parce
qu'elles sont trop considérables, soit parce qu'elles constituent
des réservoirs d'eau indispensables, il faut les rendre inoffensives, ou inaccessibles aux moustiques, ou détruire les
larves que les moustiques y déposent.

Dans les pièces d'eau très étendues, viviers, etc., la destruction des larves sera obtenue en y entretenant des poissons, surtout des épinoches, qui mangent les larves ; on
détruira les herbes aquatiques.

Les citernes ou bassins contenant de l'eau destinée à la
boisson seront couverts et si, malgré cette précaution, les
moustiques parviennent à y déposer leur ponte, on détruira
les larves à l'aide de l'huile ordinaire ou de la poudre de
chrysanthème. L'huile obstrue leur appareil trachéal et les
asphyxie.

Dans les mares de petite surface on se servira avec avantage d'huile de ricin ou de coco, d'huile de pétrole pure ou,
mieux encore, mélangée à du goudron pour avoir une action
plus durable, ou aussi du pétrole associé à la naphtaline,
de la vaseline, etc.

Pour que le pétrole s'étale bien uniformément on le ver-
sera en une série de points également distants sur la surface
d'eau. Un procédé commode consiste dans l'emploi d'un
chiffon imbibé de pétrole qu'on promène à l'aide d'une
perche sur la surface d'eau. Il n'y a pas lieu de s'inquiéter
du cube d'eau contenu dans la pièce d'eau. Il suffit de 10
centim. cubes de pétrole ou d'un mélange de pétrole et de
goudron, par mètre carré de surface d'eau, renouvelable de
15 jours en 15 jours pendant la saison d'hivernage, moins

souvent en saison sèche, pour assurer la destruction des
œufs et des larves. Les conditions climatériques de la zone
tropicale exigent que l'opération soit faite toute l'année.

Habitations. — Quoique jouissant d'une certaine immunité à l'égard du paludisme, les indigènes n'en sont pas
complètement exempts (1) et doivent être entourés des précautions indispensables pendant la période de ces travaux
si redoutables.

Pendant et après les travaux d'aménagement, les habitations des travailleurs, aussi bien que celles des directeurs et
surveillants, seront disposées en un lieu ventilé, éloigné des
mares, des fourrés humides, sur une hauteur, si c'est possible et au vent des régions malsaines. Les cases, construites suivant les ressources et les modes locales, seront, en
tous cas, élevées sur pilotis. La défense contre les moustiques sera organisée aux approches de la maison, aux ouvertures, et dans l'intérieur de la maison.

a) *Au dehors.* — On allumera chaque soir de grands

(1) Rufz de Lavison a déjà signalé la fréquence du paludisme chez les
enfants qu'il estimait être dans les mêmes conditions que les « accli-
matés ». Borius a constaté que, dans la première période de leur existence,
les indigènes succombent en grand nombre sous leurs coups. Les formes
graves pernicieuses frappent moins souvent l'adulte indigène, mais l'atteignent cependant en prenant un type différent.

La commission de l'École de médecine tropicale de Liverpool, envoyée
en Guinée, a confirmé, après Koch, ce point important, à savoir : que
les indigènes enfants au-dessous de 10 ans ont presque tous le sang
infesté d'hématozoaires et que c'est par leur intermédiaire principalement que les Européens sont contagionnes.

Les adultes paraissent immunisés jusqu'à un certain point quand ils
ne sont pas expatriés.

A Lagos, Christopher et Stephens ont constaté que presque tous les
enfants au-dessus de 2 ans étaient infestés de paludisme :

Au-dessous de 1 an..................... 54 fois sur 100.
Entre 2 et 5 ans...................... 81 à 71,4 —
De 25 à 30 ans........................ 30 —
De 50 à 60 ans....................... 11,11 p. —

L'immunité apparaîtrait de 10 à 12 ans (Daniels : à la Guyane ;
J. W. Stephens, S. V. Christophus : sud africain ; — E. b. Théobald.

feux autour de la maison, au coucher du soleil, moment où les moustiques sortent en plus grand nombre de leurs repaires. Il est excellent de brûler à cet effet des rameaux d'eucalyptus, de filaos ou de mélaleuca. Ces feux seront allumés aussi sur les terrains fraîchement remués.

b) *Aux ouvertures de la maison.* — La case modèle doit avoir ses ouvertures, portes et fenêtres, tendues de toile, de moustiquaire, ou aussi de toile métallique galvanisée. La porte d'entrée sera précédée d'une sorte de logette, en forme de tambour avec portes doubles. Suivant la coutume des Canaques, des rideaux faits de brins d'herbes flottants, suspendus aux ouvertures, arrêtent les moustiques au passage. L'installation de réticules protecteurs a donné de bons résultats au Dr Celli qui les a fait appliquer dans la région paludéenne du Latium, aux habitations des ouvriers et employés de chemin de fer. Sur 207 individus soumis à cette réglementation, 10 seulement présentèrent des accès de malaria, attribuables à leurs imprudences, à leur constitution chétive ou à des récidives. Tous ceux qui n'avaient pas été protégés par cette réglementation furent plus ou moins gravement atteints. Quelques maisons de paysans protégées de la même manière donnèrent des résultats non moins satisfaisants.

Il ne faut pas compter avoir des résultats aussi satisfaisants dans les régions tropicales parce que les habitants, incommodés par la chaleur constante de jour et de nuit, n'auront que rarement le courage de maintenir les ouvertures de la maison obturées par des toiles qui interceptent toujours en partie l'entrée de l'air, et ne renonceront jamais à prendre l'air sous la vérandah. D'autre part, l'inoculation par les moustiques se fait le jour comme la nuit.

Il faudrait compléter la défense par la fermeture de la vérandah avec des châssis garnis de toile métallique.

c) *Intérieur de la maison.* — Chaque ouvrier doit être pourvu d'une moustiquaire assez longue pour être bordée

sous le matelas, d'une hauteur égale à celle de l'homme
avec une paroi supérieure en tulle et sans ouverture latérale.

Des moustiquaires d'une forme appropriée ou des voiles
de tulle seront donnés à ceux des ouvriers qui sont dans la
nécessité de camper en plein champ. Les portes et fenêtres
de la maison étant closes avant la nuit, on procédera à des
fumigations dans la maison pour expulser les moustiques
qui se réfugient dans les angles des murs, dans les petits
cabinets, vers les plafonds. La nature des substances employées (1) pour les fumigations importe peu, car c'est la
fumée, quelle que soit sa provenance, qui oblige les moustiques à fuir.

Quelques théoriciens ont aussi proposé d'oindre le corps,
avant le sommeil, avec des décoctions diverses (de triticum
repens ; de quassia), avec de l'essence d'eucalyptus ou de
térébenthine, de l'eau de goudron, du pétrole, de la vaseline à la naphtaline ! Le remède est inutile ou pire que le
mal.

Il paraîtra excessif à bon nombre de colons, accoutumés
à compter pour peu de chose la santé de leurs engagés
noirs ou indiens, de leur délivrer des moustiquaires. Cependant, à ne considérer que leurs intérêts, ils y trouveront
double avantage : 1º préservation de leurs employés contre
la fièvre et, par suite, économie d'hommes et de soins ;
2º préservation d'eux-mêmes, car les indigènes infectés
deviennent des sources de contagion pour ceux qui les ap-
prochent.

Les indigènes paraissent être choisis avec prédilection
par les moustiques anophèles. Ils semblent les attirer, d'a-
près les observations faites en Afrique. Ainsi, à Sierra-
Leone, dans une tente où dormait un Européen, on trouvait
habituellement 1 ou 2 anophèles. Deux indigènes viennent

---

(1) Cônes de pyrèthre, de chrysanthème, de menthe ; — bois humides,
feuilles d'eucalyptus, bouse de vache, etc...

se reposer dans cette tente : le lendemain on récolte 19 anophèles le surlendemain 62. On éloigne les naturels et rapidement le nombre des anophèles diminue. D'après Christophers et Stephens, observant à Sierra-Leone et à Acra, la présence des anophèles est intimement liée à celles des indigènes. C'est aussi l'opinion de Daniels, observant à la Guyane.

Les locaux habités par les Européens, ouvriers, contremaîtres, et directeurs de travaux, seront distincts et même éloignés suffisamment de ceux des indigènes.

La chasse aux moustiques sera faite sur les parties accessibles des parois intérieures de l'habitation. Pour qu'ils soient visibles, il est bon que ces parois soient badigeonnées à la chaux. L'agitation de pankas activera la fuite des moustiques.

Enfin le matin, au lever du soleil, quand les rayons sont très obliques, les moustiquaires ayant été débarrassées des moustiques, secouées et roulées, les fenêtres des vérandahs et de l'appartement seront ouvertes en grand, au départ des ouvriers pour les champs, de manière à déterminer des courants d'air qui balayeront les insectes et à pratiquer l'insolation de tous les coins des appartements.

Les topiques conseillés pour neutraliser la piqûre du moustique sont :

Le formol à 40 p. 100 ; l'eau phéniquée chloralée à 5 p. 100 ; la teinture d'iode, le menthol en solution dans l'eau de Cologne à 5 p. 100 ; ou plus simplement les pulvérisations d'eau chaude.

4° SAISONS ET HEURES FAVORABLES. — Les travaux de terre, dont l'époque d'exécution n'est pas commandée par les règles de la culture ou d'inéluctables nécessités, doivent être entrepris au milieu de la saison fraîche et sèche.

Le début de la saison des pluies, toute la saison des pluies et le commencement de la saison sèche sont des époques dangereuses. Les chaleurs arrivent avec les premières pluies et avec celles-ci les fermentations deviennent très acti-

ves dans le sol recouvert d'une couche épaisse de débris organiques. Avec les premières pluies la ponte des moustiques
est aussi très active. La saison intermédiaire entre l'hivernage et la saison fraîche est encore très dangereuse parce
que c'est l'époque du retrait des eaux. Les fleuves, en se
retirant, laissent à découvert des bords vaseux et humides
et, dans les terres basses, une multitude de flaques d'eau stagnante. L'époque des travaux variera donc suivant les latitudes du pays où ils doivent être exécutés. Pour la fixation
des heures de travail, il faut tenir compte à la fois des restrictions qu'impose la chaleur au milieu du jour et le danger plus grand de l'infection palustre avant le lever où
après le coucher du soleil. Les différences d'heures de lever
et de coucher du soleil étant peu considérables d'une saison
à l'autre entre les tropiques, on peut dire que la journée va
de 6 heures du matin à 6 heures du soir.

Il faut attendre le lever du soleil pour commencer le travail de la terre. Les brouillards qui couvrent les terres basses se dissipent, les moustiques deviennent moins nombreux, ils fuient la lumière solaire, ils se retirent dans leurs
abris. Le travail durera de 6 h. à 9 h. m.

A 9 h. m., les ouvriers ou surveillants européens devront
rentrer sous leurs abris pour n'en sortir qu'à 3 heures du
soir. Le travail durera alors jusqu'à 6 heures.

La journée de travail sera donc moins longue qu'en Europe. De 9 h. m. à 3 h. soir, la chaleur est trop forte pour
exécuter un travail musculaire. Après 6 heures du soir, les
moustiques arrivent plus nombreux, les brouillards s'élèvent de nouveau et la nuit arrive sans crépuscule. Les
ouvriers indigènes pourront faire 1 ou 2 heures de plus
au milieu du jour, soit en travaillant jusqu'à 11 heures,
soit en travaillant de 6 h. à 10 h. m. et de 2 h. à 6 h. s.
C'est la journée de 8 heures qu'il est difficile de dépasser
même dans les régions prétropicales.

Le milieu du jour sera consacré au repas et à la sieste.

5º SOINS AUX TRAVAILLEURS. — Avant le départ pour les travaux, dans les régions palustres, les ouvriers doivent faire un premier repas, café, riz ou pain, suivi de l'absorption d'une dose préventive de quinine qui sera de o gr. 25 à o gr. 3o environ.

Pendant le milieu de la journée, les ouvriers seront mis au repos dans des baraques, sous des huttes en branchages, sous des tentes, placées au vent des chantiers et, autant que possible, sur un monticule.

Le soir, après une ablution obligatoire, destinée à les débarrasser des poussières venant du sol malsain, ils prendront une nouvelle dose de quinine préventive si la contrée est très malsaine. On peut aussi donner une forte dose, o gr. 75, tous les deux ou trois jours. — Cette dépense de médicaments constitue en définitive une bonne économie, car elle préserve une main d'œuvre parfois bien rare.

Il va sans dire que pour l'Européen dirigeant ces travaux toutes ces précautions sont multipliées et que, pour lui surtout, l'éloignement du chantier est nécessaire pendant le plus longtemps possible. Exerçant une simple surveillance il distribuera donc le travail, s'assurera de temps en temps de l'exécution des ordres donnés, mais se tiendra le plus possible à l'écart du lieu où la terre est fraîchement remuée. Il ne quittera sa baraque qu'après avoir fait un premier repas. S'il est surveillant ou directeur il fera ses courses à cheval, en hamac ou en chaise à porteur.

Pour l'Européen, il sera plus particulièrement utile de prendre, avant de se rendre sur les chantiers, une dose préventive de quinine (o gr. 25).

Les ouvriers malades, atteints de fièvre palustre, constituent un danger pour leur voisinage tant que leur sang contient des hématozoaires. — Leur traitement prolongé dans un hôpital où ils seront couchés sous une moustiquaire, l'administration persistante, par périodes, de la quinine constituent les moyens efficaces. Il est bon que les

ouvriers puissent recevoir de bonne heure des soins médi-
caux.

A ces moyens dirigés directement contre l'infection malarienne, il est nécessaire de joindre des mesures d'hygiène
générale qui méritent l'attention sévère des chefs d'atelier.

L'eau de boisson donnée aux ouvriers doit être de bonne
qualité ou remplacée par des infusions de thé.

La consommation des boissons alcooliques doit être
interdite. Il ne sera fait exception que pour les distributions exceptionnelles de tafia ou de rhum à l'occasion d'un
coup de force.

Il faut prévenir les ouvriers que l'exposition au soleil ou
à la pluie sans protection fait éclater les accès de fièvre.

L'alimentation insuffisante, l'excès de fatigue, la malpropreté du corps et des vêtements, les linges conservés
humides sur le corps, le refroidissement nocturne sont
autant de causes de débilitation qui préparent la voie aux
infections.

a) *Degrés de nocuité des cultures.* — Tous les travaux
de la terre ne sont pas également dangereux. Il est des cultures qui demandent moins de bouleversements du sol que
celle du riz et de la canne à sucre et sont plus à la portée
des Européens; telles sont les plantations de café, de tabac,
de cacao, de vanille, de manioc qui donnent des produits
très rémunérateurs aux colons des Antilles et des Mascareignes. Il en est de même de la culture des arbres à épices;
celle du bananier si répandue à Cuba, à Porto-Rico, à la
Jamaïque; celle du cocotier qui donne d'abondantes récoltes
de coprah aux colons et aux indigènes de la Polynésie, des
Seychelles, etc.

Dans bon nombre de pays chauds voisins des tropiques,
l'élevage du bétail pourra être fait par des Européens qui
peuvent exercer à cheval la surveillance et la conduite des
troupeaux. C'est ce qui se fait en Nouvelle-Calédonie et pourra

se faire dans les hautes régions de Madagascar, du Tonkin et de l'Annam.

Les travaux du sous-sol, les travaux de mines sont accessibles aux Européens, au moins dans les terres salubres comme celles de la Nouvelle-Calédonie. J'ai vu en Nouvelle-Calédonie des Européens de toutes les nationalités et de tous les âges, hommes libres ou condamnés, exécuter les travaux miniers les plus pénibles sans inconvénients pour leur santé. — Pour les travaux du fond, il n'y a évidemment aucune contre-indication à travailler aux heures chaudes du jour.

Par contre et d'une manière générale, les travaux publics, tels que canalisations, défrichements, terrassements, creusements de fossés, drainages, fortifications, retranchements, seront rigoureusement interdits aux Européens.

Les mesures prescrites pour la protection des ouvriers de la terre contre l'impaludation, qui est le danger le plus menaçant et le plus grave, ont une valeur réelle si elles sont appliquées concurremment. Il serait imprudent de se contenter de détruire les moustiques ou de s'abriter derrière une moustiquaire, si on ne procédait pas, en même temps et dans le plus bref délai, à la suppression des mares d'eau, des fossés sans écoulement, des fourrés épais et des sols humides.

La transformation du sol est, de l'avis unanime des observateurs anciens, avis simplement confirmé par toutes les découvertes modernes, la cause véritable de la disparition de la fièvre. Il est, en effet, des régions autrefois malariennes où l'on trouve encore quelques anophèles, bien que la fièvre n'y sévisse plus; il en est d'autres où il existe des anophèles et où la fièvre n'a jamais paru. Aussi les membres de la mission anglaise envoyée en Guinée ont-ils insisté sur ce fait que le but essentiel à atteindre est la suppression des nappes d'eau stagnantes quelle qu'en soit l'origine.

a) *Professions d'explorateurs, militaires, etc.* — Les

règles hygiéniques qui président aux explorations ou expéditions, militaires ou non, ont de nombreux points communs avec celles que nous venons d'énoncer. Il suffira de
les compléter en ce qui concerne la proportion des effectifs
d'Européens et d'indigènes, l'équipement, les charges, les
campements, les marches, sans entrer toutefois dans les
détails multiples de l'organisation et de la direction hygiénique des expéditions militaires coloniales qui ont fait le
sujet d'ouvrages spéciaux (1).

b) *Composition des effectifs*. — Un milieu humain
résistant doit, en premier lieu, être constitué par la sélection
sévère des individus appelés à faire partie de l'expédition.

L'adaptation native des indigènes et les immunités dont
ils jouissent imposent l'obligation de composer en majorité
la troupe expéditionnaire avec des indigènes et en minime
partie avec des blancs : la proportion sera environ de 1/4 de
soldats blancs et de 3/4 de soldats indigènes ; pour une
exploration la proportion sera encore plus faible ; un cadre
d'Européens suffira. « En exploration, le blanc est le cerveau
qui pense, le noir est le porteur qui marche » (Bonvallot).

La mortalité des Européens en campagne est, en effet, de
3 à 5 fois plus forte que celle des indigènes.

Au *Tonkin*, dans la période de 1894-1897, la mortalité
et la morbidité se répartissent ainsi qu'il suit d'après les
races :

Tonkin p. 1000 d'effectif.

MORBIDITÉ.

Années :	1894	1895	1896	1897
Européens........................	99	122	95	92
Indigènes........................	30	27	29	23

(1) 1° *L'Armée coloniale*, par le Dr Reynaud. Doin, Editeur, Paris, 1892.
2° *Précautions à prendre dans les explorations et expéditions coloniales*, par Kermorgant et Reynaud. *Annales d'hyg. et de méd. coloniales*. 1900.
3° Rapport au Congrès d'hygiène de 1900. Paris. G. Reynaud, Bon-
valot et Thierry.

MORTALITÉ.

Européens......................	27	42	41	30
Indigènes......................	12	14	26	12

Nous avons déjà cité les statistiques de l'expédition du Dahomey.

Lors des missions d'études du chemin de fer de Lang-biang (Indo-Chine) en 1900, la mortalité fut si considérable chez les Européens et même chez les indigènes que ceux-ci désertèrent à plusieurs reprises, entravant ainsi les opérations. Dans la première brigade d'études, sur 22 Européens 4 étaient morts et 7 entrés à l'hôpital trois mois après le départ. Cinq mois après, quand la mission rentra à Saïgon, il ne restait que 9 Européens, tous épuisés par le paludisme, sur lesquels 1 est mort et 2 ont été rapatriés dans la suite, soit un déchet total de 17 sur 22. Quant aux indigènes, le déchet était de 80 p. 100. Or ces missions d'études n'avaient pas eu à faire des terrassements. Les explorations exposent, en effet, à bien des dangers les individus qui y participent et le premier de ces dangers est le paludisme.

Les indigènes ont eux-mêmes besoin de soins éclairés pour être en état de rendre les services qu'on en attend. Il importe de ne pas les transporter trop loin de leur pays d'origine, dans un milieu trop dissemblable. Un recrutement trop hâtif de ces auxiliaires donne de grand déboires, car il ne permet pas de procéder à une sélection sévère.

Il ne suffit pas de prendre des gens sains physiquement; il faut aussi pour une exploration s'enquérir du côté moral et ne prendre que des hommes bien équilibrés mentalement. L'âge le plus favorable est compris entre 25 et 35 ans. Les individus sélectionnés doivent être pourvus d'une force morale capable de leur faire accepter l'éloignement, les dangers incessants et nouveaux, la lutte contre la forêt, le désert, les marécages.

A leur tête devra être un chef bon autant qu'énergique,

sachant s'éclairer des avis du médecin, de l'ingénieur, de l'administrateur, qui seront ses principaux collaborateurs et auront dû préparer avec lui tous les détails de l'expédition militaire.

Nous avons dit dans les premiers chapitres de cet ouvrage quelles étaient les conditions d'aptitude physique à exiger des coloniaux.

b) *Saisons.* — Les *époques d'arrivée*, déjà indiquées pour les différentes subdivisions de la zone tropicale, seront les mêmes s'il s'agit d'entreprendre une expédition :

Dans la zone tropicale Nord, vers la fin de novembre (Tonkin); dans la zone équatoriale Nord, vers la fin de décembre (Ashantis, Dahomey); dans la zone équatoriale Sud, vers la fin de mai à commencement de juin (Gabon); dans la zone tropicale Sud, vers la fin de mai à commencement de juin (Madagascar).

Si une épidémie de fièvre jaune, de peste, de choléra menace le pays, l'expédition sera retardée, car aucune mesure de préservation ne serait suffisante et souvent une épidémie (fièvre jaune) sommeillant est brusquement réveillée par l'arrivée de nouveaux contingents.

Le débarquement du corps expéditionnaire aura lieu avant 9 heures du matin ou après 4 h. du soir, sur un point choisi loin des fonds marécageux. Des magasins, des abris, des appontements, de l'eau potable auront été préparés en ce lieu par une avant-garde de troupes et de travailleurs indigènes. Les troupes, débarquées à l'aide d'embarcations recouvertes de tentes, ne séjourneront pas sur le littoral, foyer ordinaire du paludisme, de la fièvre jaune, de la dysenterie et seront dirigées sans retard vers l'intérieur, sur les hauteurs plus fraîches et plus salubres, s'il y en a, et par les voies les plus rapides et moins pénibles, comme les cours d'eau, le long d'une ligne d'étapes pourvue de gîtes et de magasins échelonnés par les soins de l'avant-garde. Le débarquement sera retardé jusqu'à l'achèvement de ces préparatifs et jusqu'au moment de l'action décisive.

a) *Costume*. — Le costume de l'explorateur sera composé suivant les principes énoncés dans le chapitre VII. — Il suffit de rappeler que les vêtements de toile cachou remplacent pendant le jour les vêtements de toile blanche et que la protection contre le soleil doit être très complète. Des voiles seront joints au casque ; une serviette ou une éponge mouillée au fond de la coiffure, des lunettes noires seront nécessaires. Une ombrelle même sera le complément obligé pour ceux qui, ne faisant pas partie d'une troupe en armes, sont obligés de circuler au soleil.

Un vêtement, pèlerine ou couverture, imperméabilisé à l'acétate d'alumine ou avec du suint en solution dans le pétrole, est indispensable pour se mettre à l'abri des pluies torrentielles ou pour recouvrir le sol du campement et se protéger contre ses émanations et son humidité. Le caoutchouc doit être rejeté.

b) *Charges. Marche. Campement. Porteurs.* — L'Européen ne doit ni marcher, ni porter de lourds fardeaux, ni travailler au soleil, ni remuer la terre.

Soumis à ces funestes obligations, il n'échappera pas au paludisme sous ses formes les plus graves et les moindres dangers qu'il encourra seront l'épuisement ou l'insolation. Il doit se borner à diriger et à surveiller les travaux exécutés par les indigènes : *il est l'instrument supérieur et perfectionné de combat.*

CHARGES. — *Moyens de transport.* — Dans les expéditions à faibles effectifs les Européens seront tous pourvus d'une monture (de préférence un mulet plus résistant au paludisme) ou portés en hamacs, en filanzanes. Dans les expéditions à gros effectifs, les Européens, encadrant les troupes indigènes ou les brigades de travailleurs, seront portés ou montés. Les autres, obligés de marcher, ne porteront jamais un poids supérieur à 15 kilogr., y compris les armes et les munitions. Il est empiriquement démontré que la charge augmente d'abord la fatigue et aussi la chaleur du corps. Lorsque cette charge est représentée par le sac du soldat, appliqué sur le dos et retenu par des courroies de cuir qui serrent la taille et compriment le thorax, l'action produite est encore plus fâcheuse pour la santé.

On a calculé qu'un homme du poids de 60 kilogr. marchant pendant 8 heures à raison de 4 kilom. par 50 minutes, avec 10 minutes de repos par heure, en terrain plat, fait, s'il est nu, 512.000 kilogrammètres. — Le même homme, chargé de 32 kilogrammes, fait 768.000 kilogrammètres. La dépense de forces est donc d'un tiers en plus. Si cette dépense est accomplie par une température élevée, avec une charge qui gêne la respiration et l'évaporation cutanée, ainsi que le fait le havre-sac, l'équilibre de l'organisme est plus rapidement compromis.

Les Anglais ont depuis longtemps admis comme principe la suppression complète du sac pour les soldats européens. Le soldat anglais ne porte que ses armes ses munitions et les vivres ou vêtements indispensables pour la journée. Le reste est porté par des suivants d'armée ou des bêtes de somme (1). L'Européen conserve ainsi son prestige aux yeux des indigènes.

(1) C'est une autre armée qui suit celle des combattants : ainsi au *Soudan* (1884, Egypte) il y avait 7.000 « followers » pour 7.000 soldats environ. Dans la campagne d'*Abyssinie* il y avait, en plus des « followers », 30.000 bêtes de somme suivant le corps expéditionnaire. — En Afghanistan il y avait plus de 40.000 chameaux, mulets, ânes, éléphants. Les Français n'ont malheureusement pas suivi cet exemple. Au Tonkin comme à Madagascar, comme jadis en Cochinchine et au Mexique, les soldats européens ont marché avec un sac formant un poids écrasant de 32 à 34 kilogr. sur leur dos. Les conséquences sont connues. La morbidité et la mortalité ont été excessivement élevées, jusqu'à être quadruple, quintuple, décuple de celle des Anglais. Cependant il est juste de dire que des chefs expérimentés, tels que les généraux Dodds et Galliéni, ont, autant que possible, allégé leurs hommes. Le colonel Galliéni, estimant même qu'un soldat chargé ne pouvait pas, sous peine de succomber en route, marcher sous le soleil des

A défaut de voitures, dont l'emploi est bien problématique dans les pays sans routes, il faudra recourir aux animaux de bât, aux coolies, aux hamacaires (1), dont on aura assuré le recrutement avant d'entreprendre l'expédition.

En vue de ce mode de transport, les charges auront été réparties en caisses de 30 à 60 kilogr. de manière à pouvoir les faire porter indifféremment par les indigènes ou par les animaux de bat.

Il faut de plus que, dans la colonne, chaque corps possède en propre ses moyens de transport largement prévus en se basant sur les indications fournies par les campagnes coloniales les plus connues.

1re *Expédition contre les Ashantis* (Anglais).

1 bataillon européen de 608 hommes, 650 porteurs (217 pour soldats; 1 p.3 hommes ; 240 porteurs des cadres ; 193 cuisiniers, domestiques d'officiers, porteurs de tentes).

1 Bataillon indigène : 206 porteurs.

Expédition du Dahomey (Français)

1 porteur de bagages pour 2 soldats.
1 abri pour 3 soldats.

tropiques, donna à chaque fantassin une monture pour faire colonne au Soudan. Depuis 1889. chaque fantassin fut pourvu d'un mulet qui transportait l'homme et ses bagages. Depuis cette époque, la mortalité a diminué de près d'un tiers.

(1) Les porteurs auxiliaires, indispensables de toute mission en colonne au Dahomey où les animaux de bât n'existent point dans les régions basses, proviennent de la côte. Mais les levées de porteurs, trop fréquentes, sont considérées comme un impôt et évitées par la fuite. — Les chefs indigènes ramassent tous les gens sans conditions de force, de maladie ou d'âge. L'époque des cultures ou des récoltes rend le recrutement encore plus difficile.

On peut tirer parti des ânes trouvés en assez grand nombre dans le haut Dahomey, à partir de Kirikri. Les caravanes de Haoussas qui vont acheter de la noix de kola à Krahi, dans le Togo allemand, voyagent *à cheval* et conduisent, entre bœufs et moutons, de nombreux ânes chargés, très vigoureux, sobres et marchant bien. — Dr BARTET, *Arch. de méd. navale*, 1898, 2e vol., p. 35.

Expédition d'Abyssinie 1ʳᵉ partie (Anglais)

1 bataillon européen de 600 h. (478 mulets ; 400 suivants d'armée) ; 1 bataillon indien de 600 h. (270 mulets ; 500 suivants d'armée).

Les heureux résultats obtenus dans les guerres des Ashantis et de Souakim, tant au point de vue de la santé que de la rapidité des opérations, plaident en faveur d'une large dotation en moyens de transport.

Ce système entraîne la formation d'interminables convois qui suivent les troupes de combattants : c'est un retour à l'armée des barbares ; mais les barbares avaient pour leurs guerriers des soins qu'il faut imiter. *Mieux vaut un long convoi de porteurs qu'un long convoi de malades.* On y gagne même en vitesse.

Marche. — Il ne faut jamais marcher au milieu du jour, de 9 heures matin à 3 heures soir. Quant aux marches de nuit, on ne devra les faire que dans les cas d'absolue nécessité et par des nuits claires, afin d'éviter les à-coup et les contre-temps résultant de la chute d'hommes et d'animaux dans des sentiers étroits et glissants, les hésitations qu'entraîne la marche dans l'obscurité, qui font perdre le bénéfice de l'abaissement de température. On ne saurait d'ailleurs, pendant une expédition de longue durée, mettre chaque jour les hommes en route à 2 heures du matin. On les priverait du meilleur moment de la nuit, celui où, grâce à la fraîcheur, ils jouissent d'un sommeil réparateur.

En temps ordinaire, le réveil sera sonné à 4 heures ; on marchera de 5 heures à 9 heures le matin, de 4 à 6 le soir. On dispose ainsi de 6 heures de marche pendant lesquelles les Européens peuvent, suivant l'état des chemins, faire leurs 15 à 20 kilomètres : l'entraînement à la marche doit être progressif. Dans des circonstances extraordinaires (poursuite de Samory), des Européens ont pu faire des marches de près de 24 heures, ne prenant qu'un repos de 3 à 4 heures.

Il ne faut pas oublier que le soleil est encore à redouter le soir au voisinage de l'horizon. Dans un combat livré en 1862, entre 4 et 5 heures du soir à Dagana, le Dr Borius a constaté 13 cas d'insolation. (1).

Avant la mise en route, les hommes prendront un repa, léger composé de cacao, de café ou des restes du soupers enfin de la quinine préventive et une ration accélératrice, s'il y a lieu. Les bidons seront remplis d'une infusion légère de café, de thé ou d'un acidulage (lime-juice).

La configuration du pays oblige ordinairement à marcher à la file indienne, à la queue leu-leu. S'il existe des routes, la marche devra avoir lieu sur deux files en rangs ouverts, de manière à ne pas constituer, par le rapprochement des hommes, une colonne d'air chaud qui marche avec eux et qui peut produire des coups de chaleur. Les fantassins y sont plus exposés que les cavaliers.

Les vêtements de dessus peuvent être déboutonnés, mais il serait de la dernière imprudence de se découvrir la tête pour renouveler l'air dans le casque ou pour s'éponger.

« Des haltes de 10 minutes auront lieu toutes les heures ; on les fera de préférence dans les lieux ombragés et à l'abri des courants d'air, le stationnement au soleil accroissant l'échauffement du corps (Dr Héricourt). Les vêtements de dessus seront boutonnés, le ceinturon débouclé, la tête restera couverte, le refroidissement du corps en sueur se produisant vite à l'ombre et pouvant déterminer des réactions dangereuses, principalement chez les impaludés.

« Il faut bien se garder de boire, en route ou à la halte, de l'eau fraîche puisée à des sources dont la qualité doit toujours être tenue pour suspecte ; on doit se contenter des infusions contenues dans le bidon.

(1) Dr Kermorgant et G. Reynaud, *loc. cit.*

« Des ablutions froides faites sur la tête seulement, des lotions de la figure procurent un agréable soulagement et sont sans danger.

« Il faut bien se garder de s'étendre à terre au soleil, soit pour se reposer, soit pour se dissimuler (tirailleurs, chasseurs à l'affût), car, dans cette position, la chaleur solaire directe et la chaleur réfléchie par le sol combinant leurs actions, on s'expose à une insolation foudroyante.

« L'arrivée à l'étape aura lieu avant la nuit, ce qui permettra d'installer le campement et de préparer le repas du soir à la faveur des dernières clartés du jour..... Dès l'arrivée, il faut changer de vêtements de dessous et revêtir des vêtements de laine pour la nuit. Une lotion à l'eau fraîche, un bain très court ou une douche auront l'avantage de débarrasser la peau des poussières qui la souillent, de dissiper la fatigue du corps et de prédisposer au sommeil. Cette lotion rapide faite à l'abri des courants d'air, au besoin derrière une couverture tendue entre deux piquets, ou à l'intérieur d'une tente bien close, sera suivie d'une friction. » L'enveloppement dans un drap mouillé avant le coucher procure aussi une bonne sédation.

Campement. — Le campement sera établi suivant les règles déjà énoncées au sujet des habitations temporaires (tome II, chap. II).

Dans le cas d'expéditions à effectifs européens nombreux, s'avançant par échelons, sur une même route, il est nécessaire d'installer de distance en distance des *gîtes d'étapes* (les *mansiones* des légions romaines) où les troupes trouveront un abri confortable pourvu de lits de camp, approvisionnés d'eau de bonne qualité, bouillie à l'avance par le soin de coolies attachés au service de chaque camp, possédant un matériel et un personnel pour le transport des malades, et des approvisionnements de vivres et de médicaments (1).

(1) Dr G. Reynaud. *Expéditions coloniales.*

Une avant-garde, composée presque exclusivement de soldats et d'ouvriers noirs, exécutera tous les travaux de construction et de route que nécessitent les campements. Dans tous les cas ces services doivent être largement pourvus, afin que la marche de la colonne ne soit pas retardée par les difficultés de l'établissement d'une route (1).

En aucun cas l'Européen ne doit être employé aux travaux de terrassements, de routes, d'ouvrages de défense, de construction de poste.

« Les soldats européens ne doivent jamais être soumis à l'influence pernicieuse du climat toutes les fois que le service pourrait être fait par des Haoussas ou tout autre contingent indigène ; les soldats européens ne doivent marcher que dans les cas graves ou quand l'opération doit être de courte durée (2). »

D'autre part, il serait mauvais de laisser l'Européen complètement inactif. Au Soudan et au Congo, les Européens faisant colonne se portaient mieux que ceux laissés à la garde des postes. Une activité mesurée est nécessaire et le soldat en expédition ou l'explorateur ont, à chaque instant, l'occasion de l'exercer et de la développer : marches journalières, organisation du convoi, campements, réparation des armes, excursions, chasse, si elle n'entraîne pas un séjour prolongé au soleil ou dans les endroits marécageux.

L'Européen chasseur ne doit pas oublier le proverbe colonial : *partie de chasse, partie de fièvre.*

TRAITEMENTS PRÉVENTIFS ET PREMIERS SECOURS. — L'administration de la quinine préventive (de 0 gr. 30 à 0 gr. 60 par jour) fait partie des moyens de préservation à mettre en œuvre dans une expédition.

Les moyens élémentaires pour se préserver des infections ou des complications de traumatismes fréquents en expédi-

---

(1) Drs Kermorgant et G. Reynaud, *loc. cit.*
(2) Instructions du War office au général Wolseley, 18773-1874. Expédition des Ashantis.

tion seront indiqués plus tard (voir : chapitre III, livre II).

SOINS AUX MALADES. — « Les malades pourront être traités : 1° à la suite de la colonne, dans les formations sanitaires de l'avant (infirmeries, ambulances, hôpitaux de campagne) ; 2° dans les hôpitaux de l'arrière et aux gîtes d'étapes ; 3° à la base d'opérations ; 4° dans les sanatoria ; 5° enfin ils seront rapatriés s'il y a lieu.

« 1° *Malades à la suite.*— Les malades atteints de plaies, de blessures légères, d'indispositions, de maladies aiguës susceptibles d'être guéries rapidement, pourront seuls être gardés à la suite de la colonne. Tous les autres, y compris ceux qui présentent les signes d'un affaiblissement général prononcé et d'une dénutrition dangereuse, seront dirigés de bonne heure sur l'arrière. La rapidité de leur rétablissement dépendant de l'évacuation au moment opportun, il faut que le médecin puisse, en toute indépendance, opérer la sélection nécessaire.

« Les infirmeries de corps, les ambulances et les hôpitaux de campagne reçoivent les malades à la suite. Formés d'éléments mobiles (tentes, brancards, filtres transportables, paniers de médicaments de 30 à 45 kilogr., escouades de brancardiers ou hamacaires faisant la navette entre les corps de troupe et les formations sanitaires), ils doivent toujours conserver le contact immédiat avec la colonne. Cette mobilité est incompatible avec l'emploi de voitures qui suppose la construction préalable d'une route.

« Les animaux de bât (bœufs, chevaux, mulets etc.), précieux pour le transport du matériel, sont mauvais pour le transport des malades à cause des secousses, des balancements, des heurts et des chutes qu'ils occasionnent. Aux pays chauds, on aura le plus souvent recours aux porteurs indigènes qui savent se plier aux nécessités d'un pays sans routes et qui ont l'habitude de ce mode de transport.

« On a proposé bien des appareils pour transporter les malades et les blessés des expéditions et explorations colo-

niales ; ceux qui réunissent les conditions les plus avanta-
geuses sont le brancard système Hébrard et le brancard
palanquin Franck-Fontaine, imaginés tous deux par des
médecins des colonies et qui dérivent l'un de l'autre. Tous
deux sont légers, peu volumineux ; de plus leur ossature
en bambou permet de les construire et de les réparer sur
place. Leur disposition permet de couvrir le malade d'une
étoffe imperméabilisée ou d'une moustiquaire, de les porter
à 2 ou à 4 hommes, sur les épaules, sur la tête ou à bras.
De plus ils sont munis d'un trépied qui permet de s'en servir comme lits à l'ambulance, de sorte que le malade n'a
pas à quitter le brancard qui a servi à le porter. Le trépied
Hébrard est en bambous reliés par une corde. Dans le trépied Franck-Fontaine, les bambous s'emboîtent dans une
pièce métallique. Le brancard Franck-Fontaine a déjà fait
ses preuves, c'est un appareil excellent pour les convois et
pour les formations sanitaires de l'avant. (Voir PLANCHE VI.)

« La proportion de brancardiers nécessaires sera environ
de 3o p. 100 hommes, dont 10 p. 100 suivant la colonne et
le reste réparti entre les ambulances. Il est de toute nécessité que le service de santé ait des moyens de transport lui
appartenant en propre.

« 2o *Malades de l'arrière.* — Une navette incessante
de porteurs, établie entre la colonne et les hôpitaux fixes de
l'arrière, assurera l'évacuation régulière des malades. Les
porteurs et les brancards distribués en nombre proportionné
aux besoins, entre chaque gîte d'étape, feront le va-et-vient
d'un gîte au gîte voisin. Distants de 3o à 4o kilomètres, le
parcours de l'un à l'autre gîte représente une étape pour un
convoi de porteurs indigènes (à raison de 6 par brancard)
dirigés par un médecin, des infirmiers ou des soldats blancs
montés ou portés. Les malades pourront se reposer dans chaque gîte où ils trouveront des vivres et des médicaments et
pourront ainsi arriver par échelons, sans trop de fatigues,
jusqu'à la base d'opérations ou aux hôpitaux intermédiaires.

Brancard-palanquin Franck-Fontaine en usage dans les troupes coloniales.

Brancard-palanquin avec la tente-abri et les trépieds-supports servant de lit
à l'étape.

« L'existence des voies fluviales facilitera le transport des malades. Il faut savoir les utiliser et, pour cela, employer suivant le cas de grandes pirogues, des jonques, des chalands, de larges chaloupes à vapeur, pourvus les uns et les autres d'abris contre le soleil et la pluie, de lieux d'aisances, de moyens de suspension pour les cadres, de vivres, de médicaments, d'eau purifiée.

« 3° *Malades à la base d'opération.* — Les hôpitaux de la base d'opération pourront être établis à terre comme ceux de l'arrière, s'il existe des hauteurs salubres de 300 à 500 mètres et même moins, facilement accessibles, à proximité du point de débarquement ou de la route suivie. A défaut de hauteur où les malades bénéficieraient d'un air pur et d'une fraîcheur relative, on pourra les établir sur un promontoire s'avançant assez en mer pour être ventilé par les brises journalières.

« Des transports-hôpitaux, mouillés sur rade, complèteront ce système de formations sanitaires qui doit, dans son ensemble, pouvoir abriter au minimum le cinquième de l'effectif. On réservera pour les soldats indigènes et les coolies des pavillons spéciaux. Il faudra prévoir également des pavillons d'isolement pour les contagieux, à moins qu'on ne les reçoive sur des navires. Ces pavillons consisteront en baraquements en bois (1), élevés sur pilotis au-dessus du sol . . . . Les hôpitaux seront abondamment pourvus d'eau pure, de lait condensé, de vivres frais, de sérums. Ils seront dotés d'une étuve à désinfection et, dans les expéditions d'une certaine importance, d'un appareil Roentgen pour la recherche des projectiles.

« Dans aucun cas, on ne devra édifier les hôpitaux d'évacuation sur les terres basses du littoral ou des vallées, qui sont des foyers d'endémie. Faute de localités propices

---

(1) Les baraquements seront construits suivant les règles énoncées pour les *habitations temporaires* (Drs Kermorgant et G. Reynaud. *loc. cit.*).

il serait préférable de diriger les malades sur des navires spécialement ménagés à cet effet, mouillés à l'abri des vents de terre ou de la houle du large ; ils y bénéficieront de la brise de mer et seront dans d'excellentes conditions, sous la réserve qu'il n'y ait pas d'encombrement. . . . . »

Reste enfin, en dernière ressource l'envoi dans un sanatorium ou le rapatriement. (Voir : tome I, chapitre x.)

c) *Autres professions exercées à l'air libre.*—Parmi les professions de cette catégorie il en est qui ne sont permises à l'Européen que dans les pays prétropicaux et salubres et avec une mesure à déterminer.

Il en est ainsi des professions de *porteurs*, *débardeurs*, *cochers*, *maçons*, *charpentiers*, *bateliers*, *pêcheurs*, que les Européens ne peuvent exercer que de 6 heures à 10 heures du matin ou de 3 heures à 6 heures du soir.

D'une manière générale, le marin, débardeur, cocher, commissionnaire, planton, etc., d'origine européenne ne peut pas, sans danger, remplir ses fonctions aux heures chaudes du jour. L'exercice de ces fonctions est donc limité à certaines zones (tropicales et prétropicales) et à certaines heures.

De ces professions il est juste de rapprocher celle du soldat colonial en *garnison* ou du marin *en station* dans les mers équatoriales ou tropicales. Les soldats ou marins doivent, en général, être exempts des corvées « de quartier » ou des corvées extérieures qui consistent dans le port de sacs pesants, de lourds ballots, dans la traction de véhicules, dans le jardinage, dans des fonctions de domesticité. Ces travaux, imposés au soldat sous les yeux des indigènes, avilissent l'uniforme, le dégradent et compromettent la santé de l'homme.

Le soldat (ou le marin) aux colonies doit être simplement un homme de guerre, s'occupant de ses armes, de son instruction et de sa mission de gardien de la colonie. Le service de garnison se compose pour lui des exercices et des gardes. — Les factions ne doivent lui être imposées que pendant les heures de nuit. — Les soldats indigènes feront les factions de jour.

A bord des navires de station, les exercices dans la mâture et tous les travaux hors du navire (peinture, etc.) ne doivent pas être exécutés de 8 heures du matin à 4 heures soir. Le service d'embarcation pendant le jour doit toujours être confié à des équipes de marins indigènes.

III.— Professions exercées à l'abri de l'air et du soleil.

Parmi ces professions il faut distinguer :

1° Celles qui exigent le séjour devant dans les feux ou dans une atmosphère surchauffée ;

2° Celles qui s'exercent simplement à l'abri, sous des hangars, sous des tentes ou dans les ateliers ou dans les maisons.

a) *Professions exercées devant les feux ou dans une atmosphère surchauffée.*— Les métiers de cuisinier, chauffeur, maréchal-ferrant, repasseur, forgeron, fondeur, boulanger, verrier, etc., sont inaccessibles à l'Européen dans la zone torride. La chaleur intense qui se dégage des foyers de chaleur artificielle s'ajoute à la chaleur ambiante pour déterminer des accidents aigus, des érythèmes, des coups de chaleur, et, plus lentement mais inévitablement, des sueurs profuses, du surmenage, une anémie irréparable que favorise la sédentarité.

Innombrables furent les coups de chaleur observés, après le percement du canal de Suez, parmi les chauffeurs européens des navires qui traversèrent la mer Rouge. Aussi a-t-on pris depuis longtemps le parti d'embarquer des indigènes (Arabes, Indiens, Chinois) pour faire le métier de chauffeurs sur les navires à vapeur qui fréquentent les mers de l'Inde et de la Chine, de même que des matelots indigènes font le service des embarcations pendant le jour.

Dans quelques colonies voisines des tropiques, il y a possibilité pour les Européens de diriger des travaux de cuisine, de faire le métier de pâtissier. Mais ces emplois ne leur sont accessibles que dans des pays tels que le Tonkin, la Nouvelle Calédonie, la Réunion, à climat médiocrement chaud.

b) *Professions exercées à l'abri du soleil et sans foyer de chaleur artificielle.* — Les professions telles que celles de *tailleur, cordonnier, typographe, sculpteur, horloger, menuisier*, etc., sont toutes accessibles à l'Européen. Elles n'exigent ni efforts violents et soutenus, ni danger d'insolation ou de coup de chaleur.

Le métier de domestique, bien que se rapprochant des professions précédentes, est impraticable à l'Européen parce que, en dehors des humiliations que lui imposent son service et sa promiscuité avec les domestiques indigènes, il l'expose à des sorties fréquentes hors de la maison, à toute heure du jour. Ces considérations devraient empêcher que les soldats européens fussent astreints au métier d'ordonnance, si avilissant pour l'uniforme.

Les indigènes doivent être seuls employés aux fonctions domestiques sous les réserves d'aptitude physique et d'état de santé que nous avons indiquées au commencement de cet ouvrage, et après vaccination.

Les professions qui s'exercent dans de grands ateliers sont les moins nombreuses dans les colonies tropicales où les industries, en dehors des celles de la terre, sont peu variées.

Dans les anciennes colonies d'Amérique et aussi en Asie, parmi les industries agricoles, les plus communes sont :

Les usines à sucre,

Les vanilleries,

Les distilleries de rhum.

En Asie on peut citer parmi les industries les plus considérables :

Les décortiqueries de riz,

Les distilleries d'alcool de riz,

Les usines à opium (Saïgon),

Les élevages des vers à soie (Tonkin),

Les filatures de soie et de coton (Hanoï),

Les fabriques d'allumettes et de papier (Hanoï),

Les industries de la laque,

Les gravures, chaudronneries,

Les mines.

A l'exception de la durée des heures de travail et de la protection contre la chaleur et le soleil, les règles générales appliquées en Europe aux industries similaires sont applicables, dans les colonies, aux indigènes comme aux Européens avec les amendements nécessités par le climat.

Les mesures à appliquer concernent :

1º Les locaux ;

2º Le personnel ;

3º Les effets nuisibles des industries par :

a) Accident ;

b) Inhalation des gaz ou des poussières.

1º *Hygiène des locaux.* — Les ateliers sont en définitive, des habitations collectives qui doivent, comme les autres habitations, fournir une protection contre les rayons directs ou réfléchis du soleil et contre la lumière diffuse. — Les règles générales seront donc les mêmes :

Construction de l'atelier sur un sol déclive, sec, drainé ; toiture haute avec plafond ; couverture en tuiles ou en bois, ou en chaume, suivant que l'industrie fera ou non courir des risques d'incendie ;

Proscription des toitures et des parois en tôle, proscription de « ciel ouvert » en vitres, laissant passer les rayons du soleil ;

Protection des murs par des vérandahs pouvant être fermées à volonté par des nattes ou des rideaux ;

Ventilation par le système des combles surchauffés et des

grands lanterneaux, par des ventilateurs mécaniques à courant ascensionnel, ou encore par des pankas agités par le moteur de l'usine ;

Se prémunir contre l'excès de lumière par des rideaux adaptés aux châssis vitrés, aux portes, aux fenêtres, etc.

Les locaux étant largement ouverts, le cube d'air renouvelé assuré à chaque ouvrier est plus que suffisant, car l'atelier est constitué généralement par un simple hangar ouvert de tous côtés. — Par contre, la protection contre la radiation solaire est ordinairement insuffisante.

La ventilation générale ne suffit pas pour enlever rapidement et complètement les poussières et les gaz. Elle ne fait que les diluer, mais ne les éloigne pas. Dans les industries à poussières (décortiqueries de riz, mines, etc.), il faut la compléter par une ventilation locale produisant l'aspiration de l'air à l'endroit même où celui-ci est altéré par des poussières ou des gaz irrespirables. Les poussières sont attirées par un aspirateur qui pompe l'air d'une série de tuyaux en communication continue avec les gaînes qui enveloppent les appareils (meules à broyer, à aiguiser, etc.) producteurs de poussières.

La ventilation artificielle aura pour avantage de rafraîchir l'atmosphère, mais elle est susceptible de déterminer des courants d'air localisés à des parties limitées de l'atelier. Le rafraîchissement de l'air par des pankas est mieux réparti et plus égal.

La propreté des locaux mérite une attention sérieuse, surtout si le nombre des indigènes est assez considérable, car ils peuvent être les véhicules de bon nombre de maladies infectieuses ou parasitaires transmissibles à leurs collaborateurs.

Le lavage du sol sera fait régulièrement dans les ateliers ayant des parquets en briques, ciments ou carrelages quelconques. En tous cas, le balayage sera fait après aspersion d'eau.

Des réservoirs d'eau potable, avec robinets de distribution, seront ménagés dans tous les ateliers. — Les gobelets pour boire seront individuels.

2° *Soins au personnel.* — La sélection des indigènes et des Européens doit être sévère. Des femmes et des enfants sont employés dans les usines.

Le développement précoce des enfants indigènes permet de les employer utilement dès l'âge de 13 ans. Le développement du corps et de la force musculaire de l'homme de couleur se produit plus tôt que chez le blanc. Néanmoins, au-dessous de 13 ans, il serait hors d'état de résister aux fatigues d'un travail assidu et les chances de contamination sont plus grandes.

Le travail des femmes sera réglé d'après les principes de la législation du travail en Europe, en particulier elle doit être tenue éloignée de l'usine pendant le premier mois qui suit l'accouchement.

La durée du travail des hommes ne peut sans danger dépasser 8 à 9 heures par jour. D'ailleurs, au delà, il n'y a plus de travail utile, car, de 11 heures matin à 2 heures soir, il est bien difficile de résister au besoin de la sieste après le repas du milieu du jour. La sieste sera accordée aux ouvriers de toutes les industries.

La propreté du corps est plus particulièrement nécessaire dans les pays chauds en raison du rôle considérable joué par le libre fonctionnement de la peau dans l'équilibre thermique. Les ouvriers seront donc mis en possession des moyens de faire des ablutions générales à la sortie des ateliers. Des bains-douches avec logettes isolées, ou aussi piscines d'eau courante, seront annexés à chaque atelier.

3° *Influences des poussières et gaz.* — La protection contre les accidents que déterminent les gaz et poussières repose sur leur éloignement immédiat soit en les empêchant de pénétrer dans les salles de travail, soit en les absorbant, soit en les attirant au dehors par l'aspiration de ventilateurs (1).

Ces préceptes n'offrent rien de particulier aux pays chauds et il n'y aurait pas lieu d'y insister s'il n'était nécessaire de mettre en garde les ouvriers indigènes contre les dangers de la respiration des poussières irritantes ou toxiques, qu'il s'agisse de poussières de céréales (riz), de coton, de bois (scieries), de tabac, de pierre, etc. Ces poussières favorisent l'éclosion de la pneumonie croupale et surtout de la tuberculose à laquelle les indigènes sont prédisposés par leur état habituel de misère.

Les moyens à mettre en œuvre sont :

L'humectage des matériaux à travailler ;

La ventilation générale et locale ;

Les respirateurs à l'air libre ;

Le nettoyage avec des linges humides des objets pouvant servir de réceptacles aux poussières ;

Le port de vêtements propres ;

L'élimination des malades ou des individus suspects d'affections pulmonaires ;

La propreté des ouvriers à la sortie de l'atelier.

Les industries avec dégagement de gaz toxiques sont peu nombreuses aux colonies et celles qui s'y trouvent (allumettes, fabriques d'alcools) sont entièrement assimilables, au point de vue de l'hygiène, à leurs similaires d'Europe.

Industries spéciales. — Quelques industries spéciales aux colonies tropicales méritent de retenir notre attention en raison des accidents caractéristiques qu'elles déterminent.

a) ACCIDENTS PROVOQUÉS PAR LA MANIPULATION DE LA LAQUE (2). — La *laque* est le suc lactescent et solidifiable, de consistance crémeuse, qui s'écoule des incisions faites

---

(1) Voir la loi du 12 juin 1893 sur l'hygiène et la sécurité des travailleurs dans les établissements industriels.

(2) Voir *Annales d'hyg. et de méd. coloniales.* 3ᵉ trimestre, 1896. Dr Tedeschi.

au tronc de certains arbres d'espèces différentes dont les plus connues sont le *melanorrhea laccifera* du Cambodge, le *rhus succedanea* du Tonkin, le *butea frondosa* et le *terminalia vercinia* de la Chine et du Japon.

Le suc frais est jaune brun, puis noir. Il est de très bonne qualité s'il est visqueux, filant, se retirant quand on le rompt.

La laque n'est pas employée seule ; on la mélange, pour la dissoudre, à l'*huile de bancoulier* (Euphorbiacées) qui lui donne du poli et du brillant. L'huile est cuite jusqu'au voisinage de l'ébullition pour la rendre siccative.

Pour laquer un objet, les Annamites commencent par boucher les trous ou supprimer les inégalités du bois avec une couche de laque pure étendue à l'aide d'une petite brosse plate et dure. Puis ils posent dessus un mélange de laque et d'argile blanche onctueuse qu'ils retirent du fond des mares. La surface uniforme ainsi obtenue est frottée à la pierre ponce après séchage, puis recouverte d'une couche de laque pure vernie.

Après séchage en *chambre humide*, on pose la dernière couche avec un mélange qui donne la couleur *noire* (mixture de térébenthine, couperose et laque pure), marron (mixture de térébenthine, couperose et vermillon) ou rouge (laque, vermillon, bancoulier). Ce dernier mélange est obtenu par une agitation de 24 heures à l'aide d'une grande palette semblable à une rame d'embarcation. Pour la dorure, l'argenterie ou l'étamage, des feuilles de métal sont interposées entre 2 couches de laque.

L'art du laquage, emprunté aux Chinois par les Annamites, resté chez eux rudimentaire, est pratiqué par des milliers d'ouvriers. Beaucoup d'entre eux sont atteints d'accidents occasionnés par la manipulation de la laque.

D'après M. Tedeschi ces accidents se produisent au moment où les ouvriers puisent la laque dans le vase bien fermé qui la contient. L'huile volatile qui s'en dégage détermine une vive irritation des tissus. Cette irritation peut atteindre tous les degrés depuis l'érythème simple, l'eczéma passager jusqu'à l'eschare. La forme la plus commune est l'érythème simulant l'érysipèle avec fièvre modérée (38°) et embarras gastrique. L'érythème siège au bras ou à la face ; il peut atteindre les muqueuses des yeux, de la bouche, du pharynx. La première atteinte est la plus grave. Les autres se bornent à de légères rougeurs suivies de desquamation. Mais leur répétition produit un état lichénoïde des téguments.

La durée de l'éruption est de 2 à 6 jours. L'allure est bénigne et la terminaison accélérée par le repos, les applications de vaseline et une légère purgation.

Les indigènes font des lavages fréquents avec la décoction de feuilles de caramboliers ou de copeaux de bois de pin. Comme préventif ils se bouchent les narines avec les mêmes substances et quelques-uns avalent une petite boulette de laque pure !

b) VANILLISME (1). — Il n'est question ici que des accidents causés par les manipulations que nécessite la préparation de la vanille et non des intoxications causées par l'ingestion du fruit.

La vanille ingérée, après avoir été incorporée à de la crème, à des glaces peut, en effet, déterminer des accidents cholériformes (Green, Maurer, Rosenthal, Schroff, Martins et Morrow). Mais ces accidents paraissent dus à l'altération de la denrée par la mite ou les moisissures plutôt qu'à la denrée elle-même, car aux Antilles, où l'on fait un usage immodéré de la vanille dans la confiserie, les accidents par vanillisme alimentaire sont presque inconnus (Guérin).

Il n'en est pas de même du vanillisme professionnel qui

(1) Voir Dr Guérin. *Vanillisme*. — *Arch. de méd. nav. et colon.*, nov. 1894. pp 383 et suiv.
Voir Dr Drevon. *Vanillisme. Ann. hyg. et méd. colon.*, 3e trim. 1899.

résulte de la préparation des différentes vanilles (*vanilla planifolia*, dite du Mexique, et *vanilla pompona* ou vanillon), préparation qui consiste dans la *cueillette*, le *séchage* et la *malaxation*.

Les gousses, *cueillies* un peu avant maturité, alors qu'elles sont encore vertes, mais qu'elles présentent à leur extrémité libre un point jaunâtre, sont exposées pendant 4 ou 5 heures au soleil, étendues sur des couvertures de laine et placées pendant 5 jours dans un local très chaud pour y subir une sorte de transpiration ; puis elles sont étendues à l'ombre et renfermées après quelques heures d'aération. Cette série d'opérations est répétée quotidiennement pendant 2 ou 3 semaines ; *c'est le séchage*.

Lorsque la gousse est devenue noire, elle est soumise aux opérations de la *malaxation* qui fait circuler l'huile qu'elle contient et lui donner assez de souplesse pour qu'elle puisse, après 6 ou 8 semaines de maniement, être enroulée autour du doigt.

On attend alors le *grivage*, c'est-à-dire l'apparition de fins cristaux à la surface de la gousse.

Au total, ces opérations, minutieuses, délicates, auxquelles on n'emploie à peu près que des femmes, durent environ 3 mois, depuis la cueillette jusqu'à la mise en caisse.

Les désordres qui constituent le *vanillisme* portent sur la *peau* (urticaire à poussées intermittentes, érythèmes, zonas, papules, vésicules purulentes, pouvant être l'occasion d'ulcères par suite de grattages), sur les *muqueuses* (stomatite avec salivation, conjonctivite, blépharites, rhinites, pharyngite, dysphagie, vaginite), sur la *vue* (douleurs circumorbitaires, amaurose, rétinite), sur le système nerveux (céphalées, tristesse, frayeurs, hallucinations) sur le système circulatoire (apnée, palpitations, irrégularités du cœur, vertiges, syncopes, œdèmes à une période avancée), des phénomènes de dysenterie, de la pollakyurie.

La vanille est aussi un emménagogue puissant et un

aphrodisiaque. Les ouvrières ont leurs menstrues prolongées, abondantes, prenant le caractère métrorrhagique, des poussées de pelvi-péritonites, de l'endométrite avec écoulements divers. On a signalé la fréquence des tumeurs utérines, des fibromes en particulier. Les tumeurs utérines se rencontrent à la Guadeloupe dans la proportion de 55 p. 100 au lieu de 40 p. 100 en Europe, d'après Kolb (Guérin).

Les accidents varient d'intensité suivant les prédispositions personnelles. Il en est dont la susceptibilité est telle qu'il leur suffit de séjourner quelques instants dans un appartement où on a placé ce produit, même déjà embotté, ou seulement au voisinage des ateliers, pour être atteintes d'urticaire et de migraine de 3 à 4 jours de durée (Drevon). Cette susceptibilité peut se produire chez des personnes jusque-là réfractaires. Il se produit aussi des accoutumances.

Comme corollaire de tous ces accidents, l'ouvrière travaillant longtemps à la vanille arrive à la cachexie vanillique aussi grave, aussi rebelle que la cachexie palustre.

Les accidents aigus s'amendent quelquefois, mais la débilité générale n'en persiste pas moins. Les organes primitivement atteints conservent une sensibilité que la moindre cause met en jeu. Des personnes, ne s'occupant plus de vanille depuis 3 ans, ayant habité l'Europe dans l'intervalle, peuvent éprouver encore les conséquences de leurs anciens travaux (Guérin).

Le vanillisme doit être classé dans les hydrocarburismes professionnels en raison de sa symptomatologie générale, identifiant son action à celle des aldéhydes et acétones aromatiques, des émanations d'essences d'origine végétale, telles que la térébenthine, des carbures azotés aromatiques, comme l'aniline (Layet (1), Guérin).

(1) *Hygiène industrielle*, par Layet, t. IV de l'*Encyclopédie d'hygiène et de médecine publiques* de Rochard.

Le vanillisme est caractérisé par les troubles de l'appareil génital (Guérin).

Diverses causes ont été invoquées. Lorsque la vanille est vieille et mal préparée, elle se couvre de moisissures et subit diverses altérations capables de produire des intoxications. Mais les accidents se produisent aussi avec de la vanille récemment récoltée et peuvent être attribués à des huiles essentielles se diffusant avec rapidité et produisant de l'irritation locale et aussi des troubles d'innervation vaso-motrice (Drevon). Layet donne pour cause le principe odorant de la vanille ou vanilline. C'est un aldéhyde méthylprotocatéchique qui doit être placé à côté des aldéhydes aromatiques tels que les aldéhydes benzoïque, cuminique, cinnamique, le camphre des laurinées.

Les accidents seront combattus par des bains, des fomentations mucilagineuses, le régime lacté, les tisanes et lavements émollients, les piqûres de morphine, le traitement de la dysenterie.

Quelques ouvriers arrivent à atténuer ces [accidents en buvant beaucoup de lait pendant le travail (Drevon).

Il y a lieu de les prévenir en assurant un cubage large des ateliers, la ventilation des locaux, le nettoyage fréquent des parois et aussi le lavage de la peau et des cavités naturelles chez les ouvriers.

Les heures de travail seront fixées à un maximum de cinq heures et entrecoupées de séjour en plein air. Il serait désirable que les hommes fussent seuls embauchés pour ce travail. Dans l'état actuel, les jeunes filles au moment de la puberté et les femmes en voie de grossesse devraient être exclues des ateliers.

IV. — Professions libérales.

D'après quelques hygiénistes le régime de vie de l'Européen dans les régions intertropicales ne comporterait que le commerce, la direction des exploitations agronomiques,les fonctions administratives ou militaires.

D'après ce qui précède, cette formule ne saurait être acceptée dans son absolutisme, car l'Européen a la possibilité d'exercer certaines professions à l'abri du soleil et sans foyer de chaleur et même de cultiver la terre dans quelques colonies salubres.

Cependant il n'est pas douteux que les professions libérales, celles qui n'exigent que le travail intellectuel, sont celles que l'Européen doit exercer de préférence dans les colonies. Chef de maison commerciale, directeur et contremaître d'usine, gérant, agent, surveillant, comptable, magasinier, employé de bureau, etc., il *doit être surtout la tête qui dirige.*

Toutes les formes du travail intellectuel sont permises à la condition d'être d'une durée limitée chaque jour, d'être interrompues par des repos journaliers et des repos annuels.

Les travaux les plus aisément supportés sont ceux qui se combinent avec une certaine activité du corps. Direction d'usine ou de maison de commerce, surveillance, etc. Les travaux intellectuels exigeant une application soutenue, mathématiques, composition littéraire, rédaction de travaux scientifiques, travaux de cabinet, sont les plus pénibles.

L'activité cérébrale combinée avec des efforts soutenus de la vision est capable de faire monter la température générale du corps. Nous savons qu'à l'état de repos l'encéphale produit environ 155 calories par heure; il en produit 251 en activité. Les observations faites par Jousset au Sénégal lui ont fait constater que la température qui était derrière l'oreille à 36,5, montait après une lecture ou une occupation intellectuelle assidue, à 36,9 et quelquefois à 37,2. La température s'élevait de quelques dixièmes et le haut du corps était en transpiration. Obernier avait constaté que chez un homme du Nord faisant travailler son cerveau la température du corps passait de 36°3 à 37°, tandis que chez un homme des tropiques la même occupation occasionnait une ascension de 36°6 à 38°. Le pouls devient plus fréquent et plus plein, la respiration est plus ample.

Ainsi, dans les pays chauds, un travail intellectuel prolongé pourrait augmenter la chaleur corporelle jusqu'à produire un mouvement fébrile. Exécuté trop tôt après le repas il entrave la digestion et prédispose aux stases biliaires.

La journée de travail intellectuel commencera à 6 heures, s'arrêtera à 10 h. matin pour recommencer à 2 heures et se terminer vers 5 heures soir.

Un cubage assez considérable pour chaque pièce, des pancas installés dans les bureaux, la ventilation constante des pièces, un éclairage venant du côté du pôle, variable, par conséquent, suivant l'hémisphère où l'on se trouve, des stores interceptant la lumière directe constituent des dispositions nécessaires.

Pour aller au bureau et en revenir il faut éviter de s'exposer au soleil et s'il y a un long parcours à effectuer il faut se faire transporter en voiture couverte, à 10 h. matin et à 2 heures du soir.

Le travail intellectuel sera pondéré sagement et coupé par des repos et par des exercices physiques. Pratiqué sans mesure et sans prudence, il produit très rapidement le surmenage, qui se traduit par la torpeur, l'alanguissement, la perte de la mémoire, le défaut de la faculté d'attention et d'application, l'inaptitude aux calculs prolongés. Ces prescriptions seront surtout observées avec sévérité pour les enfants fréquentant les écoles des colonies.

V. — Emploi de la journée.

Il faut s'accoutumer à se lever avec le jour, pour profiter de la fraîcheur des premières heures du jour et les consacrer à certains travaux d'intérieur ou à des promenades. Après une ablution générale et un premier déjeuner fait vers 7 heures matin, on peut travailler efficacement jusqu'à 10 heures.

a) *La sieste.*— Après le second déjeuner, vers 11 heures ou midi, la *sieste* est nécessaire et bien rares sont ceux qui ont la force d'y résister. Noirs et blancs sentent à ce moment une torpeur générale s'emparer d'eux sous l'influence de l'excès de la chaleur que la température extérieure, les travaux du matin et le repas ont provoqué dans le sang. Ce liquide marque de 0°4 à 1°5 de plus que dans la matinée. La sieste aura pour effet d'amener un léger abaissement thermique. Les centres nerveux, qui étaient surchauffés et épuisés, auront reconstitué leurs forces.

La sieste a l'inconvénient, pour les gros mangeurs ou les dyspeptiques ayant l'estomac ballonné et de la stase intestinale, de ralentir encore leur digestion tandis que la marche sous la vérandah et la seule station debout suffisent pour l'accélérer.

La sieste dure environ 1 heure ou 1 heure 1/2 au maximum, au delà elle devient funeste, produit de l'alanguissement, de l'inaptitude au travail, de la congestion de la face, de la plénitude stomacale, du pyrosis, des renvois gazeux. Les gros mangeurs, les buveurs de bière et d'apéritifs, les gens habitués à veiller tard dans la nuit sont coutumiers de ces siestes prolongées parfois pendant plus de 2 heures.

Après la sieste, une ablution partielle est utile, et le travail est repris. Une ablution plus complète pourra être faite après la cessation du travail ou après les exercices du soir.

b) *Reprise du travail.* — Dans tous les cas, de midi à 3 heures il ne faut pas sortir. *De midi à 3 heures, dit un proverbe levantin, on ne voit dehors que les chiens et les Français !*

A 3 heures, la vie des affaires reprend pour cesser vers 5 heures pour les professions libérales, surtout les fonctionnaires, et vers 6 heures pour les autres colons.

De 5 heures à 7 heures du soir ont lieu les promenades à pied ou en voiture. Les Français, en trop grand nombre, vont immédiatement sur la terrasse des cafés après les affaires.

Les Anglais ont pour habitude de se livrer à ce moment à des exercices de corps. Cette pratique bien réglée paraît être la meilleure : elle a pour effet de rendre au corps sa souplesse, d'entretenir l'activité des échanges.

La promenade à pied est préférable, mais si, en raison de l'extrême chaleur ou de l'état de fatigue, elle est impossible il faut faire la promenade à cheval ou en voiture. Tout vaut mieux que l'immobilité ou le stationnement au café, où les colons vont s'intoxiquer et détruire ce qui leur reste de facultés digestives.

c) *Soirées, fêtes.* — Après le repas du soir, en attendant le sommeil qui viendra avec la fraîcheur de la nuit plus avancée, il est bon de faire les « cent pas » sous la vérandah et dans le jardin pendant 20 ou 30 minutes; puis on se repose dans des chaises longues.

Les plaisirs mondains, réunions musicales, bals, théâtres procurent à l'esprit un délassement et une diversion des plus utiles, mais l'excès est nuisible surtout lorsqu'il se produit pendant la saison chaude ou pendant toute l'année, comme en Cochinchine.

A la fatigue de la danse et des veillées, à l'épuisement causé par l'excès de chaleur entretenue par des costumes peu appropriés au climat, viennent s'ajouter les dangers de l'absorption d'une quantité considérable de liquide divers, de boissons glacées et aussi des soupers nocturnes qui détraquent définitivement les estomacs chancelants des colons.

Les refroidissements sont possibles à la sortie des soirées

bien qu'on soit en pays chaud, car les variations nycthémérales de la température atteignent parfois 10° à 12°. Ils
peuvent être le point de départ de rhumatismes, de pleurésies, d'accès de fièvre hématurique.

On ne saurait trop condamner ces orgies interminables
auxquelles s'abandonnent, avec une fréquence inusitée
même en Europe, les jeunes Français dans les colonies les
plus dangereuses, comme la Cochinchine.

L'opium. — A cette frénésie de plaisirs imaginés sous les
prétextes les plus divers fait place quelquefois la passion
tranquille, mais immuable de l'opium. Saisis par ce vice, les
Européens en seront désormais les esclaves, lui sacrifiant
leur temps, leur argent, leur famille, leur vie. Désormais
leur activité ne pourra se manifester que sous l'effet d'une
nouvelle dose de poison qu'il faudra répéter plusieurs fois
par jour et les conduira, parfois rapidement, à l'état chronique caractérisé par les troubles du sommeil, les vertiges,
la céphalalgie, des troubles digestifs, tels que constipation
ou diarrhée, inappétence, de la gastralgie, une miction difficile avec urines parfois troubles, de la dyspnée, l'affaiblissement des facultés génitales, l'amaigrissement du corps,
l'excavation des yeux, un facies stupide ou reproduisant les
traits d'une vieillesse anticipée, enfin tous les signes d'une
déchéance qui va s'accélérer et conduira à la mort.

Le seul remède à cette passion fatale, qu'engendrent l'i-
solement, l'ennui et aussi parfois la fréquentation des indigènes, est dans la suppression radicale de ces habitudes, l'é-
loignement du milieu où elle a été contractée, et l'application à des exercices corporels journaliers.

Les nouveaux venus doivent être mis en garde contre la
surexcitation du début qui atteint aussi les fonctions génésiques et qui, trouvant dans les colonies une très facile
satisfaction, conduit rapidement aux excès sexuels. Les
maladies vénériennes, si répandues, et si graves parmi les
peuples orientaux, chez les Malgaches, menacent non moins

l'Européen que la neurasthénie qui résultera de la répétition fréquente des actes génésiques.

Exercices corporels. — La pratique régulière des exercices corporels est la véritable prophylaxie de tous ces dangers. L'activité exigée par les exercices, la dépense de forces qu'ils provoquent font ensuite du repos un besoin impérieux; ils sollicitent en outre de l'esprit une attention et un intérêt qui sont détournés des autres objets. Ils réalisent le *mens sana in corpore sano,* qui est la formule de la santé complète. Mais ces exercices doivent être choisis avec discernement et exécutés avec mesure.

Les plus recommandables sont : la promenade à pied ou à cheval ou à bicyclette; les jeux du crocket et du tennis, la gymnastique, la natation, le canotage, l'escrime.

La *promenade à pied*, au pas ordinaire, à raison de 3 ou 4 kilom. au maximum, à l'heure, est l'exercice par excellence, s'il est pratiqué hors des heures chaudes du jour.

L'*équitation*, faite à petites allures et pendant 1 heure environ chaque soir, est aussi très salutaire, car elle exerce une action décongestionnante sur le foie et combat la dilatation et la ptose gastro-intestinale.

L'*exercice de la bicyclette* est praticable, mais avec modération. Un marche à petite allure est profitable, car elle assouplit les membres inférieurs, et active la digestion.

Les exercices de *gymnastique* consisteront seulement en des mouvements sur place (flexion, extension, élévation, abaissement, relèvement, etc.) sans poids ou avec des poids légers, tels qu'un fusil ou une petite haltère. Les exercices aux agrès ne sont pas recommandables.

Le jeu de *crocket* est plus une distraction qu'un exercice. Il est encore préférable à l'immobilité pour les femmes et les enfants.

Le jeu de *lawn-tennis* exige des mouvements répétés, rapides, et ne peut être pratiqué longuement que dans les régions tropicales et prétropicales. Cependant, les Anglais se livrent à cet exercice même dans les régions équatoriales, telles que Singapour. Dans ce cas, le jeu sera fait à 4 partenaires et n'aura qu'une courte durée.

L'exercice de l'*escrime* sera limité à la leçon sans assaut.

La *chasse* est un exercice accidentel qui ne saurait être pratiqué sans danger avec régularité. Il faut le réserver pour les pays salubres et pendant la saison fraîche... La chasse dans les bois et les marécages expose particulièrement à l'impaludation. Elle doit être soumise aux règles prophylactiques des explorations.

Quel que soit l'exercice pratiqué, les ablutions et le changement de linge sont nécessaires à la fin de la séance. A défaut d'ablution à grande eau, une friction au linge humide ou sec ou l'enveloppement au drap mouillé seront d'une efficacité réelle.

Les exercices sont-ils réellement utiles et ne font-ils courir aucun danger?

Le Dr Bestion, comparant la santé des missionnaires et celle des religieuses habitant le Gabon, a constaté que les premiers, menant une vie active pour accomplir leur mission, se portaient bien. Les sœurs, au contraire, menant une vie sédentaire, vouées à l'enseignement et aux travaux de couture, portaient l'empreinte d'une anémie profonde.

Pour que l'exercice ne procure que des bénéfices, tels que l'accélération des échanges respiratoires, l'activité de la circulation du sang, l'activité digestive, l'accroissement de la puissance musculaire, il importe qu'il ne dépasse pas une certaine mesure au delà de laquelle le système nerveux tomberait dans une atonie aussi désastreuse que l'impressionnabilité des hommes purement intellectuels.

De l'ensemble de ces actions salutaires résultera une influence générale, plus aisément saisissable, c'est l'augmentation de la résistance des sujets aux agents atmosphériques, aux agents de traumatisme, aux causes de fatigue,

une bande élastique laissée en place 2 ou 3 heures, agrandissement de la plaie d'entrée, succion prolongée et écoulement du sang, curetage et cautérisation avec acide phénique pur ou solution forte de chlorure de zinc, stimulation par caféine, éther, noix de kola, frictions avec térébenthine.

« Pour que le poison ait toute son activité, il faut qu'il soit appliqué depuis peu sur la flèche ; il est alors semifluent et peut être arrêté au passage par des vêtements un peu épais. Cette éventualité n'a pas échappé aux guerriers du Mossi : aussi, pour se préserver du poison, se revêtent-ils de costume de guerre épais, de cuissards, de boubous superposés, turban, bottes (Dr Henric). Les indigènes préparent des contre-poisons de composition mal connue, auxquels ils attribuent quelque efficacité. D'autres se mithridatisent avec des doses infinitésimales du *strophantus* qui sert à la préparation du poison des flèches. Il y a dans ces faits des indications pour des recherches en vue d'une médication antitoxique. »

IV. — Morsure de serpents ; scorpions; traitement ; emploi du sérum.

Sérum anti-venimeux. — Le sérum anti-venimeux est du sérum de cheval immunisé contre le venin des serpents. Il conserve ses propriétés indéfiniment, si on prend soin de ne jamais déboucher le flacon qui le renferme et de le maintenir à l'abri de la lumière. Il n'est altéré par la chaleur qu'au-dessus de 60 degrés centigrades.

On l'emploie en injections hypodermiques, dans tous les cas de morsures de serpents venimeux ou de scorpions. Le sérum empêche les effets des venins provenant de toutes les espèces de serpents de l'Europe, de l'Asie, de l'Afrique, de l'Océanie et de l'Amérique. La dose à employer est de 10 centimètres cubes, c'est-à-dire un flacon entier, pour les enfants et pour les adultes, lorsqu'il s'agit d'une vipère d'Europe, ou d'un serpent de petite espèce des pays chauds.

Dans les cas de morsures par des serpents de grande taille, tels que le cobra capel de l'Inde, le naja-haje d'Egypte, les bothrops de la Martinique et de l'Amérique du Sud, les crotales de l'Amérique Centrale et de l'Amérique du Nord, il sera préférable d'injecter simultanément deux doses, soit 20 centimètres cubes, en une seule injection.

Il faut intervenir le plus tôt possible après la morsure, car certains serpents dans les pays chauds tuent l'homme en quelques heures. Même dans les cas les plus graves, on pourra toujours empêcher la mort et arrêter l'envenimation, si on injecte le sérum dans un délai de quatre heures après la morsure. Il n'y a aucun danger à en injecter de grandes quantités ; le sérum ne renferme aucune substance toxique et ne cause jamais d'accidents.

Les injections sous-cutanées du sérum doivent être faites dans le tissu cellulaire du flanc droit ou gauche de préférence, parce qu'elles ne sont pas douloureuses à cet endroit.

On doit les pratiquer avec une seringue stérilisable, à piston de caoutchouc ou d'amiante, de 10 ou 20 centimètres cubes de capacité. Avant l'injection, on fait bouillir la seringue pendant cinq minutes dans de l'eau additionnée d'une petite quantité de borax. (Cette substance empêche les aiguilles d'être attaquées par la rouille.) On lave avec soin la peau du blessé, avec du savon et de l'eau, puis avec une solution antiseptique. On introduit alors l'aiguille profondément dans le tissu cellulaire, on pousse l'injection en une ou deux minutes et on retire brusquement l'aiguille. Le sérum se résorbe en quelques instants.

Ces précautions de propreté sont utiles pour ne pas produire d'abcès. On peut s'en dispenser, si le temps presse et que la vie de la personne mordue soit en danger immédiat.

Le sérum anti-venimeux préparé à l'Institut Pasteur de Lille ne renferme pas d'acide phénique. Son pouvoir antitoxique peut toujours être vérifié de la manière suivante : si on injecte 2 centimètres cubes dans les veines d'un lapin pesant environ deux kilogrammes, ce lapin doit pouvoir résister, cinq minutes après, à une dose d'un venin quelconque, calculée pour tuer, en vingt minutes, les lapins témoins du même poids que le lapin qui a reçu le sérum préventivement.

Un léger précipité albumineux dans les flacons n'est pas un indice d'altération. Mais si le sérum est complètement trouble, d'apparence laiteuse, il faut le rejeter, parce qu'alors il a été envahi par des germes de l'air qui peuvent provoquer des abcès.

Traitement de la morsure de serpent. — La première précaution à prendre aussitôt que l'on est mordu par un reptile est de serrer le membre mordu à l'aide d'un lien ou d'un mouchoir, le plus près possible de la morsure, entre celle-ci et la racine du membre.

On doit laver abondamment la plaie produite par les crochets du serpent en la faisant saigner, et l'arroser ensuite avec une solution récente de chlorure de chaux à 1 gramme pour 60 d'eau distillée, ou avec une solution de chlorure d'or pur à 1 gramme p. 100.

Ces deux substances détruisent très bien le venin qui reste dans la plaie. On peut faire ensuite un pansement antiseptique ordinaire.

Il est inutile de cautériser le membre mordu avec un fer rouge ou avec des substances chimiques ; on doit éviter d'administrer de l'ammoniaque ou de l'alcool qui ne pourraient qu'être nuisibles au malade et au traitement par le sérum.

Traitement des morsures vénimeuses chez les animaux domestiques. — Dans certains pays, beaucoup d'animaux domestiques (bœufs, moutons, chevaux, chiens) sont tués, chaque année, par des reptiles venimeux et occasionnent ainsi des pertes considérables aux agriculteurs.

L'emploi du sérum antivenimeux permet d'éviter ces pertes. On en fait usage exactement comme pour l'homme et aux mêmes doses. Les injections aux animaux doivent être faites de préférence sous la peau du dos entre les deux épaules.

Enfin lorsque les animaux seront dans un état très alarmant, il conviendra de faire l'injection du sérum par voie intraveineuse, ce qui peut se faire très facilement dans la veine jugulaire, chez le cheval, le bœuf et le mouton ; dans la veine saphène, au niveau du jarret, chez le chien.

V. — Empoisonnement.

Quelle que soit la substance qui cause l'empoisonnement, il faut faire vomir sans donner d'eau ou un liquide quelconque ; chatouiller la gorge avec une plume ou avec un doigt. Après les vomissements administrer une assez grande quantité de lait, d'eau mélangée de blancs d'œufs.

Le contre-poison sera donné par le médecin. Cependant, en cas d'empoisonnement bien connu par une solution de potasse, de soude, de chaux, par l'eau sédative, on administrera des boissons acides : vinaigre, limonade citrique.

Si le malade est déprimé, abattu, donner beaucoup de café, du vin chaud, par la bouche ou en lavement.

VI. — Apoplexie. Syncope.

a) *Apoplexie*. — Il y a perte de connaissance avec *rougeur de la face*.

Placer la tête haute, desserrer les vêtements, appliquer sur les jambes des sinapismes et des linges imbibés d'essence de térébenthine.

b) *Syncope*. — Il y a perte de connaissance avec pâleur de la face : étendre le malade, la tête à la même hauteur que le sol, et même plus basse que le corps ; desserrer les vêtements, flageller le visage et la région du cœur avec une serviette mouillée ; faire respirer du vinaigre et glisser dans la bouche quelques gouttes de rhum ou autre cordial ; réchauffer la région du cœur et de l'estomac.

Si la syncope était causée par une hémorragie, arrêter l'hémorragie avant de combattre la syncope.

Administrer des infusions de café, et un cordial lorsque le malade a repris connaissance.

c) *Asphyxie*. — Quelle que soit la cause, manque d'air respirable, submersion, strangulation, absorption de gaz toxique comme l'oxyde de carbone, il y a arrêt de la respiration et le traitement applicable est le même :

Coucher le malade dans un lieu bien aéré, le haut du corps un peu relevé et incliné sur un côté ; écarter les mâchoires avec un morceau de bois en forme de coin ; débarrasser la bouche et la gorge des matières qui pouvaient l'obstruer ; on pratique les tractions rythmées de la langue, 15 à 20 fois par minute ainsi qu'il est dit plus loin.

En même temps deux aides pratiquent la respiration artificielle en opérant simultanément des pressions rythmées et énergiques sur les côtés de la poitrine concentriquement et sur le ventre de bas en haut, suivies chaque fois d'un relâchement brusquement. Ces pressions, au nombre de 15 à 20 par minutes, sont exercées au moment où l'opérateur, chargé des tractions rythmées de la langue, fait rentrer la langue dans la bouche. Elles cessent quand la langue est tirée au dehors.

Après ces manœuvres on pratique des mouvements rythmés d'élévation et d'abaissement des bras, des frictions, des applications chaudes, du massage des membres.

d) *Coups de chaleur, insolation, surmenage*. — L'*insolation* est l'accident le plus immédiat et le plus grave pendant les marches au soleil, sous les tropiques. Les troupes européennes ont à subir de ce fait des pertes notables et les indigènes eux-mêmes n'y échappent pas.

Les hommes frappés d'insolation doivent recevoir des

soins immédiats sans attendre l'arrivée à l'étape. La première chose à faire est de placer le malade à l'ombre, la tête élevée, et de pratiquer des lotions froides sur la tête, des frictions sur le corps. S'il ne respire plus, pratiquer la respiration artificielle soit par l'élévation rythmée des bras, soit par les tractions rythmées de la langue (1), qu'il ne faut pas craindre de prolonger pendant 20 minutes et plus. On le placera ensuite au convoi, à l'abri du soleil.

VII. — Dysenterie. Choléra.

a) *Dysenterie aiguë légère.* — Matin et soir lavement avec :

```
Amidon...................................... 10 gr.
Bismuth..................................... 5 —
Laudanum.................................... XV gouttes.
Eau......................................... 250 grammes.
```

Potion :

```
Sulfate de soude............................ 10 gr.
Laudanum.................................... XXX gouttes.
Eau gommée................................ 100 grammes.
```

(1) Les tractions systématiques et rythmées de la langue sont applicables à tous les cas d'asphyxie : soit par insolation, strangulation, immersion, empoisonnement, etc., etc. On saisit solidement le corps de la langue (tiers antérieur) entre le pouce et l'index avec un linge quelconque, ou le mouchoir qu'on a dans sa poche, ou même avec les doigts nus, puis on exerce sur elle, de 15 à 20 fois par minute, de fortes tractions réitérées, successives, rythmées, suivies de relâchement, en imitant les mouvements rythmés de la respiration elle-même.

Tirer sur la racine de la langue. Si l'on commence à sentir quelque résistance, c'est que la fonction respiratoire se rétablit et que la vie revient. Plusieurs mouvements de déglutition se produisent alors (*hoquet inspirateur*).

Si les mâchoires sont contractées et serrées, il faut les écarter avec un corps résistant quelconque : bouchon, manche de couteau, etc.

S'il s'agit d'un noyé, au début des tractions il faut introduire l'index de l'autre main au fond de la gorge de façon à provoquer le vomissement.

Les tractions peuvent être faites avec une pince.

Elles seront continuées pendant 15 minutes et au delà.

On a vu des noyés revenir à la vie après ce temps écoulé. J'ai pu ranimer ainsi, après plusieurs heures de travail, un enfant de quinze jours en état de mort apparente, abandonné par deux autres médecins.

b) *Dysenterie aiguë grave.*

Infusion :

Racine d'ipéca............................. 5 gr.
Eau....................................... 150 —

Ajouter :

Laudanum............................. XV gouttes

A prendre par cuillerée à soupe toutes les heures.

Naphtol B................................. 1 gr. 50
Sous-nitrate de bismuth..................... 4 — 00

En 6 paquets. A prendre dans les 24 heures.

Lavements comme ci-dessus ; cataplasmes sur le ventre, tisane de riz, régime lacté.

c) *Choléra.* — Frictions ; réchauffer le malade avec des bouillotes, des linges chauds ; lavements d'eau bouillie chaude ; bain chaud ; eau albumineuse (4 blancs d'œufs par litre d'eau et sucre). — Isoler le malade ; recueillir ses déjections ; appeler le médecin d'urgence.

VIII. — Fièvre paludéenne.

a) *Accès simple.* — Donner 0 gr. 75 ou 1 gramme de quinine chaque jour en 2 ou 3 prises. — Renouveler cette dose pendant 3 ou 4 jours avant l'accès.

Si la fièvre persiste et s'il y a embarras gastrique, administrer 1 gr. de poudre d'ipéca et renouveler les doses de quinine ou, mieux encore, faire une injection sous-cutanée de 0 gr. 50 de bromhydrate de quinine, au milieu de la fesse ou dans le flanc, après savonnage et lavage de la peau avec une solution de sublimé ou d'alcool, et flambage de l'aiguille de la seringue Pravaz.

b) *Accès pernicieux.* — Immédiatement pratiquer une ou deux injections sous-cutanées de quinine.

Frictions sur le corps ; mouchoirs trempés dans l'eau fraîche ou glacée sur la tête ; sinapismes aux mollets ou farine de moutarde ordinaire mouillée et étendue sur du papier Joseph ; lavements purgatifs (sulfate de soude ou sel marin 30 gr., huile d'olive 100 gr., eau 400 gr.).

c) *Accès bilieux hématurique*. — Administrer une injection sous-cutanée de 0 gr. 50 de bromhydrate de quinine ; un lavement purgatif comme ci-dessus ;

Frictions sur les reins ; applications de teinture d'iode ou de cataplasmes légers chauds sur le creux de l'estomac ; petites quantités de champagne, d'eau de Vichy, de bouillon, de lait.

Grands lavements avec de l'eau salée à 7 pour 1000. Tisane de kinkélibah.

QUININE PRÉVENTIVE. — L'administration de la quinine préventive est un moyen de préservation prôné par la majorité des observateurs et qu'on serait coupable de négliger. Inutile avant le débarquement, il faut la réserver pour les périodes de séjour ou de marche dans la partie du pays où la fièvre est endémique et la donner à la dose de 0 gr. 30 le matin, renouvelée le soir au besoin. Dans une troupe d'hommes en expédition comprenant un effectif considérable, il sera bien difficile d'assurer la distribution journalière de la quinine préventive. On se bornera à en donner tous les 3 ou 4 jours une dose de 50 à 60 centigr. en une ou deux prises. La forme de comprimés est la plus avantageuse. Il faut s'assurer qu'elle est réellement prise et la faire absorber après un aliment.

PHARMACIE PORTATIVE

Pharmacie. — Le colon qui vit loin des centres et qui, par conséquent, est privé de toute assistance médicale devra se constituer une pharmacie ou, plutôt, un petit approvisionnement de médicaments de première nécessité destinés à parer aux accidents les plus fréquents, en attendant, dans les cas graves, l'arrivée du médecin.

Médicaments et objets de pansements les plus indispensables aux colons.

Azotate de bismuth en comprimés de 1 gramme...	100	grammes.
Iodoforme en poudre dans un saupoudreur en caoutchouc durci..........	30	—
Huile de ricin...................................	250	—
Perchlorure de fer liquide.....................	20	—
Pilules d'extrait d'opium de 2 centigrammes et demi.	50	pilules.
Poudre d'ipéca en comprimés de 20 centigrammes	20	grammes.
Sulfate ou chlorhydrate de quinine en comprimés de 25 centigrammes..........................	100	—
Sulfate de soude en comprimés de 5 grammes....	500	—
Teinture d'iode.................................	100	—
Vaseline dans un tube en métal malléable........	100	—
Sublimé en comprimés de 1 gramme n°.........	100	—
Comprimés de Vaillard pour la stérilisation de l'eau 100 de chaque espèce (3 flacons).		
Bandes de toile de 5 mètres.....................	20	—
Coton hydrophile en paquets de 25 grammes......	500	—
Etoupe purifiée en plumasseaux de 0 m. 10×0 m. 10	3	paquets.
Epingles de sûreté en acier nickelé..............	20	—
Sparadrap emplastique caoutchouté en rouleau de 20 centimètres sur 50.....................	1	rouleau.
Pansements individuels........................	1	douzaine.
Ciseaux de trousse moyens à pointe mousse.......	1	—
Lancettes......................................	2	—
Pinces de trousses à dissection..................	1	—
Pince à forcipressure...........................	2	—
Pinceaux......................................	2	—
Seringues à injections en verre dans un étui......	2	—
Seringue de Pravaz (2 aiguilles en platine iridié)...	1	—

Tous ces objets, qui, avec quelques soins, peuvent se conserver presque indéfiniment, suffiront à peu près aux besoins de vingt personnes, pendant trois mois.

FIN

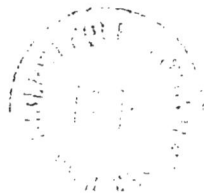

TABLE ET PLACEMENT

DES PLANCHES HORS TEXTE

—

TABLE DES MATIÈRES

—

FIN DE LA TABLE DES MATIÈRES

Poitiers. — Impr. Blais et Roy, 7, rue Victor-Hugo.

J.-B. BAILLIÈRE ET FILS, ÉDITEURS, PARIS

Traité de Médecine et de Thérapeutique

PAR

P. BROUARDEL

Ancien Doyen de la Faculté de Médecine de Paris, Membre de l'Institut

ET

A. GILBERT

Professeur agrégé à la Faculté de Médecine de Paris
Médecin de l'hôpital Broussais

10 volumes in-8 de 900 à 1000 pages, illustrés de figures.

Prix de chaque volume : 12 fr.

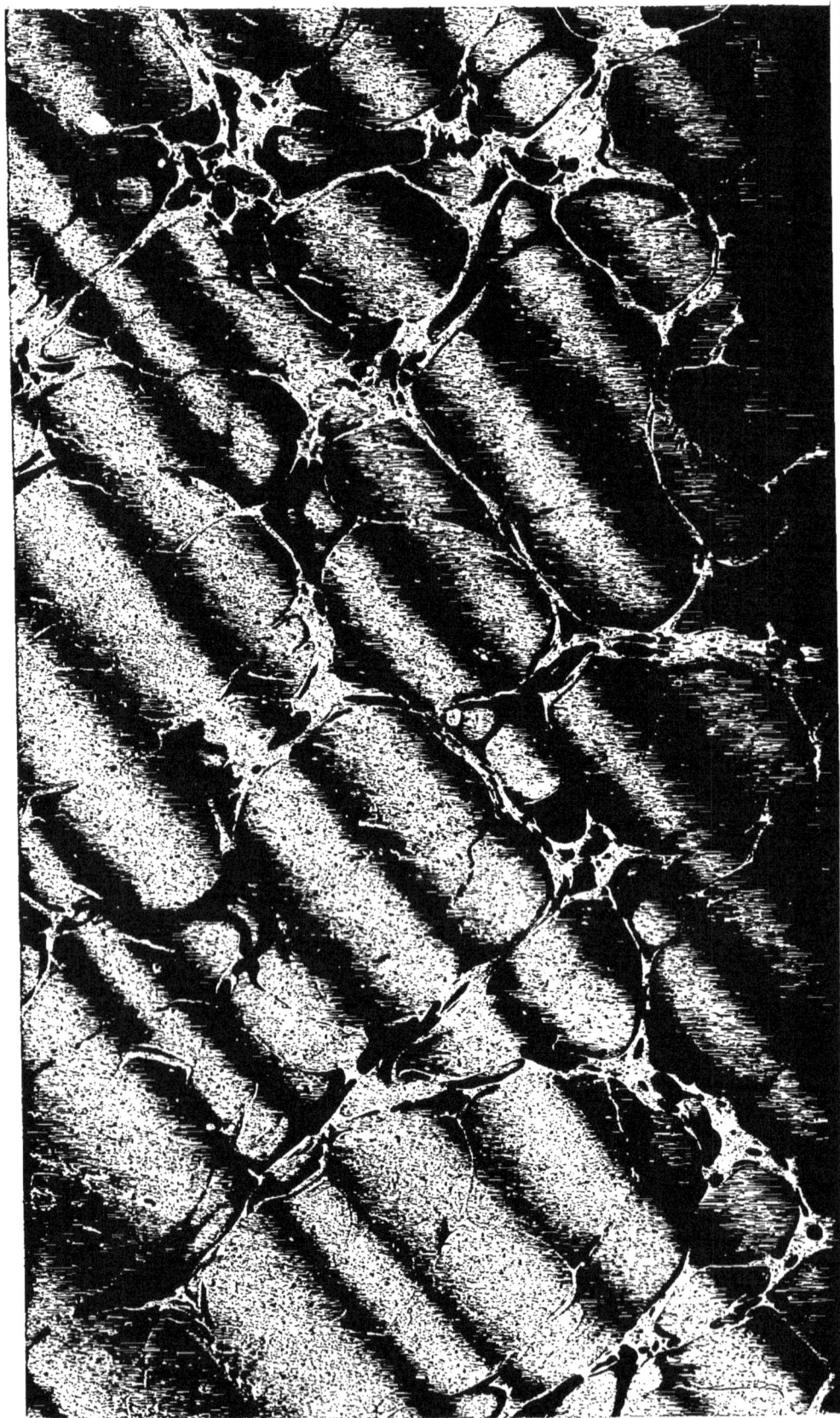

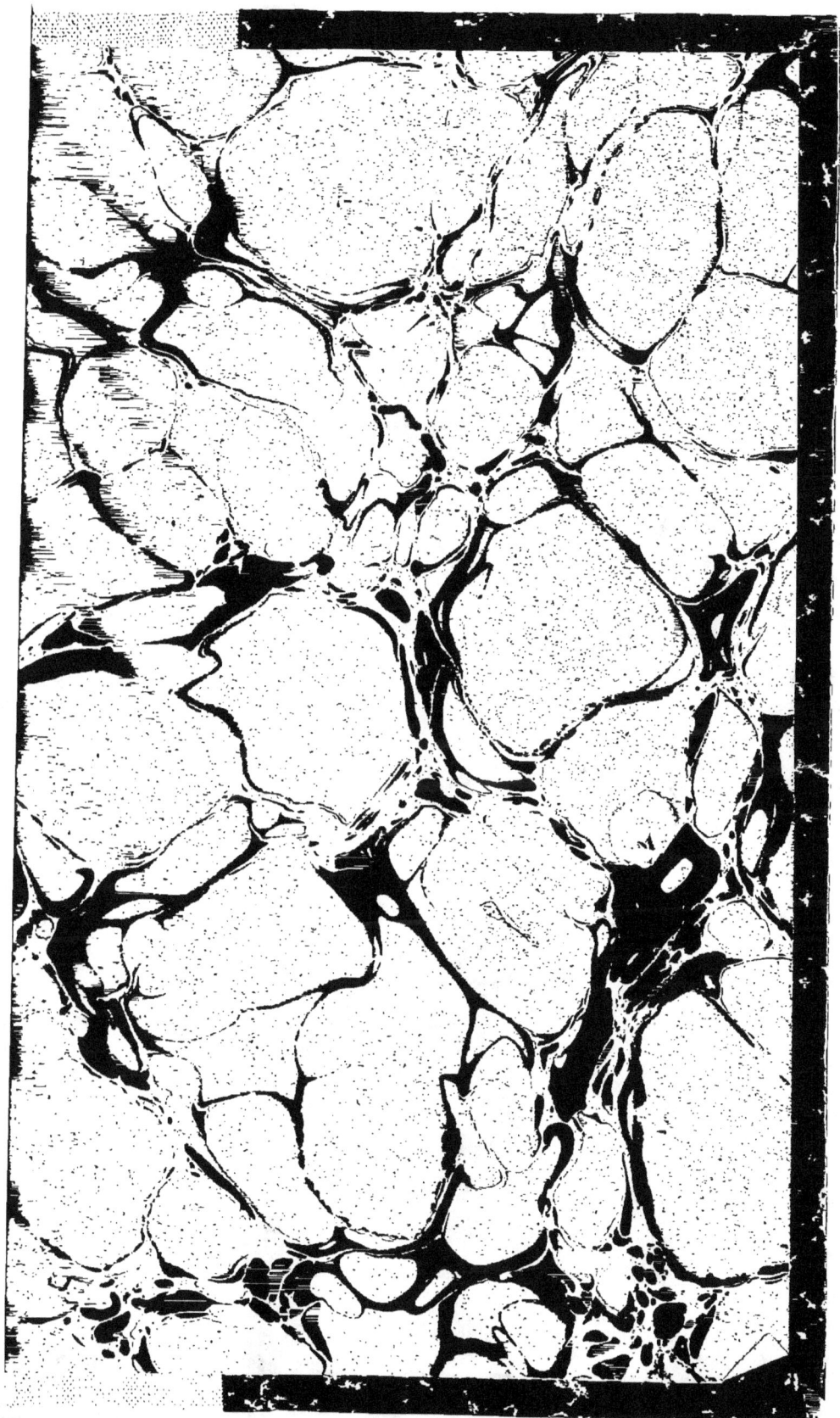

www.ingramcontent.com/pod-product-compliance
Lightning Source LLC
Chambersburg PA
CBHW060946220326
41599CB00023B/3612